现代儿科疾病诊治精要

罗玉龙　编著

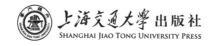
上海交通大学出版社
SHANGHAI JIAO TONG UNIVERSITY PRESS

内容提要

本书重点阐述了儿科常见疾病的病因、临床表现、诊断、治疗等内容，资料翔实、条理清晰、逻辑通顺，是一本实用性较强的参考书，适合医学院校师生、儿科临床医师、见习医师参考和学习。

图书在版编目（CIP）数据

现代儿科疾病诊治精要 / 罗玉龙编著. --上海：
上海交通大学出版社，2022.11

ISBN 978-7-313-27626-1

Ⅰ.①现… Ⅱ.①罗… Ⅲ.①小儿疾病－诊疗Ⅳ.
①R72

中国版本图书馆CIP数据核字（2022）第185787号

现代儿科疾病诊治精要
XIANDAI ERKE JIBING ZHENZHI JINGYAO

编　著：	罗玉龙			
出版发行：	上海交通大学出版社	地　址：	上海市番禺路951号
邮政编码：	200030	电　话：	021-64071208
印　制：	广东虎彩云印刷有限公司		
开　本：	710mm×1000mm 1/16	经　销：	全国新华书店
字　数：	374千字	印　张：	21.5
版　次：	2023年1月第1版	插　页：	2
书　号：	ISBN 978-7-313-27626-1	印　次：	2023年1月第1次印刷
定　价：	128.00元		

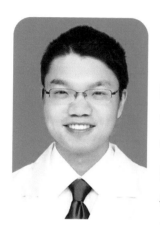

罗玉龙

男，副主任医师。毕业于济宁医学院临床医学专业，现就职于济宁市妇幼保健计划生育服务中心儿科。兼任山东省卫生保健协会儿童危重症委员、济宁医学会新生儿分会委员。工作多年来，在儿科常见病、多发病的诊治方面积累了丰富的临床经验，尤其擅长儿童呼吸系统疾病（支气管哮喘、鼻窦炎、支气管肺炎、难治性支原体肺炎、慢性咳嗽）、消化系统疾病（消化不良、腹泻病、小儿肠炎）、泌尿系统疾病（泌尿系统感染）、免疫系统疾病（过敏性鼻炎、过敏性紫癜等）的治疗；同时对新生儿疾病和儿童危重症的诊治也有自己的见解。2020年进修于青岛大学附属医院儿科。2017年在全市消毒与医院感染控制技能竞赛中获得二等奖；2021年在济宁市"我是状元"职业技能竞赛中获得团体三等奖及个人优秀奖。

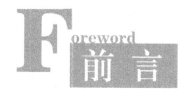

前言

　　儿科属于临床学科,是研究小儿身心发育、保健及疾病防治的医学学科。近年来,随着现代医学的不断发展,许多新理论和新技术在儿科临床上广泛应用,儿科疾病诊疗水平不断提高。但儿童是一个特殊的群体,其疾病种类与成人有非常大的区别,且具有发病急、变化快、病死率较高等特点,这就要求儿科医师必须有扎实的理论知识,并不断积累临床实践经验。长期以来,有关儿科疾病治疗的出版物在市场上层出不穷,但大多未能做到贴近临床实际。为提高儿科医师的临床诊疗水平,让患儿尽早摆脱疾病的折磨,《现代儿科疾病诊治精要》一书应运而生。

　　本书以"理论与实践相结合"为编写理念,内容共10章,对儿科疾病的病因、临床表现、诊断、治疗等内容进行了全面介绍。首先介绍了新生儿常见疾病的诊治;随后对儿童各系统常见疾病进行了详细阐述,包括呼吸系统疾病、消化系统疾病、泌尿系统疾病、循环系统疾病、神经系统疾病、内分泌系统疾病及免疫系统疾病,其中重点叙述了支气管哮喘、鼻窦炎、支气管肺炎、支原体肺炎、消化不良、腹泻病、肠炎、尿路感染等疾病;而后讲述了儿童常见传染病的诊治;最后对儿童常见危重症的救治进行了详尽陈述。本书立足于儿科临床实际需求,充分吸取国内外最新的理论、方法及技术,并与临床实践经验紧密结合,内容翔实、条理清晰、逻辑通顺,是一本实用性较强的参考书。书中涉及较多儿科领域的新进展,有利于提高儿科医师的理论知识水平和临床诊疗能力,既适合各医学院校师生阅读学习,也适合儿科临床医师、见习医师参考。

由于知识水平和工作经验有限,加之编写时间较为仓促,书中难免存在疏漏和错误,敬请广大读者批评指正,以便日臻完善。

罗玉龙

济宁市妇幼保健计划生育服务中心

2022 年 4 月

Contents 目 录

第一章

新生儿疾病

第一节　新生儿黄疸

　　黄疸为一种重要的临床症状,是由于体内胆红素的增高引起皮肤、黏膜或其他器官黄染的现象。成人血清胆红素＞34 μmol/L (2 mg/dL)时,巩膜和皮肤可见黄染。新生儿由于毛细血管丰富,胆红素＞85 μmol/L(5 mg/dL)时才出现皮肤黄染。婴幼儿和成人若出现黄疸是病理表现,而新生儿出现黄疸则分生理性黄疸和病理性黄疸。

一、生理性黄疸

　　新生儿生理性黄疸是单纯由新生儿胆红素代谢的特点所致而无各种致病因素的存在,除黄疸外无临床症状,肝功能正常,血清未结合胆红素的增加在一定范围以内。但由于有些极低出生体重儿在胆红素水平不甚高的情况下仍有可能发生胆红素脑病,因而此情况下不能认为仅仅是生理性的。而且,生理性黄疸和病理性黄疸在某些情况下难以截然分开,故有人建议将生理性黄疸改为发育性高胆红素血症,也有人认为应命名为"新生儿暂时性黄疸"。

　　有50％～60％的足月儿和80％的早产儿出现生理性黄疸,一般于生后2～3天出现,4～5天达高峰,足月儿于生后7～10天消退,早产儿可延续到2～4周。传统的诊断标准为足月儿血清胆红素不超过 220.6 μmol/L（12.9 mg/dL），早产儿不超过 255 μmol/L（15 mg/dL）。事实上，对于早产儿来说，这一标准只是意味着早产儿胆红素水平明显较高，由于早产儿血-脑屏障等发育不成熟，即使胆红素水平较低，也与胆红素脑病有较高的相关性。

近年来，国内外许多学者通过大量的临床研究和调查，认识到生理性黄疸的程度受许多因素的影响，不仅有个体差异，也与种族、地区、遗传、性别、喂养方式等有关。东方人比西方人高，美国印第安人比白种人要高。我国有不同地区的学者通过对正常新生儿血清胆红素水平的动态监测，证实我国正常新生儿生理性黄疸时，其血清胆红素峰值高于传统的诊断水平，故需要进行更大样本的前瞻性研究，才能得出我国新生儿生理性黄疸的诊断标准。

生理性黄疸的发生与新生儿胆红素代谢的特点有关。

（一）胆红素产生增加

新生儿红细胞容积相对大而寿命短，如出生前后血氧分压的改变使红细胞过剩，加上出生后的髓外造血灶的吸收，都可造成胆红素的增加。

（二）血清蛋白联结运送不足

新生儿刚出生后存在或多或少的酸中毒，故常显示胆红素与清蛋白的联结不足，特别是早产儿清蛋白水平偏低，如用药不当，医源性地加入了争夺清蛋白的物质，使胆红素运送受阻。

（三）肝脏的处理能力不足

新生儿出生不久，其肝内 y、z 蛋白极微，故对胆红素的摄取能力不足。喂养延迟、呕吐等引起葡萄糖不足均可影响胆红素的结合。在肝内胆红素与葡萄糖醛酸结合的过程中一系列酶均需能量与氧气，若新生儿产时或产后缺氧、寒冷损伤、酸中毒及感染时产生毒素等情况发生，则酶功能受抑制。特别是起重要作用的葡萄糖醛酸转移酶，其在刚出生新生儿的肝内含量甚低，因而造成对胆红素的处理不良。

（四）肝肠循环负荷较大

刚出生新生儿因肠内葡萄糖醛酸苷酶的作用，使结合胆红素水解成未结合胆红素在肠腔内被重新吸收。新生儿每天形成胆红素约 20 mg,若胎粪排出延迟则胆红素的肝肠循环负荷增加。

生理性黄疸不需特殊处理,适当提早喂养、供给葡萄糖可使生理性黄疸有所减轻。

二、病理性黄疸

新生儿病理性黄疸是新生儿早期除胆红素代谢的特点外,同时有使黄疸加重的疾病或致病因素存在。当血清胆红素超过生理性黄疸的水平,临床诊断为高胆红素血症(简称高胆)。但广义的病理性黄疸还包括已过生理性黄疸时期而血清胆红素仍超过正常水平者。部分病理性黄疸可致中枢神经系统受损,产生胆红素脑病。我国新生儿高胆血红素的发病率各家报道不一,为 9.1%～50.0%,甚至更高。1997 年,徐放生等统计 164 所医院共收治患病新生儿 39 621 例,其中黄疸患儿 13 918 例,占患病新生儿总数的 35.13%;高胆红素血症患儿共收治 10 365 例,占患病新生儿总数的 26.16%,黄疸患儿的 74.47%;发生胆红素脑病 216 例,为高胆红素血症患儿的 2.08%。

新生儿黄疸有下列情况之一时要考虑病理性黄疸:①生后 24 小时内出现黄疸,血清胆红素＞102 μmol/L(6 mg/dL);②足月儿血清胆红素＞220.6 μmol/L(12.9 mg/dL),早产儿＞255 μmol/L(15 mg/dL);③血清结合胆红素＞34 μmol/L(2 mg/dL);④血清胆红素每天上升＞85 μmol/L(5 mg/dL);⑤黄疸持续时间较长,超过 2～4 周,或进行性加重。

新生儿病理性黄疸按发病机制可分为红细胞破坏增多(溶血性、肝前性)、肝脏胆红素代谢功能低下(肝细胞性)和胆汁排出障碍(梗阻性、肝后性)3 类。按实验室测定总胆红素和结合胆红素浓度的增高程度可分为高未结合胆红素血症和高结合胆红素血症,如两者同时存在则称混合性高胆红素血症。

(一)高未结合胆红素血症

引起的原因如下:①胆红素产生过多,如母婴血型不合、遗传性球形红细胞增多症、红细胞酶的缺陷（如 G-6-PD、丙酮酸激酶、己糖激酶等）、血管外溶血、红细胞增多症等；②肝细胞摄取和结合低下，如肝脏酶系统功能不全引起的黄疸、甲状腺功能低下、进食减少等；③肠肝循环增加，如胎粪排出延迟等。

1.新生儿溶血

因母子血型不合而引起的同族免疫性溶血称为新生儿溶血病。临床上以 Rh 及 ABO 系统不合引起溶血者多见。Rh 系统血型不合的溶血病以 D 因子不合者多见，此病一般在第二胎以后发生，但若 Rh 阴性妇女在孕前曾接受 Rh 阳性的输血，则第一胎新生儿也可以发病。ABO 血型不合者较 Rh 不合多见，大多数母亲为 O 型，子为 A 或 B 型，本病可见于第一胎，可能因其母孕前已受其他原因的刺激，如寄生虫感染，注射伤寒疫苗、破伤风或白喉抗毒素等，均可使机体发生初发免疫反应，当怀孕时再次刺激机体产生免疫抗体，即可通过胎盘进入胎儿体内引起溶血。

2.母乳性黄疸

其特征为新生儿以母乳喂养后不久即出现黄疸，可持续数周到数月，而其他方面正常。20 世纪 60 年代，文献报道发病率为 1‰～2‰，随着对母乳性黄疸的认识的提高，从 20 世纪 80 年代起报道的发病率有逐年上升的趋势。分为早发型（母乳喂养性黄疸）和晚发型（母乳性黄疸）。目前认为其发生的原因主要是与新生儿胆红素代谢的肠肝循环增加有关。

早发型母乳喂养性黄疸的预防和处理：鼓励尽早喂奶。喂奶最好在每天 10 次以上，血清胆红素达到光疗指征时可光疗。

晚发型母乳性黄疸，血清胆红素＜257 μmol/L(15 mg/dL)时不需停母乳；血清胆红素＞257 μmol/L(15 mg/dL)时暂停母乳 3 天；血清胆红素＞342 μmol/L(20 mg/dL)时则加光疗，一般不需用清蛋白或血浆治疗。

（二）高结合胆红素血症

新生儿结合胆红素增高的疾病，其临床均以阻塞性黄疸为特征，即皮肤、巩膜黄染，大便色泽变淡或呈灰白色如油灰状，小便深黄,肝、脾大及肝功能损害等,亦称之为肝炎综合征。主要有新生儿肝炎和胆道闭锁。

1.新生儿肝炎

多数为胎儿在宫内由病毒感染所致,国际上所指的 CROTCHS 或 TORCH 感染(即巨细胞病毒、风疹病毒、弓形虫、柯萨奇病毒和其他肠道病毒、单纯疱疹和乙肝病毒、人类免疫缺陷病毒(HIV)及其他病毒)均可为新生儿肝炎的病因。可经胎盘传给胎儿而感染,或胎儿通过产道娩出时被感染。常在生后 1～3 周或更晚出现黄疸,经过一般处理后好转,病程为 4～6 周。

2.胆道闭锁

其病因尚不清楚,发病率在亚洲比白种人高,多在生后 2 周始显黄疸并呈进行性加重,粪色由浅黄转为白色,肝脏进行性增大,边缘硬而光滑;肝功能以结合胆红素升高为主。3 个月后可逐渐发展至肝硬化。

3.代谢性疾病

由先天性代谢障碍所引起的一类疾病,部分可以在新生儿期间出现黄疸。

(三)混合性高胆红素

感染是引起混合性高胆红素血症的重要原因,细菌和病毒都可引起黄疸。患儿多伴有发热或体温不升、食欲缺乏、呼吸不规则、嗜睡和烦躁不安等症状。如感染伴有溶血,则可出现贫血。治疗主要是积极控制感染,加强支持疗法。

第二节　新生儿窒息

新生儿窒息是指由于产前、产时或产后的各种病因,在生后 1 分钟内无自主呼吸或未能建立规律呼吸,导致低氧血症和高碳酸血症,若持续存在,可出现代谢性酸中毒。在分娩过程中,胎儿的呼吸和循环系统经历剧烈变化,绝大多数胎儿能够顺利完成这种从子宫内到子宫外环境的转变,从而建立有效的呼吸和循环,保证机体新陈代谢和各器官功能的正常,仅有少数患儿发生窒息。国外文献报道活产婴儿的围生期窒息发病率为1‰～1.5‰,而胎龄>36周仅为5‰。我国多数报道活产婴儿窒息发病率为5‰～10‰。

一、病因

窒息的本质是缺氧,凡能造成胎儿或新生儿血氧浓度降低的因素均可引起窒息,一种病因可通过不同途径影响机体,也可多种病因同时作用。新生儿窒息多为产前或产时因素所致,产后因素较少,常见病因如下。

(一)孕母因素

1.缺氧性疾病

如呼吸衰竭、青紫型先天性心脏病、严重贫血及CO中毒等。

2.障碍胎盘循环的疾病

如充血性心力衰竭、妊娠高血压综合征、慢性肾小球肾炎、失血、休克、糖尿病和感染性疾病等。

3.其他

孕母吸毒、吸烟或被动吸烟,孕母年龄≥35岁或<16岁,多胎妊娠等,其胎儿窒息发病率增高。

(二)胎盘异常

如前置胎盘、胎盘早剥和胎盘功能不全等。

(三)脐带异常

如脐带受压、过短、过长致绕颈或绕体、脱垂、扭转或打结等。

(四)分娩因素

如难产、高位产钳、臀位、胎头吸引不顺利;产程中麻醉药、镇痛药及催产药使用不当等。

(五)胎儿因素

(1)早产儿、小于胎龄儿、巨大儿等。

(2)各种畸形如后鼻孔闭锁、喉蹼、肺膨胀不全、先天性心脏病及宫内感染所致神经系统受损等。

（3）胎粪吸入致使呼吸道阻塞等。

二、病理生理

大多数新生儿生后 2 秒钟开始呼吸，约 5 秒钟啼哭，10 秒～1 分钟出现规律呼吸。若由于上述各种病因导致窒息，则出现一系列病理生理变化。

（一）窒息后细胞损伤

缺氧可导致细胞代谢及功能障碍和结构异常甚至死亡，是细胞损伤从可逆到不可逆的演变过程。不同细胞对缺氧的易感性各异，其中脑细胞最敏感，其次是心肌、肝和肾上腺细胞，而纤维、上皮及骨骼肌细胞对缺氧的耐受性较强。

1.可逆性细胞损伤

细胞所需能量主要由线粒体生成的 ATP 供给。缺氧首先是细胞有氧代谢即线粒体内氧化磷酸化发生障碍，使 ATP 产生减少甚至停止。由于能源缺乏，加之缺氧，导致细胞代谢及功能异常。①葡萄糖无氧酵解增强：无氧酵解使葡萄糖和糖原消耗增加，易出现低血糖；同时也使乳酸增多，引起代谢性酸中毒。②细胞水肿：由于 ATP 缺乏，钠泵主动转运障碍，使钠、水潴留。③钙离子内流增加：由于钙泵主动转运的障碍，使钙向细胞内流动增多。④核蛋白脱落：由于核蛋白从粗面内质网脱落，使蛋白和酶等物质的合成减少。本阶段如能恢复血流灌注和供氧，上述变化可恢复，一般不留后遗症。

2.不可逆性细胞损伤

若窒息持续存在或严重缺氧，将导致不可逆性细胞损伤。①严重的线粒体形态和功能异常：不能进行氧化磷酸化，ATP 产生障碍，线粒体产能过程中断；②细胞膜严重损伤：丧失其屏障和转运功能；③溶酶体破裂：由于溶酶体膜损伤，溶酶体酶扩散到细胞质中，消化细胞内各种成分（自溶）。此阶段即使恢复血流灌注和供氧，上述变化亦不可完全恢复。存活者多遗留不同程度的后遗症。

3.血流再灌注损伤

复苏后,由于血流再灌注可导致细胞内钙超载和氧自由基增加,从而引起细胞的进一步损伤。

(二)窒息发展过程

1.原发性呼吸暂停

当胎儿或新生儿发生低氧血症、高碳酸血症和代谢性酸中毒时,由于儿茶酚胺分泌增加,呼吸和心率增快,机体血流重新分布即选择性血管收缩,使次要的组织和器官(如肺、肠、肾、肌肉、皮肤等)血流量减少,而主要的生命器官(如脑、心肌、肾上腺)的血流量增多,血压增高,心排血量增加。如低氧血症和酸中毒持续存在则出现呼吸停止,称为原发性呼吸暂停。此时肌张力存在,血压仍高,循环尚好,但发绀加重,伴有心率减慢。在此阶段若病因解除,经过清理呼吸道和物理刺激即可恢复自主呼吸。

2.继发性呼吸暂停

若病因未解除,低氧血症持续存在,肺、肠、肾、肌肉和皮肤等血流量严重减少,脑、心肌和肾上腺的血流量也减少,可导致机体各器官功能和形态损伤,如脑和心肌损伤、休克、应激性溃疡等。在原发性呼吸暂停后出现几次喘息样呼吸,继而出现呼吸停止,即所谓的继发性呼吸暂停。此时肌张力消失,面色苍白,心率和血压持续下降,出现心力衰竭及休克等。此阶段对清理呼吸道和物理刺激无反应,需正压通气方可恢复自主呼吸。否则将死亡,存活者可留有后遗症。

窒息是从原发性呼吸暂停到继发性呼吸暂停的发展过程,但两种呼吸暂停的表现均为无呼吸和心率<100次/分,故临床上难以鉴别,为了不延误抢救时机,对生后无呼吸者都应按继发性呼吸暂停进行处理。

(三)窒息后血液生化和代谢改变

在窒息应激状态时,儿茶酚胺及胰高血糖素释放增加,使早期血糖正常或增高;当缺氧持续,动用糖增加、糖原贮存空虚,出现低血糖症。血游离脂肪酸增加,促进钙离子与蛋白结合而致低钙血症。此外,酸中毒抑制胆红素与清蛋白结合,降低肝内酶的活力而致高未结合胆红素血症;由于左心房心钠素分泌增加,造成低钠血症等。

三、临床表现

(一)胎儿缺氧表现

先出现胎动增加、胎心增快,胎心率≥160次/分;晚期则胎动减少(＜20次/12小时),甚至消失,胎心减慢,胎心率＜100次/分,严重时甚至心脏停搏;窒息可导致肛门括约肌松弛,排出胎便,使羊水呈黄绿色。

(二)窒息程度判定

Apgar评分是临床评价出生窒息程度的经典而简易的方法。

1.时间

分别于生后1分钟和5分钟进行常规评分。1分钟评分与动脉血pH相关,但不完全一致,如母亲分娩时用麻醉药或止痛药使新生儿生后呼吸抑制,Apgar评分虽低,但无宫内缺氧,血气改变相对较轻。若5分钟评分低于8分,应每5分钟评分一次,直到连续2次评分大于或等于8分为止;或继续进行Apgar评分直至生后20分钟。

2.Apgar评分内容

包括肌张力、脉搏、皱眉动作(即对刺激的反应)、外貌(肤色)、呼吸。评估标准:每项0～2分,总共10分(表1-1)。

表1-1　新生儿Apgar评分标准

体征评分	评分标准值			评分时间	
	0	1	2	1分钟	5分钟
皮肤颜色	青紫或苍白	躯干红,四肢青紫	全身红		
心率(次/分)	无	＜100	＞100		
弹足底或插鼻管后反应	无反应	有些皱眉动作	哭,打喷嚏		
肌张力	松弛	四肢略屈曲	四肢活动		
呼吸	无	慢,不规则	正常,哭声响		

3.评估标准

每项 0～2 分,总共 10 分。1 分钟 Apgar 评分 8～10 为正常,4～7 分应密切注意窒息的可能性,0～3 分为窒息。

4.评估的意义

1 分钟评分反映窒息严重程度;5 分钟及 10 分钟评分除反映窒息的严重程度外,还可反映复苏抢救的效果。

5.注意事项

应客观、快速及准确地进行评估,胎龄小的早产儿成熟度低,虽无窒息,但评分较低。Apgar 评分不应作为评估低氧或产时窒息及神经系统预后的唯一指标。

（三）并发症

由于窒息程度不同,发生器官损害的种类及严重程度各异。常见并发症有如下几种。

1.中枢神经系统

中枢神经系统并发症包括缺氧、缺血性脑病和颅内出血。

2.呼吸系统

呼吸系统并发症包括胎粪吸入综合征、呼吸窘迫综合征及肺出血。

3.心血管系统

心血管系统并发症包括缺氧、缺血性心肌损害（三尖瓣闭锁不全、心力衰竭、心源性休克）。

4.泌尿系统

泌尿系统并发症包括肾功能不全、肾衰竭及肾静脉血栓形成等。

5.代谢方面

代谢方面并发症包括低血糖、低钙及低钠血症等。

6.消化系统

消化系统并发症包括应激性溃疡和坏死性小肠结肠炎等。

四、辅助检查

对宫内缺氧胎儿,可通过羊膜镜了解胎粪污染羊水的程度,或在胎头露出宫口时取胎儿头皮血进行血气分析,以估计宫内缺氧程度;生后应检测动脉血气、血糖、电解质、血尿素氮和肌酐等生化指标。

五、诊断

目前,我国新生儿窒息的诊断及程度判定仍依赖单独 Apgar 评分,但由于 Apgar 评分受多种因素的影响,单凭 Apgar 评分并不能准确诊断窒息及预测神经发育结局。因此,1996 年,美国儿科学会(AAP)和妇产科学会(ACOG)将围生期窒息定义为:①严重的代谢性酸中毒(pH<7);②5 分钟后 Apgar 评分仍≤3 分;③有新生儿脑病表现;④伴有多器官功能障碍。

六、治疗

复苏必须分秒必争,由儿科医师和助产士(师)合作进行。

(一)复苏方案

采用国际公认的 ABCDE 复苏方案,具体如下。①A(airway):清理呼吸道;②B(breathing):建立呼吸;③C(circulation):恢复循环;④D(drugs):药物治疗;⑤E(evaluation and environment):评估和环境(保温)。其中评估和保温(E)贯穿于整个复苏过程中。

执行 ABCD 每一步骤的前后,应对评价指标即呼吸、心率(计数6 秒钟心率然后乘10)和皮肤颜色进行评估。根据评估结果做出决定,执行下一步复苏措施。即应遵循:评估—决定—操作—再评估—再决定—再操作,如此循环往复,直到完成复苏。

严格按照 A→B→C→D 步骤进行复苏,其顺序不能颠倒。大多数患儿经过 A 和 B 步骤即可复苏,少数患儿则需要 A、B 及 C 步骤,仅极少数患儿需要 A、B、C 及 D 步骤才可复苏。复苏初期建议用纯氧(目前证据尚不足以证明空气复苏的有效性),然后通过监测动脉血气值或经皮血氧饱和度,逐步调整吸入气的氧浓度。

随着复苏理论和实践的进步,已证实一些复苏方法存在很多弊端,临床复苏时应予注意。①气道未清理干净前(尤其是胎粪污染儿),切忌刺激新生儿使其大哭,以免将气道内吸入物进一步吸入肺内。清理呼吸道和触觉刺激后 30 秒钟仍无自主呼吸,应视为继发性呼吸暂停,即刻改用正压通气。②复苏过程中禁用呼吸兴奋剂。③复苏过程中禁用高张葡萄糖,因为应激时血糖已升高,给予高张葡萄糖可增加颅内出血发生的机会,同时糖的无氧酵解增加,加重代谢性酸中毒。

(二)复苏步骤

将出生新生儿置于预热的自控式开放式抢救台上,设置腹壁温度为 36.5 ℃。用温热毛巾揩干头部及全身,以减少散热;摆好体位,肩部以布卷垫高 2～3 cm,使颈部轻微伸仰,然后进行复苏。

1.清理呼吸道(A)

新生儿娩出后,应立即吸净口和鼻腔的黏液,因鼻腔较敏感,受刺激后易触发呼吸,故应先吸口腔,后吸鼻腔;如羊水混有胎粪,无论胎粪是稠是稀,胎儿一经娩出后,立刻进行有无活力评估,有活力的新生儿继续初步复苏,无活力者应立即气管插管,吸净气道内的胎粪,然后再建立呼吸(有活力的定义是呼吸规则、肌张力好及心率 >100 次/分,以上 3 项中有一项不好即为无活力)。

2.建立呼吸(B)

建立呼吸包括触觉刺激和正压通气。

(1)触觉刺激:清理呼吸道后拍打或弹足底 1～2 次或沿长轴快速摩擦腰背皮肤 1～2 次(切忌超过 2 次或粗暴拍打),如出现正常呼吸,心率 >100 次/分,肤色红润可继续观察。

(2)正压通气:触觉刺激后仍呼吸暂停或抽泣样呼吸,或心率 <100 次/分,或持续的中心性发绀,需用面罩正压通气。通气频率 40～60 次/分,吸呼比 1:2,压力 2.0～4.0 kPa(20～40 cmH$_2$O),即可见胸廓扩张和听诊呼吸音正常为宜。气囊面罩正压通气 30 秒钟后,如自主呼吸不充分或心率 <100 次/分,需继续气囊面罩或气管插管正压通气。

3.恢复循环(C)

恢复循环即胸外心脏按压。如气管插管正压通气 30 秒钟后,心率 <60 次/分或心率在 60～80 次/分不再增加,应在继续正压通

气的同时,进行胸外心脏按压。方法:采用双拇指或中指和示指按压胸骨体下 1/3 处,频率为 90 次/分,胸外按压和正压通气的比例为 3∶1(每按压 3 次,正压通气 1 次),按压深度为胸廓前后径的 1/3。按压或抬起过程中,双拇指或中指和示指指端不能离开胸骨按压部位,也不宜用力过大以免损伤。

4.药物治疗(D)

目的是改善心脏功能、增加组织灌流和恢复酸碱平衡。

(1)肾上腺素治疗。①作用:可直接兴奋心肌起搏组织和传导系统的 β 受体,使心率加快,心排血量增加,同时兴奋血管 α 受体,使血管收缩,血压增高。②指征:心率为 0 或胸外心脏按压 30 秒钟后,心率仍持续＜60 次/分。③方法:给予 1∶10 000 肾上腺素,0.1～0.3 mL/kg 静脉注入,或 0.3～1.0 mL/kg 气管内注入,3～5 分钟重复一次。④疗效评价:给药 30 秒钟后,有效者心率≥100 次/分;无效者应考虑是否存在代谢性酸中毒和有效血容量减少等。

(2)扩容剂治疗。①作用:增加血容量,改善循环。②指征:有急性失血的病史,疑似失血或休克(伴有血容量减少表现)。③方法:可给予等渗透晶体液,如生理盐水,对大量失血者可选择红细胞悬液。剂量为每次 10 mL/kg,静脉输注,对早产儿扩容速度不要太快。④疗效:有效者脉搏有力、血压上升、皮肤转红及代谢性酸中毒减轻。

(3)纳洛酮治疗。①作用:是半合成吗啡拮抗剂,能阻断吗啡样物质与其受体结合,从而拮抗所有吗啡类镇痛药的呼吸抑制、缩瞳、胆总管痉挛及致幻作用,并降低镇痛效应。半衰期为 1～1.5 小时,无习惯性和成瘾性,无明显不良反应。②指征:生后有呼吸抑制表现,其母亲产前 4 小时内用过吗啡类麻醉镇痛药者。③方法:应给予纳洛酮,每次 0.1 mg/kg 静脉或肌内注射或气管内注入,均应快速输入。④疗效:有效者自主呼吸恢复,如呼吸抑制重复出现,可反复给药。但应注意,纳洛酮不选择作为产房有呼吸抑制新生儿开始复苏的措施,应在保证通气情况下,使用该药物。

(三)复苏后的监护与转运

复苏后需监测肤色、体温、呼吸、心率、血压、尿量、血气、血糖和电解质等。如并发症严重,需转运到 NICU 治疗,转运中需注意保温、监护生命指标和予以必要的治疗。

七、预防

(1)加强围生期保健,及时处理高危妊娠。

(2)加强胎儿监护,避免和及时纠正宫内缺氧。

(3)密切监测临产孕妇,避免难产。

(4)培训接产人员熟练掌握复苏技术。

(5)医院产房内需配备复苏设备,高危妊娠分娩时必须有掌握复苏技术的人员在场。

第三节　新生儿肺炎

新生儿肺炎一般指感染性肺炎,可发生于宫内、出生时或出生后。据统计,全世界每年有 100 万～200 万新生儿死于新生儿肺炎。

一、宫内与出生时感染性肺炎

(一)临床流行病学

1.发病率

宫内感染性肺炎占活产新生儿的 0.5%。

2.病原学

在美国,以 B 族溶血性链球菌(GBS)为主要致病菌,孕妇阴道 GBS 的带菌率为 20%～50%。国内北京市妇产医院调查了1 037 名孕妇,其 GBS 带菌率为 11.07%,新生儿的 GBS 带菌率为9.95%,然而,新生儿 GBS 带菌者的肺炎发病率(20%)与非 GBS 带菌者的肺炎发病率(14.92%)相比无统计学差异。国内可能仍以大肠埃希菌为主要致病菌。另外,克雷伯杆菌、李斯特菌也可引起新生儿宫内、出生时感染性肺炎。病毒(如巨细胞病毒、单纯疱疹病毒、风疹病毒等)、原虫(如弓形虫)、衣原体、支原体(如解脲支原体)等也可引起新生儿感染性肺炎。

(二)病因机制和病理

宫内感染的途径如下。

1.血行传播途径

母孕期受病毒、细菌、原虫、衣原体和支原体等感染,病原体经血行通过胎盘和羊膜侵袭胎儿。

2.通过羊水感染

羊膜早破 24 小时以上或羊膜绒毛膜炎时,产道内细菌上行性感染,或胎儿在宫内出生时吸入污染羊水而致病。宫内、出生时感染性肺炎的病理改变广泛,肺泡渗出液中含多核细胞、单核细胞和少量红细胞。镜检可见到羊水沉渣,如角化上皮细胞、胎儿皮脂和病原体等。

(三)临床表现

1.宫内感染

多在娩出后 24 小时内发病,婴儿出生时多有窒息,复苏后可见呼吸快、呻吟、体温不稳定、反应差、逐渐出现啰音等表现。严重病例可出现呼吸衰竭。血行感染者常缺乏肺部体征而以黄疸、肝脾大、脑膜炎等多系统受累为主。通过羊水感染者,常有明显的呼吸困难和肺部啰音。

2.出生时感染

出生时获得的感染需经过数天至数周潜伏期后始发病,如细菌性肺炎常在出生后 3~5 小时发病,疱疹病毒感染多在分娩后 5~10 天出现症状,而衣原体感染潜伏期则长达 3~12 周。

出生时感染的肺炎,患儿因病原体不同而导致临床表现差别较大,且容易发生全身感染。

(四)实验室检查

新生儿出生时外周血白细胞计数可正常,也可 $<5\times10^9$/L 或 $>20\times10^9$/L。宫内感染者,X 线胸片常显示间质性肺炎改变;通过羊水感染者,X线胸片多显示支气管肺炎改变。脐血 IgM>300 mg/L,或特异性 IgM 增高对诊断有意义。生后立即进行胃液涂片查找白细胞与抗原,或取血样、气管分泌物等进行涂片、培养、对流免疫电泳等检测,有助于病原学诊断。

(五)治疗

对羊膜早破的孕妇在分娩期可用抗生素预防胎儿感染。携带 GBS 的孕妇在分娩期可用青霉素或氨苄西林预防用药。新生儿出生后一旦发现呼吸增快即开始抗生素治疗:大肠埃希菌等肠道杆菌肺炎可用氨苄西林和阿米卡星,耐药者可选用第三代头孢菌素;GBS 肺炎可选用青霉素和氨苄西林治疗 3 天,然后用大剂量青霉素,疗程 10～14 天;李斯特菌肺炎可选用氨苄西林;衣原体肺炎首选红霉素;单纯疱疹病毒性肺炎可用阿昔洛韦静脉滴注。呼吸困难者给氧或采用机械呼吸,加强营养,维持水、电解质和酸碱平衡。

二、出生后感染性肺炎

(一)临床流行病学

出生后感染性肺炎发病率较高,常见的病原体:金黄色葡萄球菌、大肠埃希菌、克雷伯杆菌、假单胞菌等细菌,呼吸道合胞病毒、腺病毒等病毒,以及卡氏肺囊虫、解脲支原体等。

(二)病因机制和病理

出生后感染性肺炎的来源如下。

1.接触传播

接触新生儿者如患呼吸道感染,其病原体可经飞沫由上呼吸道向下传播至肺。

2.血行传播

脐炎、皮肤感染引起败血症时,病原体经血行传播至肺而引起肺炎。

3.医源性传播

由于医用器械(如吸痰器、雾化器、供氧面罩、气管插管等)消毒不严,暖箱湿度过高使水生菌易于繁殖,或使用呼吸机时间过长等引起肺炎;医护人员洗手不勤,将患儿的致病菌带给其他新生儿;广谱抗生素使用过久容易发生真菌性肺炎等。

出生后感染性肺炎的病理改变以支气管肺炎和间质性肺炎为主,病变分散,影响一叶或数叶,有时融合成大片病灶,肺不张和肺气肿较易发生。镜检各病灶存在不同阶段的炎性反应。病原学不同,病理变化也不同。

(三)临床表现

起病前有时有上呼吸道感染的症状,患儿常出现呼吸急促呻吟、鼻翕、口吐白沫、发绀、发热或体温不升等,吸气时胸廓有三凹征,肺部体征有细湿啰音等。金黄色葡萄球菌肺炎在新生儿中常有发生,并可引起流行;患儿中毒症状重,易并发化脓性脑膜炎、脓胸、脓气胸、肺大疱等。大肠埃希菌肺炎的患儿有神萎、不吃、不哭、体温低、呼吸窘迫症状。脓胸的液体黏稠,有臭味。呼吸道合胞病毒性肺炎可表现为喘憋咳嗽,肺部闻及哮鸣音。

(四)实验室检查

外周血白细胞计数可$<5\times10^9/L$ 或$>20\times10^9/L$,也可在正常范围。X线胸片有时表现为弥散性、深浅不一的模糊影,也可表现为两肺广泛点状或大小不一的浸润影,常伴肺气肿、肺不张,偶见大叶实变伴脓胸、脓气胸或肺大疱。对咽部分泌物等进行培养等检测,有助于病原学诊断。

(五)治疗

1.加强护理和监护

注意保暖,使患儿皮温达 36.5 ℃,环境湿度在 50% 以上。吸净口、咽、鼻部分泌物,保持呼吸道通畅,定期翻身拍背有利于痰液排出。

2.供氧

有低氧血症时可根据病情供氧,维持血氧在 6.7～10.7 kPa(50～80 mmHg),不超过 16.0 kPa(120 mmHg),以防氧中毒。重症并发呼吸衰竭者,可用持续正压呼吸或气管插管后机械通气。

3.抗病原体治疗

细菌性肺炎以早期静脉给予抗生素为宜,原则上根据病原菌选用抗生素,如金黄色葡萄球菌可用耐酶青霉素、第一代头孢菌素或阿米卡星;革兰氏阴性菌可用第三代头孢菌素。病毒性肺炎可用利巴韦林或干扰素治疗,单纯疱疹病毒可用阿昔洛韦静脉滴注。衣原体肺炎首选红霉素治疗。

4.支持疗法

维持水、电解质平衡;输新鲜血或血浆,每次 10 mL/kg,根据病情可少量多次应用;丙种球蛋白增加免疫功能对某些肺炎有一定疗效,500 mg/(kg·d),连用 3～5 天。

第四节　新生儿呕吐

呕吐是新生儿期常见症状,是一系列复杂的神经反射活动。新生儿胃容量小、胃呈横位、贲门括约肌发育不完善、幽门括约肌发育较好、肠道蠕动的神经调节功能较差,由于这些解剖生理特点,新生儿容易发生呕吐。

一、病因

(一)消化系统疾病

各种消化系统疾病都可引起呕吐,主要有消化道先天畸形、梗阻、炎症、感染、出血、功能失调等。

1.消化系统功能紊乱

如吞咽功能不协调、胃食管反流、贲门失弛缓症、幽门痉挛、胎粪性便秘、胎粪排出延迟等。

2.消化道黏膜受刺激

如咽下综合征、胃出血、应激性溃疡、牛奶过敏等。

3.消化系统感染及炎症

如急性胃炎、急性肠炎、坏死性小肠结肠炎、腹膜炎等。

4.消化道梗阻

消化道梗阻多数为先天畸形所致。

(1)上消化道梗阻:食管气管瘘、食管闭锁、食管裂孔疝、胃扭转、幽门肥厚性狭窄、环状胰腺、先天性膈疝等。

(2)下消化道梗阻:肠旋转不良、小肠重复畸形、肠狭窄、肠闭锁、先天性巨结肠、肛门闭锁等。少见疾病有嵌顿疝、肠套叠等。

(二)全身性疾病

许多全身性疾病可引起呕吐,常见的有以下几方面。

1.感染

新生儿感染常引起呕吐,如败血症、呼吸道感染、泌尿系统感染等。

2.颅内压增高

引起颅内压增高的疾病多会导致呕吐,如中枢神经系统感染、脑水肿、脑积水、颅内出血、颅内肿瘤等。

3.先天性代谢性疾病

一些先天性代谢性疾病由于代谢紊乱而导致呕吐,如氨基酸代谢疾病(高氨血症、苯丙酮尿症、甘氨酸血症)、糖代谢疾病(半乳糖血症、枫糖尿症)、肾上腺皮质增生症等。

(三)其他因素

一些其他因素也可引起新生儿呕吐。

1.喂养不当

喂养不当是引起新生儿呕吐的常见原因。

2.药物

许多药物可引起消化道反应,发生呕吐,如红霉素、两性霉素 B等。

二、临床特点

(一)溢乳和喂养不当

1.溢乳

新生儿溢乳比较常见,但溢乳没有神经反射参与,不属于真正的呕吐。溢乳的原因与食管弹力组织和肌肉发育不完善有关。溢乳多发生在喂奶后不久,乳汁从口角边溢出,喂奶后体位改变可引起溢乳。

2.喂养不当

新生儿喂养不当非常多见,主要原因:喂奶次数过于频繁,喂奶量太多,浓度不适合,牛乳太热或太凉,配方乳多变;奶嘴孔过大或过小,乳母乳头下陷;喂奶后平卧,体位多动。喂养不当呕吐时,新生儿一般情况较好,改进喂养方法后呕吐可停止。

(二)与内科疾病有关的呕吐

1.吞咽功能不协调

喂奶时即呕吐,常伴有呛咳或吸入,一部分乳汁从鼻孔流出。

2.胃食管反流(GER)

胃食管反流是新生儿呕吐的常见原因,尤其是早产儿。主要与新生儿食管下端括约肌较松弛、胃排空延迟、腹内压增高等因素有关。常在喂奶后不久出现呕吐或表现为溢乳,呕吐物常为不带胆汁的奶液。许多患儿无临床呕吐表现,而发生呼吸暂停、心动过缓、反复吸入甚至猝死。

3.胃黏膜受刺激

出生时咽下羊水或产道血液,刺激胃黏膜引起呕吐。未开奶前即可出现呕吐,开奶后呕吐加重,呕吐物为泡沫样黏液或带血性,用生理盐水洗胃1～2次,呕吐即可停止。

4.幽门痉挛

幽门痉挛是由幽门神经肌肉功能暂时性失调所致,解剖结构无异常。呕吐常发生在生后2～3周,呈间歇性,可为喷射状,呕吐物不含胆汁,与幽门肥厚性狭窄较难以鉴别,试用1:1000阿托品可缓解。

5.胎粪延迟

排出正常新生儿在生后24小时内开始排胎粪,3天排完。如生后数天排便很少,或胎粪排空时间延迟,患儿可出现呕吐,呕吐物为黄绿色,常伴有腹胀,腹壁可见肠型,用生理盐水灌肠排出胎粪后,呕吐即可缓解。

6.感染性疾病

肠道内感染或肠道外感染均可引起新生儿呕吐,常伴有感染表现如神萎、食欲缺乏,肠道内感染伴有腹泻、腹胀。

7.先天性代谢性疾病

发生呕吐时间无规律性,一般呕吐较频繁和剧烈,常伴有其他代谢病的临床表现,如酸中毒、电解质紊乱、脱水、肝脾大等。

(三)与外科疾病有关的呕吐

1.食管闭锁和食管气管瘘

食管闭锁者第一次喂奶(或喂水)时即发生呕吐,伴食管气管瘘者喂奶时出现呼吸困难、青紫、肺部闻湿啰音,每次喂奶时均出现类似情况。有些患儿出现类似螃蟹吐泡沫状,插胃管时胃管受阻折返。

2.幽门肥厚性狭窄

常于生后第2周左右开始出现呕吐,呕吐量多,呕吐物为乳汁或乳凝块,酸臭味,无胆汁。呕吐常呈进行性加重,伴脱水、电解质紊乱、营养不良。腹部可见明显的胃型,右上腹可触及枣核大小的肿块。

3.十二指肠和小肠疾病

患儿常有严重呕吐症状,呕吐物有绿色胆汁,位置较高者生后不久即呕吐,腹胀不明显,位置较低者呕吐出现晚一些,呕吐物为棕色粪便样物质,混有深色胆汁,腹胀明显,肠鸣音活跃,可见肠型肠蠕动波。

4.直肠、肛门疾病

一般先有腹胀,后出现呕吐,肠鸣音活跃,腹部平片显示肠腔扩张、多个液气平面。先天性巨结肠患儿生后便秘,灌肠后腹胀减轻。

(四)呕吐所致的并发症

新生儿呕吐时常发生一些并发症,需密切注意。

1.窒息与猝死新生儿

呕吐会使呕吐物进入呼吸道,发生窒息,如呕吐物多,没有及时发现可导致猝死。

2.吸入综合征

呕吐物进入气道可发生吸入性肺炎,出现咳嗽、呼吸困难,长时间反复吸入可使吸入性肺炎迁延不愈。

3.呼吸暂停

早产儿呕吐可发生呼吸暂停。

4.出血剧烈

呕吐可导致胃黏膜损伤,发生出血,呕吐物呈血性。

5.水电解质紊乱

呕吐较频繁者,因丧失大量水分和电解质,导致水、电解质平衡紊乱,患儿出现脱水、酸中毒、低钠血症等。

三、诊断与鉴别诊断

要详细询问病史,了解分娩时情况、发生呕吐的时间、呕吐特点、伴随症状等,仔细进行体格检查,初步考虑呕吐的定位和性质,并做进一步的检查,以明确诊断。

(一)定位

根据呕吐发生的时间,呕吐特点,呕吐物,是否有腹胀、肠型、便秘等情况,初步判断消化道疾病的位置。

1.上消化道

呕吐出现时间早,呕吐物为乳汁或乳凝块,不含胆汁,腹胀不明显。

2.下消化道

生后1～2天即呕吐,呕吐物含较多胆汁,腹胀不明显,提示病变在十二指肠或空肠上段。如呕吐物含黄绿色粪便样物质,腹部有较细的肠型和肠蠕动,提示病变在空肠下段或回肠。而直肠病变的呕吐常发生在出生3天以后,呕吐物含棕色粪便样物质,腹胀明显,肠型较粗大,可触及粪块。

(二)定性

为使呕吐原发病得到及时治疗,要鉴别是内科疾病还是外科疾病所致。

1.内科疾病呕吐

症状不剧烈,呕吐次数不频繁,呕吐物常不含胆汁或粪便。有较明显的消化系统以外的症状和体征,常提示呕吐为内科疾病所致。

2.外科疾病呕吐

出现早,呕吐次数频繁,症状较剧烈,呕吐物含胆汁、血液或粪便。伴脱水和电解质紊乱,常提示呕吐为外科疾病所致。

(三)进一步检查

对呕吐原发病的位置和性质有初步判断后,应及时做进一步的检查,以明确诊断。

1.消化道影像学检查

影像学检查对消化道先天畸形的诊断有很大的帮助。对吞咽功能不全、食管气管瘘可行碘油造影。对胃食管反流,可做放射性核素检查。对胃十二指肠、小肠部位的先天畸形,钡餐造影可帮助诊断,须注意检查结束时应洗胃,将胃内钡剂洗出,防止呕吐时钡剂吸入。对幽门肥厚性狭窄,可做腹部超声检查。对肠道炎症、感染、低位肠梗阻,可摄腹部 X 线片。对结肠疾病如先天性巨结肠,可做钡剂灌肠造影检查。

2.中枢神经系统检查

如怀疑中枢感染,应查脑脊液;对颅内出血或其他占位病变,应做头颅 B 超或 CT 检查。

3.血气分析及生化检查

可了解患儿是否存在酸中毒、电解质紊乱。

4.内分泌及遗传代谢病检查

如已排除消化道、中枢神经等疾病,而患儿仍然频繁呕吐,应进一步做内分泌、代谢病方面检查,如血氨、血糖等。

四、治疗

(一)对症治疗

1.禁食

对一些病因未清楚,怀疑为外科疾病、消化道出血者,可先行禁食,以免加重病情,同时给予补液,保证营养供给。

2.洗胃

对咽下综合征可先洗胃,用温生理盐水,一般洗 2～3 次即可,如洗胃后仍呕吐,应考虑其他疾病。

3.胃肠减压

对外科疾病、呕吐较频繁、腹胀者,可先行胃肠减压,缓解症状,同时做有关检查。

4.解痉止吐

对病因诊断为胃食管反流者,可用胃动力制剂或解痉剂。

5.体位

对呕吐患儿,应提高头部和上身的体位,一般 30°左右。

6.纠正水、电解质紊乱

呕吐导致水、电解质紊乱,应及时纠正。

(二)病因治疗

1.手术

对外科疾病需手术治疗者,手术时机根据病情而定。

2.抗感染

对消化道感染或其他部位感染所致者,应给予抗生素治疗。

3.止血

消化道出血者,可用维生素 K_1、酚磺乙胺等止血。

4.解除颅内高压

脑水肿者用20%甘露醇每次 0.5 g/kg,每 6～8 小时 1 次,呋塞米每次 0.5 mg/kg,每天 1～2 次。颅内占位病变行手术治疗,脑积水行引流术。

第五节 新生儿惊厥

新生儿惊厥是指全身性或身体某一局部肌肉运动性抽搐,由骨骼肌不自主地强烈收缩而引起。其是新生儿期常见急症之一,常提示存在严重的原发病,一旦发生,应速查病因并迅速处理。惊厥在新生儿期尤其是生后1周内的发病率很高,随着年龄的增长逐渐下降。

一、病因

(一)围生期并发症

1.缺氧缺血性脑病

缺氧缺血性脑病是足月新生儿最常见的病因,惊厥多见于出生后1~3天,超过50%发生于损伤后12小时内。

2.缺氧性及产伤性颅内出血

足月儿多见缺氧和产伤引起蛛网膜下腔出血、脑实质出血、硬膜下出血、硬膜外出血,其中产伤性颅内出血多发生在体重较大的足月儿,常因胎位异常或头盆不称导致娩出困难,颅骨直接受压或不适当的牵引而致脑膜撕裂和血管破裂。早产儿因缺氧、酸中毒等原因易发生脑室周围-脑室内出血,后者是早产儿惊厥最常见的原因,主要是由于室管膜下胚胎生发基质尚未退化,具有丰富的毛细血管,对缺氧、酸中毒极为敏感,易出血。

3.脑梗死

多为大脑中动脉梗死,惊厥多见于出生后1~4天。

(二)感染

脑膜炎、脑炎、脑脓肿、破伤风及TORCH感染等,以化脓性脑膜炎及败血症为多。宫内感染者,惊厥见于出生后3天内,出生后感染者则多见于出生1周后。

(三)代谢异常

1.低血糖

低血糖多发生于生后3天内。

2.低钙血症

低钙血症包括惊厥发生于出生后1~3天的早发型及出生后1~2周的迟发型。

3.低镁血症

低镁血症常与迟发型低钙血症并存。

4.高或低钠血症

在某些情况下会发生血钠浓度极高、极低而导致惊厥发作,如抗利尿激素分泌不当、Bartter综合征或严重的脱水等。

5.B族维生素依赖症

惊厥见于出生后数小时或2周内,镇静药无效。

6.高胆红素血症

早期新生儿重度高胆红素血症,大量游离胆红素进入脑组织,影响脑细胞的能量代谢而出现神经系统症状。

7.先天性代谢性疾病

枫糖尿症、苯丙酮尿症、高氨酸血症、甲基丙二酸血症等。

(四)药物

1.药物过量或中毒

兴奋药、氨茶碱、有机磷等。

2.撤药综合征

孕母用麻醉药、苯巴比妥类药物,通过胎盘进入胎儿体内。分娩后药物供应突然中断,常于出生后6小时内发生惊厥,24~48小时恢复正常。

(五)先天性中枢神经系统畸形

如脑积水、脑发育不全、小头畸形等。

(六)家族性良性惊厥

为自限性疾病,惊厥发生于生后3天内,发作频繁,但一般情况良好,87%于数周至数月后自愈,13%发展为癫痫。

(七)新生儿破伤风

由于使用未消毒的剪刀、线绳进行断脐、结扎脐带等引起。常在生后7天左右发病,出现全身骨骼肌强直性痉挛、牙关紧闭、"苦笑"面容等。

(八)其他

半乳糖血症、色素失禁症等,或原因不明。

二、发病机制

新生儿期惊厥发病率高,与早期特殊的脑发育特点有关。新生儿期兴奋性神经递质和抑制性神经递质发育的不平衡,使新生儿特别是早产儿表现为兴奋性增高,较任何年龄阶段的儿童都更容易发生惊厥。

三、临床表现

新生儿惊厥发病率高于任何年龄组,临床表现常不典型,与正常活动不易区分,其表现形式和脑电图改变亦与成人和儿童有很大差别,因而其发作类型不宜按成人或儿童的癫痫类型分类。

目前常用 Volpe 分类法,将新生儿惊厥发作分为微小发作、阵挛发作、强直发作、肌阵挛发作、惊厥综合征。

(一)微小发作

见于足月儿和早产儿,新生儿惊厥中最常见的类型,有以下表现。

1.面-口-舌运动

皱眉、面肌抽动、咀嚼、吸吮、伸舌、吞咽、打哈欠。

2.眼部异常运动

凝视、斜视、眨眼运动。

3.四肢异常运动

单一肢体震颤,固定或四肢踩踏板或划船样运动。

4.自主神经性发作

呼吸暂停、屏气、呼吸增强、心率增快、出汗、流涎、阵发性面红或苍白。

(二)阵挛发作

表现为一组肌肉的节律性运动。根据阵挛累及的部位和范围分为局灶性和多灶性阵挛发作。

1.局灶性阵挛型

见于足月儿,以同侧单或双肢体局限性痉挛为特征,但无定位意义,多不伴意识丧失。

2.多灶性阵挛型

见于足月儿,以多个肢体小振幅,频率每秒钟1～3次的肌肉痉挛为特征,可由一侧转到另一侧肢体,多伴意识丧失。

(三)强直发作

为四肢强直性抽搐。表示病情严重,有脑器质性病变。

(四)肌阵挛发作

多见于足月儿和早产儿,以单个或多个肢体同步,对称性急速屈曲痉挛为特征,上肢比下肢明显。表明有弥漫性脑损害。

(五)惊厥综合征

部分新生儿惊厥由某特定的病因引起并表现出共同的临床特征,称为惊厥综合征。

上述各种类型中,以微小型多见(占惊厥发作的50%),其次为多灶性阵挛发作。

四、诊断

新生儿惊厥的诊断必须明确是否为惊厥发作,惊厥发作类型,惊厥发作对脑有无影响,病因诊断十分重要,是进行特殊治疗和估计预后的关键,有时几种病因并存,必须注意。具体诊断内容如下。

(一)病史

了解孕母健康情况及用药史,癫痫家族史,以排除先天性、遗传性、药物性惊厥,了解围生期情况以判断围生因素之惊厥。了解惊厥发作时间,惊厥发作有两个高峰,出生后3天内发作者多为围生期并发症及代谢因素,出生后1~2周发作者多为感染性疾病。

(二)体检

对惊厥类型、头围大小、肌张力变化、黄疸程度、颅内压增高征等均有助于诊断。

(三)实验室检查

血糖、电解质测定异常提示相应的代谢异常,如低血糖、低血钙、低血镁、低血钠、高血钠等。脑脊液检查对诊断颅内感染、颅内出血有帮助。外周血白细胞总数增加、C反应蛋白增高、TORCH病毒IgM含量增加、红细胞沉降率加快等提示感染。

(四)脑电图(EEG)

虽对病因诊断意义不大,却是确诊新生儿惊厥发作最重要的依据,对减少惊厥漏诊及判断预后有一定价值。新生儿惊厥可表现为电临床发作、电发作、临床发作 3 种,后两种又称电-临床分离。

(五)振幅整合脑电图

近年来,振幅整合脑电图越来越多地应用于新生儿惊厥的初步筛查、持续监测、治疗效果及预后的评价。

(六)影像学检查

1.颅骨 X 线检查

可见颅骨骨折、畸形、先天性感染的钙化点。可协助诊断硬脑膜下血肿及脑积水。

2.脑 CT 及颅脑超声波

对判定脑部病变的部位及性质有一定意义。

五、鉴别诊断

(一)新生儿颤抖

新生儿颤抖为大幅度、高频率、有节奏的活动,可由被动屈曲肢体所停止,也可由刺激而诱发,不伴异常眼或口、颊运动。紧握该肢体可使其停止;而惊厥性颤抖则为无节奏抽动,幅度大小不一,低频率,不受刺激或屈曲肢体影响,常伴有异常眼或口、颊运动。

(二)间歇呼吸与非惊厥性呼吸暂停

间歇呼吸与非惊厥性呼吸暂停发作于足月儿为 10～15 秒,早产儿为 10～20 秒,伴心率减慢 40% 以上;而惊厥性呼吸暂停发作,足月儿＞15 秒,早产儿＞20 秒,无心率改变,但伴有其他部位抽搐及 EEG 改变。

(三)活动睡眠期(REM)

运动新生儿在活动睡眠期常有眼部颤动、短暂呼吸暂停、有节奏咀动、面部怪相、身体扭动等表现,但清醒后即消失。

(四)良性新生儿睡眠性肌阵挛

良性新生儿睡眠性肌阵挛多发生于出生后第 1 周,表现为仅在睡眠时,特别是在安静睡眠(非快动眼睡眠)时出现的双侧同步的节律性肌阵挛发作,主要累及前臂和手,也可累及足、面部、躯干或腹部肌肉。外界刺激可诱发,唤醒后发作即停止。发作期 EEG 无异常放电,EEG 背景亦正常。

综上所述,新生儿非癫痫样发作事件较惊厥发作具有以下的特点:①对于外界刺激有易感性;②可被动干预抑制;③常不伴有自主神经系统的功能异常,如心动过速、血压升高、皮肤血管舒缩、瞳孔变化、流涎等。

六、治疗

新生儿惊厥应紧急处理,对症治疗,确定病因,减少脑损伤。

(一)一般治疗

首先要确定患儿有无充分的氧合、有效的组织灌注,根据病情需要给予保持呼吸道通畅、吸氧、补充能量及液体入量、维持内环境稳定,密切监测呼吸、心率、血压、血氧饱和度等生命体征及患儿的抽搐发作情况。窒息、颅内出血常伴脑水肿,应限制液体为 $50 \sim 70$ mL/(kg·d),供氧,使用脱水药 20% 甘露醇 0.5 g/kg,30 分钟内静脉滴注,并使用利尿药呋塞米 $1 \sim 2$ mg/kg 静脉注射,争取于 48 小时内降低颅内压。

(二)病因治疗

惊厥可引起新生儿严重换气不良和呼吸暂停,导致低氧血症和高碳酸血症;引起血压升高致脑血流增加,糖酵解增加使乳酸堆积及能量消耗增加,以上各因素均可导致脑损害。故对新生儿惊厥,应迅速做出病因诊断并给予特异治疗,这比抗惊厥治疗还重要。病因治疗依原发病而异,有些病因一经消除,惊厥即停止而不必用止惊药。

1.低血糖

10% 葡萄糖注射液 2 mL/kg 静脉注射后,以 10% 葡萄糖注射液每小时 $6 \sim 8$ mL/kg 维持。

2.低血钙

10% 葡萄糖酸钙 2 mL/kg 加等量 5% 葡萄糖注射液稀释后缓慢静脉注射。

3.低血镁

2.5％硫酸镁 2～4 mL/kg,静脉注射。

4.缺乏 B 族维生素

B 族维生素 100 mg,静脉注射。

5.其他

针对不同病因给予治疗,有感染者抗感染,有红细胞增多症者需做部分换血。缺血、缺氧性脑病,颅内出血者应做相应处理。

(三)控制惊厥

临床发作伴脑电图异常者,对止惊药反应良好,预后亦较好,而不伴脑电图改变者,常需用较大量止痉药,且预后较差。目前普遍以苯巴比妥作为新生儿一线抗惊厥药物,必要时使用苯妥英钠、利多卡因等其他抗惊厥药物。抗惊厥治疗原则上选择一种药物,剂量要足或两种药物交替使用。用药后密切观察,以惊厥停止、患儿安静入睡、呼吸心律平稳、掌指弯曲有一定张力为度。是否需用维持量或维持用药期限,视病因消除或惊厥控制情况而定。一般用至惊厥停止、神经系统检查正常、脑电图癫痫波消失,则可停药。反复惊厥者,维持治疗可持续数周至惊厥的潜在可能性降低为止。

1.苯巴比妥

除有镇静作用外,对缺氧缺血性脑病尚有保护脑细胞作用,静脉注射快速达到血药有效浓度,半衰期长,疗效稳定确切,不良反应少,为首选药物。

2.苯妥英钠

应用苯巴比妥不能控制惊厥时,可选用本药。静脉注射效果好,可迅速通过血-脑屏障,比苯巴比妥快 5 倍,肌内注射或口服吸收不良。使用时应监测心率,注意发生心律失常,且不宜长期使用。

3.利多卡因

上述两药用后仍未止惊,提示有严重颅内病变,选用利多卡因,通过血-脑屏障,可抑制大脑皮质异常放电,起效迅速(1 分钟内),较少导致意识低下,毒性及积蓄作用小,安全性大。禁用于有房室传导阻滞或肝功能异常者。

4.地西泮

除新生儿破伤风外,一般不作一线抗惊厥药使用,仅用于苯巴比妥与苯妥英钠治疗无效的持续惊厥。因本药含有苯甲酸钠,会影响胆红素和清蛋白的结合,故新生儿黄疸明显时不宜应用。

5.10％水合氯醛

10％水合氯醛可作为抗惊厥的辅助剂。

第六节　新生儿败血症

新生儿败血症是指病原体侵入新生儿血液循环,并在其中生长、繁殖、产生毒素而造成的全身性感染性疾病,其发病率占活产儿的 $1\%\sim10\%$,病死率为 $13\%\sim50\%$。

一、病因和发病机制

(一)病原菌

在我国以葡萄球菌最多见,其次为大肠埃希菌等革兰氏阴性杆菌。近年来随着 NICU 的发展,静脉留置针、气管插管和广谱抗生素的广泛应用及极低出生体重儿存活率的明显提高,表皮葡萄球菌、铜绿假单胞菌、克雷伯杆菌、肠杆菌等机会致病菌,产气荚膜梭菌、厌氧菌及耐药菌株所致的感染有增加趋势。空肠弯曲菌、幽门螺杆菌等已成为新的致病菌。

(二)解剖生理特点

非特异性免疫功能和特异性免疫功能均差,如新生儿皮肤黏膜柔嫩易损伤,屏障功能差;脐残端未完全闭合,离血管近,细菌易进入血液;呼吸道纤毛运动差;胃液酸度低,胆酸少,杀菌力弱,肠黏膜通透性高;血-脑屏障功能不全均有利于细菌侵入血循环。新生儿体内 IgG 含量低,尤其早产儿含量更低易感染;IgM 和 IgA 分子量较大,不能通过胎盘等。

(三)感染途径

感染途径包括以下 3 种。

1.出生前感染

孕母有感染时,致病菌可通过血行感染胎儿。

2.出生时感染

分娩时,因胎膜早破、产程延长,细菌上行污染羊水,胎儿吞下或吸入羊水后感染;助产过程消毒不严引起感染。此型感染发病较早,多在生后 3 天内,多为革兰氏阴性杆菌感染。

3.出生后感染

主要的感染途径,细菌经脐部、皮肤、黏膜、呼吸道或消化道等侵入血液,尤以脐部多见。此型发病多较晚,多为革兰氏阳性球菌。

二、临床表现

新生儿败血症缺乏特异性表现。根据发病时间分早发型和晚发型。

(一)分型及特点

1.早发型

生后 7 天内起病;感染发生在出生前或出生时,多为母亲垂直传播引起,病原菌以大肠埃希菌等革兰氏阴性杆菌为主;常呈暴发性多器官受累,病死率高。

2.晚发型

出生 7 天后起病;感染发生在出生时或出生后,由水平传播引起,病原菌以葡萄球菌、机会致病菌为主;常有脐炎、肺炎或脑膜炎等感染,病死率较早发型低。

(二)共同表现

1.一般表现

早期症状、体征常不典型,可出现反应差、嗜睡、发热或体温不升、不吃、不哭、体重不增等症状。

2.提示败血症可能的表现

(1)黄疸:有时是败血症的唯一表现,表现为黄疸迅速加重、消退延迟或退而复现。

（2）肝、脾大：出现较晚，一般为轻至中度肿大。

（3）出血倾向：皮肤、黏膜瘀点、瘀斑，严重者消化道出血、肺出血等。

（4）休克：面色苍灰，皮肤呈大理石样花纹，血压下降，尿少或无尿，硬肿症出现常提示预后不良。

（5）其他：如胃肠功能紊乱、中毒性肠麻痹、呼吸暂停及发绀。

3.并发症

可合并肺炎、脑膜炎、坏死性小肠结肠炎、化脓性关节炎和骨髓炎等。

三、实验室检查

（一）外周血象

白细胞计数升高（$20\times10^9/L$）或降低（$5\times10^9/L$），中性粒细胞中杆状核细胞所占比例≥20%，出现中毒颗粒或空泡，血小板计数$100\times10^9/L$有诊断价值。

（二）病原学检查

包括直接涂片检菌、血培养、局部感染灶分泌物培养、脑脊液培养等。阳性结果有助于诊断，阴性结果也不能排除败血症。

（三）急相蛋白

C反应蛋白、触珠蛋白、α-酸性糖蛋白等在感染初期可增加，感染控制后迅速下降。

四、诊断

新生儿败血症临床表现常不典型，症状无特异性，根据病史中有高危因素、临床症状体征、外周血象改变、C反应蛋白增高等可考虑本病发生。病原菌或病原菌抗原的检出是本病的确诊依据。

五、治疗

（一）抗生素治疗

1.早期用药

对于临床上高度怀疑败血症的新生儿，不必等待血培养结果即应使用抗生素。

2.静脉、联合用药

病原菌未明确前可结合当地菌种流行病学特点和耐药菌株情况选择两种抗生素联合使用；病原菌明确后可根据药敏试验选择用药；药敏不敏感但临床有效者可暂不换药。

3.疗程

经抗生素治疗后病情好转，血培养为阴性应继续治疗5～7天；血培养阳性，疗程至少需10～14天；有并发症者应治疗3周以上。

4.注意药物毒副作用

1周以内的新生儿，尤其是早产儿肝肾功能未发育完善，给药次数宜减少，给药间隔时间宜延长。氨基糖苷类抗生素因可致肾毒性和耳毒性，目前已不主张在新生儿期内使用。

(二)处理严重并发症

(1)休克时输新鲜血浆或全血，每次10 mL/kg；应用多巴胺或多巴酚丁胺，每分钟5～20 μg/kg。

(2)纠正酸中毒和低氧血症。

(3)减轻脑水肿。

(三)支持、对症治疗

注意保温，供给足够能量和液体，维持血糖和血电解质在正常水平。

(四)清除感染灶

及时处理脐、皮肤、黏膜和其他部位的感染灶。

(五)免疫疗法

(1)静脉注射免疫球蛋白，300～500 mg/(kg·d)，连用3～5天。

(2)重症患儿可行换血疗法，换血量100～150 mL/kg。

(3)中性粒细胞明显减少者可输粒细胞1×10^9/kg。

(4)血小板减少者输血小板0.2～0.4 U/kg。

六、预防

加强孕期保健，防治孕妇感染；严格无菌操作，提高助产技术，如有相关病史可于产后应用抗生素；加强新生儿护理，防止脐炎发生。

第七节　新生儿颅内出血

颅内出血是新生儿期常见的临床问题,出血部位包括硬膜下出血、蛛网膜下腔出血、脑室周围-脑室内出血、小脑出血和脑实质出血。近年,由于产科技术的进步,产伤所致的硬膜下出血明显减少,而早产儿缺氧所致的脑室周围-脑室内出血已成为新生儿颅内出血最常见的类型。

一、脑室周围-脑室内出血

脑室周围-脑室内出血(intraventricular hemorrhage,IVH)是早产儿最常见的颅内出血类型。近年,随着新生儿医疗护理水平的改善,极低出生体重儿成活率显著提高,IVH已成为NICU早产儿的重要问题。

(一)病因与发病机制

早产儿脑室周围室管膜下生发基质富含血管,这些血管在解剖学上是一种不成熟的毛细血管网,仅由一层内皮细胞组成,缺乏肌层和结缔组织支持,该区域对缺氧和高碳酸血症极为敏感,当缺氧致脑血流自我调节功能受损时,惊厥、气管吸引、快速扩容、静脉输注高渗溶液等可致血压波动而促发管破裂出血。此外,生发基质的毛细血管网在引流入静脉系统时的血流方向呈独特的"U"形,这在生发基质出血中起重要作用,当胎头娩出困难、颅骨过度受压时可使该处血流停滞而发生出血。生发基质的宽度在胎龄23～25周时为2.5 mm,32周为1.4 mm,36周时几乎完全退化,因此IVH主要发生在胎龄<33周的早产儿。在生发基质出血的病例中,80%的患儿血液可进入侧脑室,血液通过马氏孔和路氏孔进入后颅凹的基底池,引起闭塞致使脑脊液循环障碍,血凝块也可阻塞大脑导水管和蛛网膜绒毛而引起出血后脑积水和脑室周围出血性梗死。

虽然IVH是早产儿的常见病,但足月儿也可发生,足月儿IVH

的起源主要为脉络膜丛和室管膜下残存的生发基质。在足月儿IVH的发病机制中,产伤的作用比缺氧更为重要,其中30%的患儿有产钳分娩或臀位牵引史,还有25%的患儿可无明显诱因,既无产伤也无缺氧。

近年研究发现早产儿IVH与机体凝血状况有关,某些凝血因子表达减少可能会加重IVH。

(二)临床表现

IVH主要见于围生期窒息和早产儿,出血50%开始于生后第1天,30%发生在第2天,到生后72小时头颅超声可发现90%的IVH。

临床表现可有3种类型:急剧恶化型、断续进展型和临床寂静型。以寂静型最为常见,占IVH病例的50%,无临床症状或体征,仅在超声或CT检查时发现。断续进展型其次,症状在数小时至数天内断续进展,神志异常或呆滞或激惹,肌张力低下,动作减少,呼吸不规则。急剧恶化型最为少见,但临床症状最严重,患儿可在数分钟至数小时内迅速恶化,出现意识障碍、呼吸困难或暂停、抽搐、瞳孔光反射消失、四肢肌张力低下、前囟紧张等表现,伴失血性贫血、血压下降、心动过缓。

足月儿IVH的起病随病因而异,伴产伤或缺氧者常在生后第1~2天出现症状,而无明显诱因者起病较晚,甚至可晚至出生后2~4周。临床表现为激惹、木僵和惊厥,其他特征包括发热、颤动、呼吸暂停和颅压增高。足月儿IVH预后比早产儿IVH差,常存在不同程度的神经系统后遗症。

(三)诊断

早产儿IVH的临床症状和体征较少,单凭临床表现很难诊断。影像学检查是IVH的主要诊断手段,要根据具体情况选择头颅B超或CT检查。

1.头颅超声

头颅超声是诊断IVH的首选方法。床旁连续头颅超声可对早产儿IVH的开始时间、出血部位及严重程度提供可靠的信息,而且价廉方便,又无放射线损伤。极低出生体重儿是易发生 IVH 的高危人群,应常规进行头颅超声的筛查。在生后 3 天、1 周、1 个月时各查 1 次。

头颅超声检查可将 IVH 分为 4 级。①Ⅰ级:出血限于室管膜下,不伴脑室内出血;②Ⅱ级:不伴脑室扩张的 IVH;③Ⅲ级:IVH (>50%脑室区域)伴脑室扩大;④Ⅳ级:脑室内出血合并脑实质出血或脑室周围出血性梗死。

2.CT 检查

CT 是证实 IVH 部位和程度的有效手段,对硬膜下出血、后颅凹出血、蛛网膜下腔出血和某些脑实质的损害,CT 的诊断价值优于超声。但 CT 不能床旁进行,还有使患儿暴露于放射线的缺点。

3.脑脊液检查

IVH 的脑脊液表现为出血早期脑脊液红细胞数量和蛋白含量增高,部分病例白细胞增多,然后脑脊液变为黄色,葡萄糖含量降低。但是,有些病例脑脊液不呈血性,因此不能将腰椎穿刺作为 IVH 的确诊手段。

(四)预后

与出血的严重程度及部位有关,如出血仅限于生发基质或伴少量 IVH 者预后较好,很少发生脑室扩张。中度出血者,病死率略为增高,存活者中 20%～30% 发生脑积水。严重出血病例病死率为 20%～30%,存活者常发生脑积水。重度 IVH 伴脑室周围出血性梗死者,病死率和脑积水发病率均较高,分别为 40% 和 70%。

IVH 的远期预后取决于伴随的脑实质损害的程度,如伴有脑室周围白质软化,可发生四肢对称性痉挛性瘫痪,下肢重于上肢。如伴有脑室周围出血性梗死,常造成早产儿痉挛性偏瘫。

(五)预防

(1)预防早产,预防宫内窘迫。

(2)出生时要正确进行复苏。

(3)避免使脑血流发生较大波动,避免快速过多补液,避免使用高渗液体。

（4）纠正凝血异常，可应用维生素 K_1 等药物。

（5）曾有人提出对极低出生体重儿出生后常规使用苯巴比妥预防 IVH，但经过多中心对照试验未被证实能降低 IVH 的发病率或严重性，目前尚未在早产儿中推荐应用。

（六）治疗

1.维持正常脑灌注

大量 IVH 时，由于动脉压降低和颅内压增高，脑灌流减少，因此必须维持血压在足够的水平，同时避免血压的过度波动和脑血流速度的突然升高，没有必要的过分积极治疗反而会加重已经存在的脑损伤。

2.支持疗法

维持正常通气，维持水、电解质和酸碱平衡，维持体温和代谢正常等。

3.预防出血后脑积水

脑脊液中的血液和蛋白质可引起蛛网膜炎及粘连，导致出血后脑积水，可连续腰椎穿刺放出血性脑脊液，在病情稳定后，每天或隔天 1 次，每次放 2～3 mL/kg，但连续腰椎穿刺对预防出血后脑积水的价值还有争议。纤溶药物已被尝试用于预防出血后脑积水的发生，但需要进一步证实。

4.出血后脑室扩张的处理

急性期过后，应随访颅脑超声，评估脑室大小，随访间隔时间根据病程而定，病情越重，间隔时间越短，一般 5～10 天随访 1 次。根据超声测定脑室扩张的进展速率和严重程度，进行相应处理。

对快速进展的脑室扩张（每周头围增长速率＞2 cm），由于脑室扩张迅速，可在短期内发生明显的颅内压增高，应当积极治疗。可连续腰椎穿刺以防止脑室的迅速扩大，但往往效果不理想。如腰椎穿刺治疗无效，可考虑暂时直接脑室外部引流，少数患儿由于脑脊液吸收旁路重建而得以恢复。

对缓慢进展的脑室扩张（＜4 周），主要是严密观察，改变体位（床头抬高 30°）有助于颅内压的降低。因为有相当部分的患儿脑室扩张可自发停止,过早地干预不能改善其神经系统的远期预后。

对持续缓慢进展的脑室扩张,应该进行干预,治疗措施包括连续腰穿和应用药物减少脑脊液产生。可用碳酸酐酶抑制剂乙酰唑胺或渗透性药物甘油,乙酰唑胺剂量 100 mg/(kg·d)可使脑脊液产生减少 50%,与呋塞米 1 mg/(kg·d)联合应用疗效更好,但碳酸酐酶抑制剂在神经胶质发育过程中可能有不良反应,不宜长期大剂量应用。

二、硬膜下出血

随着产科实践的改进,近年由产伤所致的硬膜下出血的发病率明显下降,但因其临床后果严重,早期诊断和及时干预十分重要。

(一)病因与发病机制

硬膜下出血主要由小脑幕或大脑镰撕裂所致。严重的小脑幕撕裂可以致死,特别是伴直窦或横窦撕裂时,血块可流到后颅凹迅速压迫脑干。多数为小脑幕轻度撕裂所致的幕上或幕下出血。出血也可发生在小脑幕的游离缘,特别是小脑幕和大脑镰的连接处,并向前进一步伸展到蛛网膜下腔或脑室系统。某些臀位产的患儿可因枕骨分离伴小脑幕和枕窦撕裂而引起后颅凹大量出血和小脑撕裂。单纯的大脑镰撕裂比小脑幕撕裂常见,出血来源于下矢状窦和胼胝体上方的大脑纵裂池,大脑表面的桥静脉破裂也可引起大脑表面的硬膜下血肿。产伤性颅内出血常同时伴有脑挫伤。

(二)临床表现

1.小脑幕撕裂伴后颅凹硬膜下出血

常见于难产性臀位牵引,临床表现可有 3 个阶段:①出生数小时内可无任何症状,此时血肿缓慢增大,通常<24 小时,也可长达 3~4 天。②随着颅内压增高,后颅凹脑脊液循环通路受阻,出现前囟饱满、激惹或嗜睡等症状。③随着病情进展,出现脑干受压的体征,包括呼吸节律异常、眼动异常、斜视、面瘫和惊厥。

2.小脑幕撕裂伴大量幕下出血

出生时即可出现中脑及脑桥上部受压的症状,如木僵、斜视、瞳孔不等大、对光反射迟钝、颈项强直和角弓反张等。如血块增大,可在短期内(数分钟至数小时)出现脑干下部受压的体征,从木僵进入昏迷,出现瞳孔固定和散大、心动过缓和呼吸不规则,最终呼吸停止而死亡。

3.小脑幕撕裂伴大量幕下出血

出生时即可出现双侧弥散性脑损伤症状,如兴奋、激惹等,如血块伸展到小脑幕下时症状类似于小脑幕撕裂。

4.大脑表面硬膜下出血

轻度出血可无明显的临床症状,或仅表现兴奋、激惹。局灶性脑定位体征常开始于生后第 2 或 3 天,表现为局灶性惊厥、偏瘫、眼向对侧偏斜。当发生小脑幕切迹疝时可有瞳孔散大、对光反应减弱或消失等第 3 对脑神经受压的表现。少数病例在新生儿期无任何硬膜下出血的症状、体征,但在数月后发生硬膜下积液。

(三)诊断

硬膜下出血的诊断主要依靠临床症状的识别和影像学检查。CT 检查可确定硬膜下出血的部位和程度,但对后颅凹硬膜下出血和小脑出血的诊断价值不及 MRI。头颅超声只能检测到伴中线移位的大脑表面的硬膜下血肿,对幕上出血的诊断不及 CT,对幕下出血的诊断不及 MRI。枕骨分离和颅骨骨折可通过头颅 X 线片证实。腰椎穿刺对硬膜下出血诊断没有帮助,且有诱发脑疝可能。

(四)治疗

1.止血

可用维生素 K_1、酚磺乙胺、氨甲苯酸等。

2.降低颅内压

如颅内压很高,发生脑疝,可适当使用 20% 甘露醇。

3.抗惊厥

出现惊厥者应及时止惊,可用地西泮类药物。

4.外科治疗手术

指征取决于出血病灶的大小、颅压增高的体征和是否存在脑疝。大脑表面硬膜下出血伴中线移位,特别是临床症状恶化伴小脑幕切迹疝时,均是急诊硬膜下穿刺或切开引流的指征。位于后颅凹的大量硬膜下出血也需外科手术。对于无明显症状的硬膜下出血患儿,外科手术并不能改善其远期预后,但需临床严密观察,若患儿病情稳定,无须手术。轻度出血若能早期诊断和及时治疗,预后较好。严重小脑幕和大脑镰撕裂者病死率较高,存活者常发生脑积水和其他后遗症。

三、蛛网膜下腔出血

原发性蛛网膜下腔出血是新生儿常见的颅内出血类型,多见于早产儿,也可见于足月儿,前者主要与缺氧有关,后者则多由产伤所致。新生儿蛛网膜下腔出血起源于软脑膜丛的小静脉或蛛网膜下腔的桥静脉。

(一)临床表现

轻度蛛网膜下腔出血可无症状或症状轻微。中度出血可引起惊厥,常开始于生后第 2 天,惊厥发作间期患儿情况良好。大量蛛网膜下腔出血可致患儿病情迅速恶化和死亡。蛛网膜下腔出血的诊断常因其他原因腰穿发现均匀一致的血性脑脊液而提示,确诊需通过 CT 检查,头颅超声对蛛网膜下腔出血不够敏感。血性脑脊液是提示蛛网膜下腔或脑室内出血的一个线索,但需与腰椎穿刺损伤鉴别。非急性期颅内出血的脑脊液特征为脑脊液黄色、红细胞数量增多和蛋白含量增高,脑脊液糖常常降低(<1.67 mmol/L),甚至可低达 0.56 mmol/L,并可持续数周甚至数月。脑脊液中糖的降低可能系出血损伤葡萄糖向脑脊液转运的机制。当脑脊液糖降低,伴淋巴细胞增多和蛋白含量增高时,很难与细菌性脑膜炎鉴别。

(二)治疗

新生儿原发性蛛网膜下腔出血预后较好,90％随访正常,治疗以对症为主,如有惊厥可用地西泮类药物抗惊厥。大量蛛网膜下腔出血的主要后遗症是出血后脑积水,但其发展过程比脑室内出血后脑积水缓慢,预后比脑室内出血好。蛛网膜下腔出血后脑积水的处理同脑室内出血。

四、小脑出血

原发性小脑出血在新生儿并不少见,在胎龄＜32周和体重＜1 500 g的早产儿中发病率为15％～25％,在足月儿也可发生。

(一)病因与发病机制

小脑出血的发病机制是多因素的,常见病因有产伤、缺氧和早产。早产儿小脑出血发病机制与脑室内出血相似,足月儿发病机制与产伤有关。在臀位产的患儿中,最严重的产伤类型就是枕骨分离伴后颅凹出血和小脑撕裂。早产儿颅骨较软,外部压力压迫枕部也可导致顶骨下枕骨向前移位,扭曲窦汇和枕窦,从而引起小脑出血,这种情况常发生在臀位牵引、产钳分娩和应用面罩加压通气时。

(二)临床表现

小脑出血的患儿可表现为呼吸暂停、心动过缓和贫血,病情常急骤恶化。患儿通常有臀位难产史,临床症状大多开始于生后2天之内,以后很快出现脑干受压症状,如木僵、昏迷、脑神经异常,呼吸暂停、心动过缓或角弓反张等。小脑出血的诊断主要靠临床医师高度警惕,确诊可通过CT或MRI,有时头颅超声也可证实小脑出血,但阴性结果不能排除本病。

(三)治疗

早产儿严重小脑出血预后极差,即使存活也都有明显的运动和认知障碍。足月儿的预后比早产儿好,但1/2患儿可发生出血后脑积水。小脑出血的治疗取决于损害的大小和患儿的临床状态;若临床情况稳定,无颅压增高的体征,以保守治疗为主;如有快速的神经系统恶化则需急诊手术。

第八节　新生儿呼吸窘迫综合征

新生儿呼吸窘迫综合征(RDS)也称为肺透明膜病(HMD)。主要发生在早产儿,尤其是胎龄<32周。其基本特点为肺发育不成熟、肺表面活性物质缺乏而导致的肺泡不张、肺液转运障碍、肺毛细血管-肺泡间高通透性渗出性病变。以机械通气和肺表面活性物质替代疗法治疗为主的呼吸治疗和危重监护技术,已经能够使90%以上的RDS患儿存活。

一、临床流行病学

RDS主要发生在早产儿,其发病率和严重程度与胎龄及出生体重呈反比。2006年,EuroNeoStat的数据显示RDS发病率在胎龄23～25周早产儿为91%,26～27周为88%,28～29周为74%,30～31周为52%。RDS发病率占所有新生儿的1%,尤其多见于胎龄32周以下的早产儿。美国资料显示,在胎龄29周内出生的早产儿中RDS的发病率可以高达60%,但在胎龄40周时基本不发生。发生RDS的高危因素包括男性双胎、前一胎有RDS病史、母亲患糖尿病、剖宫产且无产程发动等。低龄怀孕、孕期吸烟、孕期吸毒、药物、妊娠高血压等也与RDS发生相关。羊膜早破(分娩前24～48小时)则会降低RDS发生的危险性,可能为胎儿处于应激下,肾上腺激素分泌,促进了肺成熟;但一般认为胎儿宫内窘迫与RDS的发生没有直接关系,但会影响到早产儿生后早期的呼吸适应,如呼吸费力和肺液清除延缓等,其发生可以达50%。肺表面活性物质可以降低RDS病死率。Curosurf(固尔苏)临床研究中对照组病死率为50%,治疗组为30%,使RDS净存活率提高20%。20世纪90年代初的临床研究表明,肺表面活性物质治疗使RDS的生存率提高到75%,在多剂量治疗时可以提高到80%～90%。美国在20世纪80年代末开始常规应用肺表面活性物质治疗RDS,从1989—1990年,1岁以下婴儿病死率由 8.5% 下降为 6.3%，主要为 RDS 病死率的下降。

二、病因及发病机制

（1）因肺发育不成熟，过低的表面活性物质使肺泡气液界面表面张力升高，肺泡萎缩使功能余气量下降，肺顺应性曲线下移，顺应性下降，无效腔通气，呼吸做功显著增加，能量耗竭，导致全身脏器功能衰竭。

（2）不成熟肺的肺泡数量和通气面积太少，肺泡间隔宽，气体弥散和交换严重不足。

（3）呼气末肺泡萎陷，通气困难，出现低氧血症，使肺泡上皮细胞合成表面活性物质能力下降。

（4）持续低氧导致肺血管痉挛，出现肺动脉高压，肺血流减少，肺外右向左分流，肺内动静脉分流，使通气-灌流比例失调，影响气血交换。

（5）持续低氧和酸中毒可以造成心肌损害，心排血量下降，全身性低血压、低灌流，最后出现以呼吸衰竭为主的多脏器衰竭。

三、病理组织学

大体解剖时，肺多为实变，外观显暗红色，水中下沉。机械通气后的肺泡可以局部扩张，未经机械通气的 RDS 患儿主要表现为肺不张、充血和水肿。显微镜下肺泡萎陷，上皮细胞多立方状、少扁平状，肺泡间隔宽、充气少，细小支气管、肺泡导管和肺泡扩张，上皮细胞脱落坏死，有呈嗜伊红色膜内衬，为透明膜形成。已经通过气的肺则主要为小气道损伤，为肺泡不张的继发性改变。肺微血管和毛细血管中可以有血栓形成、出血。

四、病理生理

由于肺表面活性物质的分泌合成作用下降，肺表面活性物质再循环途径的阻断，或者因肺泡腔内液体过多（转运障碍、高渗出），均可以使肺表面活性物质不足。病理性渗出液含大量血浆蛋白，在肺泡腔内干扰和抑制肺表面活性物质功能。出生时肺炎、肺发育不良、肺出血及窒息缺氧性损害等出生早期病况均可与上述病理生理相关。早产儿肺内肺表面活性物质的磷脂总量只有足月儿的 $10\%\sim30\%$ 或更低,且缺乏 SP-A、B、C 等主要肺表面活性物质蛋白,因而在数量和质量上均劣于足月儿,是发生 RDS 的主要原因。应用外源性肺表面活性物质制剂可以迅速提高肺内的肺表面活性物质含量。将肺表面活性物质经气道滴入 RDS 患儿肺内后,肺表面活性物质磷脂会立即被肺泡上皮细胞摄取,并逐渐强化内源性肺表面活性物质的功能活性,特别是促使 SP-A、B、C 的合成分泌。这一过程与用药后的临床反应和转归密切相关。

五、临床表现

RDS 主要发生在早产儿,尤其在胎龄 <32 周、出生体重 $<2\,000$ g 的早产儿。可以是刚一出生即出现症状或出生后 6 小时内发病,表现为呼吸困难症状,如呼吸频率加快(>60 次/分)或呼吸浅弱,鼻翼翕动,呼气呻吟,锁骨上、肋间和胸骨下吸气性凹陷("三凹征"),青紫。

这类症状呈进行性加重,并可发生呼吸暂停。典型的 X 线胸片显示 RDS 早期的肺部网状细颗粒影和后期的毛玻璃状("白肺")征象及相对增强的支气管充气征,伴早产儿胸廓和肺容积偏小特征。血气分析显示酸中毒、低氧血症和高碳酸血症。如果持续低氧血症和酸中毒不能纠正,患儿可以并发肺动脉高压、呼吸与心力衰竭,可在 $48\sim72$ 小时内死亡。尤其多见于出生体重低于 $1\,500$ g 的早产儿。经辅助或强制通气的患儿在 $3\sim5$ 天后,随内源性肺表面活性物质增多,症状会好转,表现为自限性恢复的特点。

六、实验室检查

(一)卵磷脂/鞘磷脂比(L/S)

羊水中 L/S 比值 <1,胎儿发生 RDS 危险性可达 100%;L/S>2,发生 RDS 的危险性 $<1\%$。同一胎龄小儿的 L/S 可以变化很大,因此单纯用 L/S 不能判断是否发生 RDS,但可以作为预防的指征。羊水中磷脂酰甘油(PG)和 SP-A 也可以作为判断肺成熟的辅助指标,两者在接近出生前偏低,提示肺不成熟。在肺不成熟的胎儿,如果 US、PG、

SP-A 均很低,发生 RDS 的危险性非常高。测定气道吸出液或出生后早期胃液的以上指标,也可以辅助判断 RDS 治疗效果及转归。也有研究应用显微镜微泡计数法,检测气道清洗液或胃液中微小气泡与大气泡比例,间接判断内源性肺表面活性物质含量与活性,可有助于床旁快速判断 RDS 疾病程度和治疗效果。

(二)血气分析

血气分析为最主要实验室检查。患儿呼吸治疗时必须测定动脉血氧分压(PaO_2)、二氧化碳分压($PaCO_2$)和 pH。发病早期,PaO_2 < 6.7 kPa(50 mmHg),$PaCO_2$ > 8.0 kPa(60 mmHg),pH < 7.20,BE < −5.0 mmol/L,应考虑低氧血症、高碳酸血症、代谢性酸中毒,经吸氧或辅助通气治疗无改善,可转为气道插管和呼吸机治疗,避免发生严重呼吸衰竭。一般在开始机械通气后 1~3 小时及随后 2~3 天的每 12~24 小时,需要检查动脉血气值,以判断病情转归和调节呼吸机参数,以保持合适的通气量和氧供。

七、诊断与鉴别诊断

根据上述临床表现及胸部 X 线的表现,诊断不难。需要鉴别诊断的疾病如下。

(一)新生儿湿肺

又称暂时性呼吸困难或肺液转运障碍。多见于接近足月儿和足月儿,有剖宫产、羊水吸入、母亲产前应用大量镇静剂等病史。临床症状类似早产儿 RDS,一般主要表现为气促,60~100 次/分,可以出现吸气性凹陷征,肺内有湿啰音。X 线胸片特征:肺门纹理增强,肺泡、叶间、间质积液,肺血管充血,肺气肿等。如果经吸氧临床症状没有改善或更加重时,宜采用持续气道正压通气(CPAP)或气道插管机械通气治疗,一般 24~72 小时 X 线检查见肺液快速吸收和呼吸急促症状的缓解。

(二)B 族溶血性链球菌(GBS)肺炎

可见于早产、近足月和足月新生儿,母亲妊娠后期有感染及羊膜早破史,临床发病特点同早产儿 RDS,可以有细菌培养阳性。胸部 X 线检查表现为肺叶或节段炎症特征及肺泡萎陷征,临床有感染征象,病程 1～2 周。治疗以出生后最初 3 天采用联合广谱抗生素,如氨苄西林加庆大霉素,随后应用 7～10 天氨苄西林或青霉素,剂量要求参考最小抑菌浓度,避免因剂量偏低导致失去作用。

(三)遗传性 SP-B 缺乏症

又称为"先天性肺表面活性物质蛋白缺乏症",于 1993 年在美国发现,目前全世界有 100 多例经分子生物学技术诊断明确的患儿。发病原因为调控 SP-B 合成的 DNA 序列碱基突变。临床上表现为足月出生的小儿出现进行性呼吸困难,经任何治疗干预无效。可以有家族发病倾向。肺病理表现类似早产儿 RDS,肺活检发现 SP-B 蛋白和 SP-B mRNA 缺乏,并可以伴前 SP-C 合成与表达的异常,其肺组织病理类似肺泡蛋白沉积症。外源性肺表面活性物质治疗仅能暂时缓解症状,患儿多依赖肺移植,否则多在 1 岁内死亡。

八、治疗

(一)辅助呼吸治疗

1.氧疗

可以部分改善低氧血症,其作用原理为提高局部通气-灌流差的肺泡内氧分压,使局部痉挛血管舒张,减少右向左分流,提高动脉氧饱和度。持续高氧(FiO_2＞0.5)24 小时以上可以导致肺水肿和炎症,严重者出现支气管发育不良(BPD)和眼球后视神经血管损害。

2.经鼻持续气道正压通气(CPAP)

简易水封瓶 CPAP 装置,或带有湿化器的专用 CPAP 装置产品,操作比较简单,使用方便,但存在氧浓度无法控制和调节、压力不稳定、易诱发气胸等并发症的缺点。CPAP 装置供氧浓度连续可调(21%～100%),气流流量可变(0～12 L/min),并具有供气压力上限报警和安全卸压 1.0 kPa(11 cmH_2O)阀门装置,在治疗中可以保持供气压力稳定,显著提高使用的安全性和有效性,减少气胸等并发症,尤其适用于＜1 500 g 体重的早产儿和极低出生体重儿。治疗中一般通过调节流量保持供气压力水平。治疗中供氧浓度在

25％～50％、流量 4～12 U/min 可以保持 PEEP 在 0.4～0.7 kPa（4～7 cmH$_2$O），SpO$_2$ 保持在 88％～93％。经 1～3 天治疗后，如果 PEEP 可以下调至 0～0.1 kPa（0～1 cmH$_2$O）以下，供氧浓度在 25％以下，仍可维持 SpO$_2$ 达到 88％～93％，可以转为短时间头罩吸氧至停止呼吸治疗。

3.气道插管和呼吸机治疗

应用指征一般考虑经头罩或 CPAP 治疗 6～12 小时以上病情无改善，且继续加重，可以考虑气道插管和机械通气。临床采用机械通气的一般原则为：FiO$_2$>0.5，呼吸机参数设定为吸气时间（Ti）最初在 0.3～0.4 秒，呼气末正压（PEEP）在 0.3～0.6 kPa（3～6 cmH$_2$O），通气频率（f）为 50～60 次/分，气道峰压（PIP）在 2.0～3.0 kPa（20～30 cmH$_2$O），以可见胸廓运动为适宜，潮气量（VT）通气 6～8 mL/kg 体重，达到 PaO$_2$ 在 6.7～9.3 kPa（50～70 mmHg），PaCO$_2$ 在 6.0～7.3 kPa（45～55 mmHg）。如果出现呼吸对抗，可以考虑采用镇静剂和肌肉松弛剂，或调节同步触发通气。一般宜控制吸气时间参数上限为 Ti<0.5 秒，PIP<3.5 kPa（35 cmH$_2$O），PEEP<1.0 kPa（10 cmH$_2$O），f<70 次/分，同时保持每分通气量（VE）在 250～400 mL/kg。严重呼吸衰竭时伴有肺动脉高压者，可以吸入一氧化氮（NO），高频振荡通气（HFOV）也可以治疗早产儿 RDS，在缺乏肺表面活性物质制剂或常频机械通气效果不良时选用 HFOV，可能迅速改善通气障碍，缩短呼吸机治疗时间，并降低 CLD 发生危险性。治疗时初调参数：振荡频率 7～12 Hz，平均气道压 1.0～1.8 kPa（10～18 cmH$_2$O），振幅达到 3～4 kPa；待 SpO$_2$>85％、PaO$_2$>7 kPa、PaCO$_2$<7 kPa，可以将平均气道压和振幅下调到能够维持上述参数在适当水平。参数调节原则上以动脉 PaCO$_2$ 不出现急剧变化为适宜，避免导致脑血流迅速下降，诱发继发性缺血缺氧性脑损伤。

（二）液体治疗

由于 RDS 早期有肺液转运障碍和肺血管高通透性水肿，出生后最初 3 天进液量可以控制在 50～70 mL/(k·d)，然后逐渐提高到

80～100 mL/(kg·d)。密切监测血电解质,酌情给予钠盐,避免因皮肤薄、非显性失水等原因导致高钠血症和脑损害。在用补液治疗高钠血症时,可能会导致高血糖,可以视情况经胃管输入液体。补充胶体液亦应谨慎,因为高血管通透性会使输入蛋白沉着于肺间质,使间质胶体渗透压增加,加重间质肺液滞留。碳酸氢钠液可以稀释后缓慢静脉推注,不主张持续滴注。RDS患儿会因低氧血症使细胞钠-钾ATP酶功能低下和肾功能不全,出现高钾血症,因此出生早期不必补钾。出生后会出现短时间甲状旁腺功能低下,可以适当补充钙剂。

(三)血压维持

早产儿外周血压低于4.0 kPa(30 mmHg)时,脑血流低灌注可以导致脑损伤。低血压可能与血容量过低有关。可以按10～20 mL/kg输入血浆等液体以提高血压,同时给予多巴胺和多巴酚丁胺5～15 μg/(kg·min)。纠正低血压要避免剧烈血压波动,否则会诱发脑出血。在有肺动脉高压时,目前不主张用全身性扩张血管药物,因可造成全身血管舒张导致低血压。可以考虑应用关闭动脉导管药物和吸入NO等治疗方式。

(四)护理

对极低体重新生儿RDS,可通过伺服控制方式,调节环境温度在36.5～37 ℃,控制肛温在37 ℃。在此条件下保持能量消耗在55 kcal/(kg·d),为出生早期进液量控制时所必需。环境相对湿度保持在70%以上。不主张反复气道吸引、改变体位等护理,以减少因过多刺激带来脑血流剧烈波动导致颅内出血。动脉留置导管主要在发病早期,待患儿稳定后应该及时拔掉,避免医源性损害。俯卧位可以应用于机械通气时,可以促进背部肺泡扩张,改善局部肺泡的通气灌流失调。

(五)营养

在RDS急性期不给予脂肪乳剂,因脂肪乳剂会对低氧性肺血流下降产生不利影响。RDS恢复阶段,可以考虑补充氨基酸、脂肪乳剂等。对于贫血者,可以输血和补充红细胞成分等,保持血细胞比容在 40%~50%。

(六)抗生素应用

如果考虑为 GBS 感染,在做血培养后,即可应用氨苄西林和庆大霉素进行预防性治疗。如果血培养阴性,外周白细胞计数为正常范围,可以停用抗生素。一般应用抗生素时间为 1 周。如果母亲在分娩前已经应用过抗生素,对血培养阴性者必须根据临床状况处理。对于呼吸机治疗过程中出现气道清洗液培养细菌阳性,可以根据是否为致病菌和药敏试验结果来决定抗生素是否应用。

(七)肺表面活性物质治疗

20 世纪 80 至 90 年代,国际儿科新生儿医学的最突出成果是应用外源性肺表面活性物质对 RDS 的研究在临床预防和治疗的成功。1959 年,美国 Mary Ellen Avery 医师首次提出 HMD 的病因是肺表面活性物质缺乏。1980 年,日本藤原泽郎(Tetsuro-Fujiwara)医师首次报道了应用牛肺表面活性物质制剂治疗 10 例 HMD 成功。1990 年以来,发达国家和地区已普遍应用肺表面活性物质预防和治疗 RDS。

1.肺表面活性物质制剂

目前国外常规应用的肺表面活性物质制剂为牛和猪肺提取物,富含磷脂和一定量的 SP-B 和 C,不含 SP-A,其中以 Survanta(牛肺,美国)、Infasur(小牛肺、美国)、Curosurf(猪肺,意大利)为代表。或者为人工制备的磷脂-醇复合物,不含任何动物源蛋白,如 Exosurf(美国,目前已基本不生产)。肺表面活性物质制剂应用指征仅限于新生儿 RDS,但也有应用于新生儿和婴幼儿肺部炎症、吸入性损伤等的报道,有一定疗效。外源性肺表面活性物质的代谢主要为肺泡Ⅱ型上皮细胞的摄取和再利用。动物研究显示治疗剂量的肺表面活性物质磷脂的生物半衰期为 30~40 小时,肺内清除速率为每小时 2%~4%。应用稳定同位素的人体研究发现,新生儿肺通过摄取原料合成肺表面活性物质磷脂(磷脂酰胆碱)的速率为每天肺内总量的 2%~4%,或 4.2 mg/(kg·d),但半衰期长达 5~6 天。

2.肺表面活性物质预防性治疗 RDS 的指征

出生体重 1 000 g 以下常规应用,一般在出生后 15~30 分钟气道插管后滴入 100 mg/kg,以防止 RDS 的发生。临床试验的结论表明对于部分婴儿是有利的,但从经济上看,可能对相当一部分原本不发生 RDS 的婴儿做了不必要的治疗,因而不主张广泛使用,而局限于对小胎龄极低出生体重儿和珍贵儿有选择地使用。对于胎龄在 30～35 周、中度呼吸困难的 RDS 患儿,即使单纯呼吸机治疗,也可以在 3～4 天后恢复而不需要依赖外源性表面活性物质治疗。

3.表面活性物质救治性治疗

RDS 的指征对于已经出现 RDS 临床征象的早产儿,可以在机械通气下气道滴入 100～200 mg/kg,并调节呼吸机参数,保持合适的通气压力,避免出现气漏等并发症。肺表面活性物质治疗的疗效首先为用药后短时期内氧合状况的改善,可以表现为血氧分压的迅速提高,一般给药后几分钟到一两个小时内可以使动脉氧分压提高 50% 以上,吸入氧浓度下调 20% 以上。相应的可以将机械通气的吸气峰压减少 $0.3～0.4$ kPa($3～4$ cmH$_2$O)。50% 以上的患儿经单剂量治疗可以在 12～24 小时显著改善临床状况。反应差者可以占 10%～20%,部分给予反复治疗 1～2 次,可以使临床症状进一步改善。治疗时机宜早,在出生后 1～12 小时内给药效果较出生后 12～24 小时以后给药的即刻疗效要显著。疗效不佳的原因,除了表面活性物质制剂本身外,主要与 RDS 肺内肺表面活性物质耗竭,缺氧对肺泡组织细胞合成肺表面活性物质的抑制,肺泡毛细血管高通透性致大量血浆蛋白渗出,抑制内源性肺表面活性物质活性有关。

九、临床并发症

(一)支气管肺发育不良(bronchopulmonary dysplasia,BPD)

为继发性慢性肺部病变,早产儿特别是经较长时间氧疗和机械通气可诱发,表现为生后 2～3 周对机械通气和吸入氧的依赖,严重病例肺部有放射学上纤维化的表现。应用肺表面活性物质治疗 RDS 可以减少 BPD 的发生,主要在于肺表面活性物质可以显著减少患儿对机械通气和氧疗的依赖时间,并降低机械通气压力和吸入氧浓度。预防性给药针对极低体重儿和极小胎儿可能有作用。呋塞米,静脉推注1 mg/kg,一天2次,口服2 mg/(kg·d);氢氯噻嗪2 mg/kg,一天2次,与氯化钾同时服用;氨茶碱剂量控制以血浓度保持为12～15 mg/L为安全有效。地塞米松治疗在出生后第4周开始,0.25 mg/kg,一天2次,每1～2天剂量减半至0.01～0.02 mg/kg,一天2次,总疗程在5～7天,以尽量减少皮质激素的不良反应,如高血糖、消化道出血、肾上腺皮质功能抑制、败血症、生长迟缓等。如果皮质激素治疗7天无效,应放弃该疗法。治疗效果以小儿依赖呼吸机和高氧治疗的状况缓解、体重增加、没有感染等并发症来判断。

(二)气胸及纵隔气漏

气胸和气漏(纵隔气肿、间质气肿)是RDS的主要并发症,一般需要行胸腔插管闭式引流。主要预防手段为柔和的复苏手法和小潮气量机械通气,或采用新型CPAP装置,可以通过稳定通气压力降低其发生率。目前,经肺表面活性物质治疗后的发生率可以降到10%以下。

(三)肺出血

肺出血为严重临床并发症,一般止血药物往往难以奏效。有2%～7%的经肺表面活性物质治疗的新生儿可以并发肺出血。据报道应用肺表面活性物质制剂治疗肺出血有效,但对于早产极低出生体重儿预后差。

(四)持续动脉导管开放

持续动脉导管开放(PDA)多见于经肺表面活性物质治疗后的RDS患儿。20世纪90年代普遍应用后发生率仍在35%～60%。为使动脉导管关闭,可以在出生后第3天起,静脉给予吲哚美辛或布洛芬治疗。如果无效,可以手术结扎使之关闭。

十、足月儿RDS

(一)足月儿原发性RDS

一般见于窒息后有肺水肿的足月儿。大部分没有胎粪污染羊水,而无早产儿发生 RDS 的情况,但可以有产前和产时窒息史,使肺泡上皮细胞的肺液清除功能下降。同时,可以有胸片肺野渗出似炎症、心影大、二尖瓣和三尖瓣关闭不全、低血压、肝大、少尿等症状。彩超检查可以发现心脏收缩力和心排血量下降等。但一般在机械通气和纠正低氧、酸中毒后,会在 24 小时恢复。

(二)足月儿获得性 RDS

随着年龄的增加,发生 RDS 的比例逐渐降低,但是由于非医学适应证剖宫产比例的增高,即使达 37 周,发生 RDS 的比例仍可达 4% 左右。此类患儿与早产儿 RDS 在临床症状和放射学检查上相似,而不同于窒息后肺水肿,其没有窒息史及心功能低下。可能为表面活性物质相对缺乏,可以考虑用外源性表面活性物质治疗,如果效果不好,则可以用高频震荡通气(HFOV)等治疗手段。

(三)先天性肺泡蛋白沉积症和表面活性物质蛋白 B 缺乏

发病原因为调控 SP-B 合成的 DNA 序列碱基突变。临床上表现为足月出生小儿进行性呼吸困难,经任何治疗干预无效。可以有家族发病倾向。肺病理表现类似早产儿 RDS,肺活检发现 SP-B 蛋白和 SP-B mRNA 缺乏,而前 SP-C(proSP-C)基因表达提高。肺组织病理类似肺泡蛋白沉积症。外源性肺表面活性物质治疗仅能暂时缓解症状,不能治愈,患儿多在 1 岁内死亡,或者依赖肺移植。

第九节   新生儿胎粪吸入综合征

胎粪吸入综合征(meconium aspiration syndrome,MAS)也称为胎粪吸入性肺炎(meconium aspiration pneumonia),多见于足月儿和过期产儿。胎粪最早可见于 32 周早产儿,但一般在 38 周后出生的新生儿为明显;自出生后第一天排泄出,胎粪为墨绿色、无味、黏稠的肠道排泄物,由胎儿消化道和皮肤脱落细胞、分泌物、胎脂等组成,不含细菌。在胎儿接近成熟时,胎粪可以受肠道蠕动作用,在副交感神经和肠动素影响下,排出到羊水中。胎儿在宫内的呼吸运动,在促使肺液分泌时,也可以将胎粪污染的羊水吸入气道和肺内。在脐带受压、胎儿窘迫、低氧血症、分娩时窒息等病理条件下,胎儿出现肛门括约肌松弛及强烈呼吸运动,可以将胎粪污染的羊水大量吸入。

一、临床流行病学

胎粪污染羊水可见于 1/10～1/4 的活产足月儿和过期产新生儿,其中约 1/3 可以出现临床呼吸困难的症状。发生严重呼吸衰竭、依赖气道插管和机械通气者仅占小部分。我国香港资料显示胎粪污染羊水占活产婴儿的 13%,其中 12% 诊断为 MAS,依赖气道插管和机械通气者占 MAS 的 15%,或者为胎粪污染羊水活产婴儿的 1.4%。发生 MAS 危险性随胎龄而增大,在胎龄 37 周为 2%,到 42 周时可以高达 44%。

二、病因和病理生理学

大量羊水胎粪吸入可以在产程未发动时、产程启动和分娩阶段。一般认为 MAS 与胎儿宫内窘迫相关,但目前资料并不完全支持。胎儿心率变化、Apgar 评分,胎儿头皮血 pH 等指标与羊水胎粪污染并不相关。但根据 MAS 随胎龄危险性增高看,提示宫内胎粪排出与胎儿副交感神经发育成熟及对于脐带受压迫后的反射性调节有关,而且胎粪排出也反映了胎儿消化道的发育成熟带来的自然现象。在胎儿受到刺激时(受挤压、脐带纽结、窒息、酸中毒等),胎儿肛门括约肌松弛并排出胎粪入羊水中,同时反射性开始深呼吸,将污染的羊水及胎粪吸入气道和肺内。由于正常情况下,肺内分泌液保持肺液向羊膜囊流动,胎儿宫内呼吸运动的实际幅度非常小,即使出现少量胎粪进入羊水也并不会被大量吸入肺内。但在妊娠后期随羊水减少、产程发动开始刺激胎儿等因素,可能表现出胎儿出现窘迫的征象。

进入气道的胎粪颗粒可以完全阻塞支气管,导致肺叶或肺段不张。当气道部分阻塞时,因气道压力高,使气体进入外周肺泡较容易,而排出气体压力较低,使气道部分阻塞成为完全阻塞,外周肺泡气体滞留导致肺气肿。肺组织过度膨胀时表现为肋间饱满、下压横膈等征象。在大小气道内的胎粪,可以刺激黏膜,产生炎症反应和化学性肺炎。出生后复苏抢救时,如果气道内的胎粪没有及时吸引清除,会逐渐向小气道及外周肺组织内移动,进入肺泡的胎粪则可以抑制肺表面活性物质,导致局部肺泡萎陷。肺部在以上原因的综合影响下,通气和换气功能出现障碍,表现为持续低氧血症、高二氧化碳血症和酸中毒等,严重时出现肺动脉高压。进入肺泡的胎粪颗粒可以立即被肺泡巨噬细胞吞噬和消化。

由于 MAS 往往伴有产前、产时和产后的缺氧,可能在生后早期肺部的病理损伤方面起更大的影响。气道和肺泡上皮细胞可以因缺氧而变性、坏死、脱落,肺泡内有大量渗出和透明膜形成。

三、临床表现及诊断

对 MAS 临床诊断主要有以下方面。

(一)宫内窘迫史

有宫内窘迫或产时窒息者,可以在出生后 1 分钟、5 分钟、10 分钟分别进行 Apgar 评分,低于 3 分,为严重窒息可能。但严重 MAS 者,Apgar 评分可能在 3～6 分,与临床呼吸窘迫程度不成比例相关。

(二)分娩时有胎粪污染羊水

此为发生呼吸窘迫的重要临床诊断依据。如果在分娩时有大量胎粪在婴儿皮肤、指甲、脐带污染,或从口腔、气道吸引出胎粪,则对于呼吸窘迫的病因基本可以确定。

(三)临床出现呼吸困难症状

一般表现为进行性呼吸困难,有肋间凹陷征。在出生后 12～24 小时,随胎粪进入外周肺而表现出呼吸困难加重,气道吸引出胎粪污染的液体。呼吸困难的原因可以是气道阻塞使肺泡扩张困难,但更是由于窒息导致胎儿肺液不能排出和低氧性肺内血管痉挛。体格检查可以发现胸廓较饱满等,是肺气肿的缘故。

(四)放射学检查

有胎粪颗粒影、肺不张和肺气肿等征象。

(五)重症 MAS 血气检查

表现为低氧血症和高碳酸血症,可以有严重混合性酸中毒,必须依赖经气道插管和机械通气。

四、并发症

(一)气漏和气胸

由于胎粪阻塞小气道导致气陷,使肺泡破裂,变成肺大疱,如果胸膜脏层破裂,可以出现气胸。如果气体沿肺泡间质小血管鞘漏出,可以造成纵隔气肿和心包积气。治疗上可以采用胸腔闭式引流治疗气胸,同时使用肌松剂等抑制患儿过于强烈的自主呼吸活动。

(二)持续肺动脉高压

一般采用吸入一氧化氮治疗。

五、治疗

(一)清除胎粪和气道吸引

分娩时遇到胎粪污染的新生儿应做如下抉择:如果出生患儿为有活力儿(即有自主呼吸,肌张力基本正常,心率达到 100 次/分),则只需要用冲洗球或大口径吸引管清理口腔和鼻腔分泌物及胎粪。如果患儿为无活力儿(即无自主呼吸,肌张力低,心率小于100 次/分),立即进行气管插管,吸出声门下气道内胎粪,每次吸引时间不要超过 5 秒钟。反复气道吸引可能降低 MAS 临床危重程度,但是经反复吸引的 MAS 发展为依赖呼吸机治疗的情况仍比较普遍。由于胎粪污染羊水可以被吞咽,因此在胎儿出生后趋稳定时,可以经胃管吸引,以防止胃内容物反流,再吸入肺内。

(二)氧疗

对于有呼吸困难者可以吸氧,并可以给予持续气道正压通气(CPAP),$0.3\sim0.7$ kPa($3\sim7$ cmH$_2$O),以保持扩张中小气道,改善通气和灌流。如果吸入 100% 氧时,动脉氧分压仍然低于 6.7 kPa(50 mmHg),应给予气道插管和机械通气。

（三）常规机械通气

常规机械通气（CMV）应用原则为适当加快通气频率，降低PEEP，保持分钟通气量足够，避免过大潮气量通气。因此，可以采用的参数：通气模式采用定容或定压 A/C 或 SIMV，供气时间<0.5秒，通气频率 40～60 次/分，PEEP 在 0.2～0.3 kPa（2～3 cmH$_2$O），潮气量在 6 mL/kg，分钟通气量为 240～360 mL/kg，PIP 在 2.0～2.5 kPa（20～25 cmH$_2$O）。如果出现呼吸机对抗现象，可以先采用触发敏感度调节，获得相对合适的实际通气频率，如50～60 次/分，尽量控制少用或不用镇静剂和肌松剂。对抗可能造成颅内血压和血流的剧烈波动，但抑制自主呼吸会降低气道内纤毛黏液系统借助咳嗽运动将气道内容物排出。如果自主呼吸比较强烈，有烦躁不安，也可以用 SIMV＋PSV 或 PSV 模式通气，可以降低平均气道压（MAP），可以减少肺泡压力差剧烈变化导致的气胸。呼气时间宜适当延长，以避免内源性 PEEP 形成带来肺泡破裂和气漏。

（四）高频通气（HFOV）

高频通气是目前治疗 MAS 普遍采用的通气方式，其优点为持续扩张气道，增加肺泡通气量，有助于改善通气/灌流比例。对于足月新生儿，HFOV 的参数一般采用 10 Hz（600 次/分），振荡幅度一般在3.0～4.0 kPa（30～40 cmH$_2$O），达到肉眼可视小儿胸廓振动，通过调节 PEEP 使 MAP 较 CMV 时高 0.2～0.3 kPa（2～3 cmH$_2$O），一般在 1.5～2.5 kPa（15～25 cmH$_2$O）。HFOV 进行1～2 小时后，会使深部气道和肺泡内的吸入物逐渐排出，氧合状况会有所改善，二氧化碳排出效率提高。

（五）肺表面活性物质

由于胎粪可以抑制肺表面活性物质功能，同时窒息缺氧也导致肺泡Ⅱ型上皮细胞合成分泌表面活性物质障碍。因此，外源性表面活性物质治疗成为一种可以选择的方法。一般用表面活性物质治疗后 3 小时，氧和指数（＝FiO$_2$×MAP×100/PaO$_2$）由给药前的平均 36 下降到 24；给药后 12～24 小时，FiO$_2$ 由 1.0 下降到 0.73，提示肺表面活性物质治疗 MAS 后短期内可以显著提高气血交换及氧合水平,改善通气效率。临床研究采用多剂量表面活性物质可以显著改善低氧血症。FindLay 等应用牛肺肺表面活性物质制剂(Survanta)随机对照治疗 40 例 MAS 得到显著临床效果。在给药组 20 例中,学者采用气道插管侧孔连续注入技术,将每千克体重 150 mg 肺表面活性物质制剂在 20 分钟内给入,同时保持机械通气不停。给药后使 a/A 比值由 0.09 升高到 0.30 以上,01 由 24 下降到 10 以下,多数患儿需在随后的 6~12 小时内再给予 1~2 剂(首剂的 1/2 量),方可使疗效稳定。此种治疗使得机械通气时间和住院天数减少,并对氧疗依赖程度较低。

(六)吸入一氧化氮

由于窒息导致的持续肺血管痉挛,可以发展成持续肺动脉高压症,表现为机械通气依赖>60%氧供,动脉导管和卵圆孔出现右向左分流、三尖瓣反流等,可以经床旁彩超测定出。应用带吸入一氧化氮(NO)供气装置的呼吸机(如西门子 3O 型),可将 NO 气体以低流量接入供气回路。如 NO 钢瓶供气浓度为 1×10^{-3}(1 000 ppm,1 ppm=1/1 000 000 体积),目标浓度为 10 ppm,可以将 NO 供气流量调节到供气管道通气流量的 1%获得。应用电化学或光化学技术的 NO/NO_2 浓度测定仪,从三通接口连续抽样,测定出实际进入患儿肺部的 NO 浓度。常用的起始浓度为 10~20 ppm,在有效时逐渐下调为 5~10 ppm,治疗时间为 1~3 天。治疗有效者,可以在吸入 NO 后数分钟至数小时内,动脉氧分压提高 1.3 kPa(10 mmHg),吸入氧气浓度下降 10%~20%,同时可以经彩超检查发现右向左分流转变为双向分流或左向右分流,提示肺动脉压开始下降。

(七)体外膜肺(extracorporeal membrane oxygenation,ECMO)

为生命支持技术中挽救肺功能丧失的主要手段。体外膜肺是采用颈外静脉引流出血液,经膜氧和器完成气血交换、加温、抗凝等步骤后,再将含氧血经颈总动脉输回体内,供应全身脏器。此时肺处于休息和修复状态。在数天至数周后,如果肺得到修复,可以恢复功能活动,则将体外循环关闭,使体内肺循环重新工作。MAS 是新生儿中进行 ECMO 治疗的主要对象,占 40%~50%。目前,由于 HFOV 和吸入 NO 治疗的开展,新生儿中依赖 ECMO 治疗的患儿数量显著下降到以往的 20% 左右。由于存在结扎颈总动脉导致脑血供减少及抗凝控制上的困难,产生微血栓,有脑栓塞的危险;加上人力和消耗品费用上的巨大开支,因此对此技术的应用存在局限性。我国尚未见新生儿常规开展此项技术。

第二章

儿童呼吸系统疾病

第一节 鼻 窦 炎

儿童鼻窦炎是儿童较为常见的疾病。因儿童语言表达能力有限,故易被家长及医师所忽视。其病因、症状、体征、诊断和治疗原则与成人鼻窦炎相比有相同点亦有特殊性。近年来,儿童鼻窦炎越来越受到临床医师重视。一般来说,小儿鼻窦炎常发生于学龄前期及学龄期(5~9岁)。最常见的致病菌是肺炎球菌、链球菌和葡萄球菌。感染严重者可引起鼻窦附近组织甚至颅内的并发症。

一、病因

(1)窦口鼻道复合体阻塞性病变是鼻窦炎的最主要原因。诱导阻塞产生的主要因素:全身性疾病,如上呼吸道感染、变应性疾病引起黏膜肿胀;解剖畸形,如鼻窦发育不全、中隔偏曲、后鼻孔闭锁等所致的机械性阻塞;先天性鼻部发育畸形,扁桃体、腺样体肥大并感染,也是容易发生鼻窦炎的因素,以及面部损伤肿胀或药物所致的鼻黏膜局部损害。病毒感染引起黏膜炎症是阻塞常见的原因,儿童在出生时钩突、筛漏斗、半月裂和筛泡虽已发育完成,结构与成人基本一致,但相对狭窄,如果出现上述各种诱发因素,则更易引起阻塞,导致鼻窦正常功能紊乱,并加重黏膜的病变和导致纤毛功能受损、分泌物潴留等,这些病理生理学改变又反过来加重感染。

（2）由于各个鼻窦的发育时间不同，各个鼻窦发病最早时间也各不同。上颌窦和筛窦较早发育，故常先受感染，额窦多在 7～10 岁以后发病，蝶窦炎多见于 10 岁以上患儿。5～8 岁儿童患鼻窦炎较多。

（3）儿童鼻窦口较大，窦腔发育气化不全，鼻腔、鼻道狭窄，黏膜与鼻腔相连，且黏膜中血管和淋巴管较丰富，发生感染易致鼻窦引流通气功能障碍、分泌物潴留、致病菌繁殖。

（4）儿童机体抵抗力、外界适应力均较差，多有扁桃体和腺样体肥大，易发生上呼吸道感染或各种并发有上呼吸道感染的传染病，如流行性感冒、麻疹、猩红热等，导致急、慢性鼻窦炎发病。变态反应是儿童鼻窦炎发病的重要因素，也是鼻窦炎复发的主要原因之一。变态反应可引起鼻腔黏膜水肿，分泌物增多，窦口引流不通畅，导致鼻窦感染，而感染又可加重鼻黏膜变态反应，形成恶性循环，在治疗过程中应重视对变态反应的控制。

（5）其他：包括鼻外伤、鼻腔异物、不良生活习惯和行为、特异性体质；纤毛不动综合征、先天性丙种球蛋白缺少症、Kartagener 综合征等，也常易并发鼻窦炎。

二、病理

（一）急性型

早期仅累及黏膜层，出现黏膜充血，继而血管扩张，渗透性增加，渗出物经过扩张的毛细血管流入窦腔，上皮下层有多形核白细胞和淋巴细胞浸润，基膜变厚，黏液腺分泌增加，分泌物为浆液性或黏液性。以后出现化脓性感染，窦腔黏膜水肿及血管扩张加重，炎性细胞浸润更为明显，分泌物变为黏脓性，时间越久，充血越重，毛细血管可破裂出血，由于水肿压迫，使血液供应不足，可发生纤毛上皮细胞坏死脱落，此时分泌物为黄色脓液。少数病例可发生窦壁骨炎、骨髓炎和其他并发症，一般多见于幼儿。黏膜充血、肿胀、息肉样变，分泌物呈黏液性或浆液性，严重时可转为脓性。

（二）慢性隐蔽型

鼻窦黏膜表现为水肿型、滤泡型或肥厚型病变，纤维型病变罕见。水肿型病理见黏膜固有层水肿增厚,可有息肉样变;滤泡型可见固有层中淋巴细胞聚集形成滤泡,并且有淋巴细胞存在于滤泡内形成小结;纤维型镜下见动脉管壁增厚,末梢血管阻塞,黏膜固有层中腺体减少,周围纤维组织增生。

三、临床表现

(一)急性鼻窦炎

1.全身症状

全身症状明显,如发热、畏冷、烦躁不安、哭闹或精神萎靡、食欲缺乏、呼吸急促、拒食,甚至抽搐,常伴上、下呼吸道炎症症状,如咽痛、咳嗽等。

2.局部症状

鼻塞、流脓涕、鼻出血。上颌窦炎可导致患侧颜面部红肿,局部皮温升高,牙痛;额窦炎导致头痛,一般呈晨重夕轻特点;蝶窦炎多见于年长儿,可致枕部疼痛。鼻窦炎严重时可致中耳炎,视神经和翼管神经受累症状;脓涕倒流可致咳嗽、恶心、呕吐、腹疼等症状,累及周围器官可致中耳炎。较大儿童可能主诉头痛或、一侧面颊疼痛。并发眶内并发症者,较成人稍多见。

(二)慢性鼻窦炎

主要表现为间歇性或持续性鼻塞,黏液性或黏脓性鼻涕,有时鼻涕倒流入咽部,则无流涕症状,常频发鼻出血。严重时可伴有全身中毒症状,长期病变可导致贫血、胃纳不佳、体重下降、营养不良、胃肠疾病、关节痛、易感冒,甚至影响面部发育和智力、体格发育。还可出现邻近器官症状,如支气管及肺部炎症、声嘶、颈淋巴结肿大、慢性中耳炎、泪囊炎、结膜炎及咽炎等。

(三)并发症

目前由于抗生素的广泛使用,儿童鼻窦炎的并发症已大为减少。

1.支气管炎

为最常见并发症,由于鼻窦内分泌物流入气管,使气管、支气管黏膜发生炎性反应。

2.中耳炎

由于儿童咽鼓管咽口位置低,咽鼓管走向较直而短,鼻腔分泌物刺激咽鼓管时易造成黏膜水肿,鼓室通气功能障碍,导致分泌性中耳炎或脓涕容易进入鼓室内导致鼓室内黏膜炎症、渗出。

3.上颌骨骨髓炎

多见于婴幼儿,因上颌窦发育早,窦腔小、骨壁厚,且富有血管,故受感染时易侵及上颌骨骨膜、骨髓。致病菌多为葡萄球菌,又以金黄色葡萄球菌多见,多数学者认为血行性感染为主要感染途径。症状表现为起病快,高热、哭闹不安等全身中毒症状,面颊部、下眼睑、结膜肿胀,可伴眼球凸出、活动受限,同侧鼻腔流脓涕之后出现上颌牙龈、硬腭、牙槽处发生红肿,后破溃,形成漏管。如继续发展则形成死骨,牙胚坏死、脱落。本病早期诊断治疗非常重要,诊断主要根据症状、体征。早期由于骨质破坏不明显,X线检查意义不大。早期治疗能缩短病程,减少损害,预后较好,主要为全身应用敏感抗生素,配合局部分泌物引流排脓。晚期病例死骨形成不能排出者,可施行刮治和死骨截除术。

4.眼眶并发症

由于眼眶与窦腔的血管、淋巴管互为联系,鼻窦感染可经血管、淋巴管及骨孔间隙扩散至眼眶,引起眶蜂窝织炎、眶骨膜炎、眶内脓肿。

5.其他

如局限性额骨骨髓炎、颅内感染、关节炎、贫血、智力障碍、营养不良等。

四、诊断

诊断原则同成人鼻窦炎,但又有其特点。由于儿童检查不配合,表达能力有限及解剖结构的特殊性,导致了一些不典型病例诊断困难,尤其是年幼儿。因此,耐心详细询问病史和体格检查非常重要。对5岁以下小儿宜详询其家属有无可疑病因和鼻部症状,如上呼吸道感染或急性传染病病史,鼻塞、流涕等症状。进行局部检查,在小儿急性鼻窦炎时,鼻窦邻近组织的红肿、压痛及鼻涕倒流入咽部等现象较成人多见;在慢性鼻窦炎时,鼻涕可能极少。对于婴儿,下鼻甲下缘与鼻腔底接触是正常现象,不可误认为鼻甲肥大。X线检查受儿童上颌窦内黏膜较厚及牙胞等影响,对 5 岁以下患儿诊断作用有限,鼻窦 CT 扫描更有助于诊断。另外,一些治疗手段如上颌窦穿刺、鼻腔置换疗法对诊断亦有意义。上颌窦穿刺冲洗如为阳性即可确诊,但是穿刺结果如为阴性,也不能排除上颌窦炎的存在。需要强调的是单侧鼻腔流脓涕,特别是有合并异味者应注意排除鼻腔异物。

五、治疗

(1)以保守治疗为主,注意儿童保暖,增强机体免疫力,使用抗生素和局部类固醇激素。除非已有严重并发症,一般不主张手术。抗生素的使用要合理、足量,以控制感染,疗程一般为 7～12 天左右,可配合稀释分泌物药物使用。急性期给予湿热敷、物理治疗、局部滴用血管收缩剂、鼻腔蒸气吸入等。0.5%麻黄碱滴鼻液滴鼻,通畅引流。

另外不能忽视对过敏性鼻炎的治疗,过早停药会导致治疗不彻底而转为慢性。鼻腔使用低浓度血管收缩剂和糖皮质激素喷剂,以利鼻腔通气和窦口引流。并应注意休息,给以营养丰富、易于消化的食物。

(2)上颌窦穿刺冲洗、注药术同样是治疗儿童上颌窦炎行之有效的方法。由于患儿多不配合,可于第一次穿刺成功后经针芯置管于窦腔内,外露部分固定于皮肤表面,方便反复冲洗。留置时间一般以不超过 1 周为宜。由于儿童上颌窦的位置相对下鼻道位置较高,穿刺针方向与成人相比应略向上、向后,获突破感后即停止进针。正负压置换法是儿童慢性鼻窦炎门诊治疗的最常用方法,但需要儿童的配合及医护人员的严谨操作,可用于慢性鼻窦炎及急性鼻窦炎全身症状消退期。用于幼儿,因当哭泣时软腭已自动上举封闭鼻咽部,即使不会发出"开、开"声,也可达到治疗要求。

(3)应当在系统的保守治疗无效后方考虑手术。在严格掌握适应证情况下,可考虑施行下鼻道内开窗术或鼻息肉切除术及功能性内镜鼻窦手术。鼻内镜鼻窦手术是成人鼻窦炎的首选手术方法,因其在去除病变的基础上,能最大限度地保留正常组织结构,减少手术对颜面发育的不良影响等,目前也被广泛地运用于儿童鼻窦炎的治疗。和成人不同的是应注意儿童鼻窦比较小,毗邻结构关系亦不同于成人;手术操作应轻柔仔细,减少术后水肿、粘连;术后换药需要患儿配合,必要时仍需在全麻下换药。有文献报道,鼻内镜鼻窦手术有效率为75%～90%。对慢性鼻窦炎又有腺样体肥大者,则宜早期行腺样体切除术。传统手术方法尚有扁桃体摘除和局限性鼻中隔矫形。

第二节　支气管哮喘

支气管哮喘(以下简称哮喘)是一种常见的全球性胎儿呼吸道变态反应性疾病,近年来对其病因、发病机制、病理改变及防治等方面的研究,都取得了较大进展,尤其是《全球哮喘防治创议》(GINA)的制定和推广,使哮喘防治进一步规范化,并已见显著成效。但发病率仍呈上升趋势,全球已有3亿人患哮喘,病死率徘徊不降,给儿童健康和社会造成严重危害和负担,成为全球威胁人类健康最常见的慢性肺部疾病之一,已引起社会各界关注。

哮喘是一种以嗜酸性粒细胞、肥大细胞等多种炎症细胞和细胞因子、炎性介质共同参与形成的呼吸道慢性变应性炎症,对易感者,此类炎症使之对各种刺激物具有高度反应性,并可引起气道平滑肌功能障碍,从而出现广泛的不同程度的气流受限。临床表现为反复发作性喘息、呼吸困难、咳嗽、胸闷等,有的以咳嗽为主要或唯一表现,这些症状常在夜间或晨起时发生或加剧,可经治疗缓解或自行缓解。

由于地区和年龄的不同及调查方法和诊断标准的差异,世界各地哮喘患病率相差甚大,如新几内亚高原几乎无哮喘患者,而特里斯坦-达库尼亚岛上患哮喘的居民则高达 50%。从总体患病率来看,发达国家和地区(如欧洲、美洲、大洋洲等)患病率高于发展中国家(如中国、印度等),一般在 0.1%~14%。据美国心肺血液研究所报道,1987 年哮喘的人群患病率较 1980 年上升了 29%,该时期以哮喘为第一诊断的病死率增加了 31%。国内 20 世纪 50 年代上海和北京的哮喘患病率分别为 0.46% 和 4.59%,至 20 世纪 80 年代分别增至 0.69% 和 5.29%。20 世纪 90 年代初期全国 27 省市 0~14 岁儿童哮喘患病率情况抽样调查结果,显示患病率为 0.11%~2.03%,平均1.0%。10 年后累计患病率达 1.96%(0.5%~3.33%)增加1 倍。山东省调查不同地理环境中 984 131 名城乡人群,儿童患病率为 0.80%,明显高于成人(0.49%),均为农村高于城市,丘陵地区最高,次之为内陆平原,再次为沿海地区,并绘出了山东省哮喘病地图。但 10 年后济南、青岛两市调查结果显示,患病率也升高 1 倍多。性别方面,儿童期男>女,成人则相反。年龄患病率 3 岁内最高,随年龄增长逐渐降低。首次起病在 3 岁之内者达 75.69%。呼吸道感染是首次发病和复发的第一位原因。

一、病因

哮喘的病因复杂,发病机制迄今未完全阐明,不同病因引起哮喘的机制不尽一致,现介绍如下。

(一)内因

哮喘患儿多属过敏性体质(旧称泥膏样或渗出性素质),即特应性体质,存在气道高反应性,其特点:体态肥胖,易患湿疹、过敏性皮炎和药物、食物过敏,婴儿期 IgA 较低,易患呼吸道感染或顽固性腹泻。血清 IgE 升高,嗜酸性粒细胞等有较多 IgE 受体。机体免疫功能障碍,尤其是细胞免疫障碍,Ts 细胞减少,Th 细胞增多,尤其 Th$_2$ 类细胞因子亢进。抗体水平失衡。微量元素失调,主要是 Zn 降低,使免疫功能下降。A 型血哮喘患儿明显多于其他型血患儿,乃由于其呼吸道含较多 ABH 血型物质,易发生 Ⅰ 型变态反应。此外哮喘患儿内分泌失调,雌二醇升高,皮质醇、孕酮水平下降。有较高的阳性家族过敏史和变应原皮试阳性率,迷走神经功能亢进,β_2 受体反应性下降,数量减少,β/α 比例紊乱等,这些内因是可以遗传的,其遗传因素在第 6 对染色体的 HLA 附近。近年研究发现尚与其他多种染色体有关,这是发生哮喘的先决条件。有学者对 985 例哮喘儿童进行家系调查,64.68% 的患儿有湿疹等变应性疾病史;42.15% 有哮喘家族史,而且亲代越近,患病率越高,有家族聚集现象,属于多基因遗传病,遗传度 80%。此外早期喘息与肺发育较小、肺功能差等有关。

(二)外因

外因也是哮喘发生的必备条件。

1.变应原

变态反应学说认为,哮喘是由 IgE 介导的 Ⅰ 型变态反应性疾病。变应原作用于机体后,使机体致敏,并产生 IgE,当再次接触相应抗原后,便与肥大细胞上的 IgE 结合,通过"桥联作用",Ca^{2+} 流入细胞内,激活细胞内的酶,溶酶体膜溶解,使其脱颗粒释放出组胺等过敏介质,发生哮喘。引起哮喘的变应原种类繁多,大体可分为吸入性、食物性和药物性 3 类,如屋尘、螨、花粉、真菌、垫料、羽毛等吸入性变应原,或者奶、鱼、肉、蛋、瓜果、蔬菜等食物性变应原,以及阿司匹林类解热镇痛药、青霉素类等药物性变应原。此外,SO_2、DDV、油漆、烟雾、环氧树脂等亦可诱发哮喘。近年房屋装修,甲醛、油漆等有害物质致空气污染,已成为哮喘发生的又一常见原因。饮食结构的变化、工业污染、汽车废气及生态环境的变化等与哮喘患病率增加也有关系。

2.呼吸道感染

呼吸道感染是哮喘的又一重要原因,其发病机制复杂,病原体本身就是一种变应原,并且感染可以因为呼吸道黏膜损伤、免疫功能低下、呼吸道反复感染,形成恶性循环,导致呼吸道反应性增高。

据有学者对 2 534 例哮喘的调查,91.91%的首次病因和74.29%的复发诱因是感染,尤其是呼吸道病毒感染。近年研究也已证明 RSV 毛细支气管炎患儿,鼻咽部 RSV-IgE 和组胺水平及嗜碱性粒细胞脱颗粒阳性率均增高,其他如腺病毒、hMPV、麻疹病毒、副流感病毒、百日咳杆菌、肺炎支原体、衣原体、曲霉等感染均可引起哮喘,鼻窦炎与哮喘关系也非常密切。

3.其他

约 90%的患儿哮喘由运动而激发,这可能是呼吸道冷却或纤毛周围呈现暂时性高渗状态,促使炎症细胞产生并释放过敏性介质所致。大哭、大笑等剧烈情绪波动,精神过度紧张(如考试)或创伤,冷空气刺激、气候骤变、气压降低,以及咸、甜饮食均可诱发哮喘。胃食管反流是夜间哮喘发作的主要原因之一。

二、临床表现

轻重悬殊,夜间或晨起发作较多或加重。轻者仅咳嗽、喷嚏、流涕,年长儿可诉胸闷。重者则喘息,出现严重呼气性呼吸困难(婴幼儿呼气相延长可不明显)和哮鸣音。有的只有顽固性咳嗽,久治不愈。并发感染时可有发热,肺部水泡音(但咳黄痰不一定都是细菌感染)。喘息程度与呼吸道梗阻程度并不平行,当严重呼吸道狭窄时,因气流量减少,喘鸣及呼吸音反减弱,此乃危笃征兆,有时易被误认为减轻。哮喘可分为急性发作期、慢性持续期(指虽无急性发作,但在较长时间内总是不同频度和程度地反复出现喘息、咳嗽、胸闷等症状的状态)和缓解期(即症状体征消失,肺功能正常并维持 4 周以上)。

(一)分期

典型哮喘可分为 3 期。第一期为发作性刺激性干咳,颇似异物所致的咳嗽,但呼吸道内已有黏液分泌物,可闻及少量哮鸣音。第二期可见咳出白色胶状黏痰(亦可略稀带泡沫),患儿烦躁不安,面色苍白,大汗淋漓,可有发绀,气喘加重,呼气延长,哮鸣音多,可掩盖心音,远处可闻,三凹征(+)。婴儿喜伏于家长肩头,儿童多喜端坐,胸廓膨满,叩诊过清音,膈肌下降,心浊音界不清。第三期呼吸困难更严重,呼吸运动弱,有奇脉,肝大、水肿,最终导致急性呼吸衰竭或窒息,甚至猝死,但绝大多数患儿上述 3 期表现是可逆的。

(二)病情严重程度分级

我们将国内标准略加补充,具体如下。

1.轻症

仅有哮鸣音且呼吸困难轻,每月发作 1 次以下,摒除变应原或其他激发因素后,喘息可被一般支气管扩张药控制,不影响正常生活。

2.中症

呼吸困难较重,每月发作 1 次左右;或轻度发作,但次数较频(几乎每天发作),排除变应原及其他激发因素后,用一般支气管扩张剂喘息部分缓解,活动受限,有时需用激素改善症状。

3.重症

呼吸困难严重,每月发作 1 次以上,或反复频繁发作的中度呼吸困难,排除变应原和其他激发因素后,哮喘无明显改善,一般支气管扩张剂无效,严重影响正常生活,需经常住院或使用激素控制症状。

4.危急

哮鸣音明显减少或消失,血压降低,奇脉,意识模糊,精神错乱,体力明显耗竭,有呼吸性酸中毒并发代谢性酸中毒,心电图示电轴右偏或 P 波高尖,需要进行急救治疗。

此外,无论发作次数多少,凡依赖激素改善症状者,均为中、重度,每天需泼尼松 10 mg 以上的激素依赖者或发作时有意识障碍者均为重症。

三、诊断与鉴别诊断

(一)诊断

详尽的病史及典型症状不难诊断。轻症及不典型病例,可借助辅助检查确诊。

1.病史采集

(1)询问是否有过典型哮喘表现,并除外其他喘息性疾病;问明首次发病的年龄、病情、持续时间、每次复发的诱因和居住环境是否阴暗、潮湿、空气污浊,以及生活习惯;家中是否养猫、狗、鸟等;发病先兆、起病缓急、持续时间、有无受凉和发热等上呼吸道感染表现;常用治疗措施及缓解方法。

(2)特应症病史及Ⅰ、Ⅱ级亲属中过敏史:如湿疹、皮炎、变应性鼻炎、咽炎、结膜炎,药物、食物过敏,反复呼吸道感染及慢性腹泻病史;家族中有无上述疾病病史和哮喘、气管炎病史等。

(3)发病诱因:何时、何种环境下发病,寻找环境中可疑变应原;与运动、情绪、劳累、冷空气、烟尘、DDV、油漆、食物及上呼吸道感染等的关系。

2.辅助检查

(1)血液:外源性哮喘血嗜酸性粒细胞计数升高,常>0.3×10⁹/L,嗜碱性粒细胞计数>0.033×10⁹/L,嗜碱性粒细胞脱颗粒试验阳性,并发感染时可见中性粒细胞计数升高。血电解质一般无异常。

(2)痰液及鼻分泌物:多呈白色泡沫状稀黏痰或胶冻样痰,嗜酸性粒细胞明显增多,并发感染时痰呈黄或绿色,中性粒细胞为主,大量嗜酸性粒细胞可使痰变棕黄色。显微镜下可见库什曼螺旋体和夏科-雷登晶体。

(3)X线胸片检查:少数可正常,多有肺纹理粗乱,肺门阴影紊乱、模糊,发作期可有肺不张、肺气肿,右心肥大等表现,并发感染时可有点片状阴影。

(4)肺功能:缓解期以小气道病变常见,发作期可见阻塞性通气功能障碍、肺活量降低、残气量增加等。峰流速仪测定 PEER 简单易行,实用价值大,可估计病情、判定疗效、自我监测、诊断轻型和不典型哮喘。正常或轻症的 PEF 应大于预计值或本人最佳值的 80%,24 小时变异率<20%;其 PEF 为预计值的 60%~80%,变异率为 20%~30% 为中症;PEF 和 FEV₁ 有高度相关性,可代替后者。

(5)血气分析:对估计气道梗阻程度及病情、指导治疗均有重大意义。轻度哮喘:血气正常,每分通气量稍增加(Ⅰ级);或 $PaCO_2$ 轻度下降,血 pH 轻度升高,每分通气量增加(Ⅱ级)。中度哮喘(Ⅲ级):通气/血流（V/Q）比例失调，PaO_2下降，$PaCO_2$仍略低。严重哮喘（Ⅳ级）：PaO_2进一步下降，$PaCO_2$"正常或略升高"，提示呼吸道阻塞严重，易误认为病情好转。晚期哮喘（Ⅴ级）：出现Ⅱ型呼吸衰竭的血气表现和酸中毒，pH<7.25表示病情危笃，预后不良。

（6）支气管激发或扩张试验或运动激发试验的测定。

（7）变应原测定。

（8）免疫功能检查示总IgE升高或特异性IgE升高。

（9）其他：还可根据条件及病情测ECP等炎性介质及CKs、IL-4、IL-5、β_2受体功能、内分泌功能、血清前列腺素水平、微量元素及cAMP/cGMP等。

3.诊断标准

（1）儿童哮喘：①反复发作喘息、气促、胸闷或咳嗽，多与接触变应原、冷空气、物理或化学刺激、呼吸道感染、运动及甜咸食物等有关。②发作时双肺闻及弥漫或散在哮鸣音，呼气多延长。③支气管扩张剂有显著疗效。④除外其他引起喘息、胸闷和咳嗽的疾病。

需要说明的是：①喘息是婴幼儿期的一个常见症状，故婴幼儿期是哮喘诊治的重点，但并非婴幼儿喘息都是哮喘。有特应质（如湿疹、变应性鼻炎等）及家族过敏史阳性的高危喘息儿童，呼吸道已出现变应性炎症，其喘息常持续至整个儿童期，甚至延续至成年后。但是无高危因素者其喘息多与ARI有关，且多在学龄前期消失。②不能确诊的可行哮喘药物的试验性治疗，这是最可靠的方法，可用运动激发试验，如阳性，支持哮喘诊断；对于无其他健康方面问题的儿童出现夜间反复咳嗽或患儿感冒"反复发展到肺"或持续10天以上或按哮喘药物治疗有效者应考虑哮喘的诊断，而不用其他术语，这种可能的"过度"治疗远比反复或长期应用抗生素好；更要注意病史和X线排除其他原因的喘息，如异物、先天畸形、CHD、囊性纤维性变、先天免疫缺陷、反复牛奶吸入等。

（2）咳嗽变异性哮喘：即没有喘鸣的哮喘。①咳嗽持续或反复发作>1个月，常于夜间或清晨发作，运动、遇冷空气或特殊气味后加重，痰少；临床无感染征象或经较长期抗感染治疗无效。②平喘药可使咳嗽缓解。③有个人或家族过敏史或变应原试验阳性。④呼吸道有高反应性(激发试验阳性)。⑤排除其他引起慢性咳嗽的疾病。

(二)鉴别诊断

1.毛细支气管炎(又称喘憋性肺炎)

毛细支气管炎是喘息常见病因,可散发或大流行,多见于 1 岁内尤其 2～6 个月小儿,是 RSV 等病毒引起的首次哮喘发作,中毒症状和喘憋重,易并发心力衰竭、呼吸衰竭等,对支气管扩张药反应差,可资鉴别。但在特应质、病理改变及临床表现方面与哮喘相似,且有 30％以上发展为哮喘。我们曾长期随访 RSV 毛细支气管炎者,约 70％发展为喘息性支气管炎,25％～50％变为哮喘,其高危因素为:较强的过敏体质和家族过敏史,血清 IgE 升高,变应原皮试阳性,细胞免疫低下和反复呼吸道感染等。

2.喘息性支气管炎

国外多认为喘息性支气管炎属于哮喘范围。其特点:多见于 1～4 岁儿童,是有喘息表现的呼吸道感染,有发热等表现,抗感染治疗有效,病情较轻,无明显呼吸困难,预后良好,多于 4～5 岁后发作减少,症状减轻而愈。因此,与过敏性哮喘有显著区别。但在临床症状、呼吸道高反应性、特应性及病理变化等多方面与哮喘相以,尤其与感染性哮喘有共同之处,且有 40％以上的患儿移行为哮喘。近年有人指出,3 岁内小儿感染后喘息,排除其他原因的喘息后,就是哮喘,是同一疾病在不同年龄阶段的表现形式。

3.心源性哮喘

小儿较少见。常有心脏病史,除哮鸣音外,双肺大量水泡音,咳出泡沫样血痰及心脏病体征,平喘药效果差,吗啡、哌替啶治疗有效。心电图、心脏彩色多普勒超声检查有的发现心脏异常。当鉴别困难时可试用氨茶碱治疗,禁用肾上腺素和吗啡等。

4.支气管狭窄或软化

支气管狭窄或软化多为先天性,常在出生后出现症状,持续存在,每于感冒后加重,喘鸣为双相性。CT、呼吸道造影或纤维支气管镜检查有助诊断。

5.异物吸入

异物吸入好发于幼儿或学龄前儿童,无反复喘息史,有吸入史;呛咳重,亦可无,有持续或阵发性哮喘样呼吸困难,随体位而变化,以吸气困难和吸气性喘鸣为主。多为右侧,可听到拍击音,X线可见纵隔摆动或肺气肿、肺不张等,若阴性可行纤维支气管镜检查确诊。

6.先天性喉喘鸣

先天性喉喘鸣是喉软骨软化所致。生后7～14天出现症状,哭闹或呼吸道感染时加重,俯卧或抱起时可减轻或消失,随年龄增大而减轻。一般2岁左右消失。

7.其他

凡由支气管内阻塞或气管外压迫致呼吸道狭窄者,均可引起喘鸣,如支气管淋巴结核、支气管内膜结核、胃食管反流、囊性纤维性变、肺嗜酸细胞浸润症、嗜酸细胞性支气管炎、原发性纤毛运动障碍综合征、支气管肺曲菌病、肉芽肿性肺疾病、气管食管瘘、原发免疫缺陷病、纵隔或肺内肿瘤、肿大淋巴结、血管环等。可通过病史、X线、CT等检查予以鉴别。

四、治疗

目的:缓解症状,改善生活质量,保证儿童正常身心发育,防止并发症,避免治疗后的不良反应。

防治原则:去除诱(病)因,控制急性发作,预防复发,防止并发症和药物不良反应,以及早诊断和规范治疗等。

治疗目标:①尽可能控制哮喘症状(包括夜间症状);②使哮喘发作次数减少,甚至不发作;③维持肺功能正常或接近正常;④β_2受体激动药用量减至最少,乃至不用;⑤药物不良反应减至最少,甚至没有;⑥能参加正常活动,包括体育锻炼;⑦预防发展为不可逆呼吸道阻塞;⑧预防哮喘引起的死亡。因此,哮喘治疗必须坚持"长期、持续、规范和个体化"原则。

(一)急性发作期的治疗

急性发作期的治疗主要是抗感染治疗和控制症状。

1.治疗目标

(1)尽快缓解呼吸道阻塞。

(2)纠正低氧血症。

(3)合适的通气量。

(4)恢复肺功能,达到完全缓解。

(5)预防进一步恶化和再次发作。

(6)防止并发症。

(7)制定长期系统的治疗方案,达到长期控制。

2.治疗措施

(1)一般措施:①保持呼吸道通畅,湿化呼吸道,吸氧使 SaO_2 达92％以上,纠正低氧血症。②补液,糖皮质激素和 β_2 受体激动药均可致低钾,不能进食可致酸中毒、脱水等,是哮喘发作不缓解的重要原因,必须及时补充和纠正。

(2)迅速缓解气道痉挛:①首选氧或压缩空气驱动的雾化吸入,0.5％万托林每次 0.5～1.0 mL/kg(特布他林每次 300 $\mu g/kg$),每次最高量可达 5 mg 和 10 mg。加生理盐水至 3 mL,先 30 分钟至 1 小时1 次,病情改善后改为每 6 小时 1 次。无此条件的可用定量气雾剂加储雾罐代替,每次 2 喷,每天 3～4 次。亦可用呼吸机的雾化装置。无储雾罐时可用一次性纸杯代替。②当病情危重,呼吸浅慢,甚至昏迷,呼吸心搏微弱或骤停时或雾化吸入足量 β_2 受体激动药＋抗胆碱药＋全身用皮质激素未控制喘息时,可静脉滴注沙丁胺醇 0.1～0.2 $\mu g/(kg \cdot min)$,或用异丙肾上腺素静脉滴注代替。③全身用激素的应用指征是中、重度哮喘发作,对吸入 β_2 激动药反应欠佳;长期吸入激素患儿病情恶化或有因哮喘发作致呼吸衰竭或为口服激素者,应及时、足量、短期用,一般 3～4 天,不超过 7 天,至病情稳定后以吸入激素维持。④中重度哮喘用 β_2 激动药＋0.025％异丙托品(小于 4 岁每次0.5 mL,4 岁及以上每次 1.0 mL),每 4～6 小时 1 次。⑤氨茶碱,3～4 mg/kg,加入 10％葡萄糖注射液中缓慢静脉注射(≤20 分钟),以0.5～1.0 mg/(kg · h)的速度维持,每天不少于 24 mg/kg,亦可将总量分4 次,每 6 小时 1 次,静脉注射,应注意既往用药史,最好检测血药浓度,以策安全。⑥还可用 $MgSO_4$,维生素 K_1,雾化吸入呋塞米、利多卡因、普鲁卡因、硝普钠等治疗。

(3)人工通气。

(4)其他:①抗感染药仅在有感染证据时用;②及时发现和治疗呼吸衰竭、心力衰竭等并发症;③慎用或禁用镇静药;④抗组胺药及祛痰药无确切疗效。

(5)中医药:可配合中医辨证论治,如射干麻黄汤、麻地定喘汤等加减或用蛤蚧定喘汤、桂龙咳喘宁等。

(二)慢性持续期的治疗

慢性持续期的治疗按 GINA 治疗方案进行。①首先根据病情判定患儿所处的级别,选用相应级别治疗;②各级均应按需吸入速效 β_2 受体激动药;③ICS 量为每天 BDP 量,与其他 ICS 的等效剂量为 BDP 250 $\mu g \approx$ BUD 200 $\mu g \approx$ FP 125 μg;④起始 ICS 剂量宜偏大些;⑤每级、每期都要重视避免变应原等诱因。

1.升级

如按某级治疗中遇变应原或呼吸道感染等原因,病情加重或恶化,经积极治疗病因,仍不见轻时,应立即升级至相应级别治疗。

2.降级

如按某级治疗后病情减轻达到轻的一级时要经至少 3 个月维持并评估后(一般 4~6 个月),再降为轻一级的治疗。

(三)缓解期的防治(预防发作)

1.避免接触变应原和刺激因素

对空气和食物中的变应原和刺激因素,一旦明确应尽力避免接触,如对屋尘过敏时可认真清理环境,避开有尘土的环境,忌食某些过敏的食物。对螨过敏者除注意卫生清扫外,可用杀螨剂、防螨床罩或核糖霉素喷洒居室。阿司匹林等药物过敏者可用其他药物代替。对猫、狗、鸟等宠物,花草,家具过敏的,可将其移开或异地治疗。

2.保护性措施

患儿应生活有规律,避免过劳、精神紧张和剧烈活动,进行三浴锻炼,尤其是耐寒锻炼,积极防治呼吸道感染,游泳、哮喘体操、跳绳、散步等运动有利于增强体质和哮喘的康复,但运动量以不引起咳、喘为限,循序渐进,持之以恒。

3.提高机体免疫力

根据免疫功能检查结果选用增强细胞、体液和非特异性免疫功能的药物,如普利莫(即万适之)、卡介苗多糖核酸注射液(斯奇康)、草分枝杆菌 F.U.36 注射液(乌体林斯)、气管炎菌苗片、静脉注射丙种球蛋白、转移因子、胸腺素、核酪注射液、多抗甲素、复合蛋白锌等锌剂、胎盘脂多糖及玉屏风颗粒、黄芪颗粒、槐杞黄颗粒(还尔金)、儿康宁、固本咳喘片、组胺球蛋白(又称抗过敏球蛋白)等。

4.减敏疗法

(1)特异减敏疗法:又称脱敏疗法,通过小剂量抗原反复注射而使机体对变应原的敏感性降低。需先进行皮试,根据阳性抗原种类及强度确定减敏液起始浓度。该疗法疗效肯定,但影响因素较多,且疗效长,痛苦大,有时难以坚持到底。目前已有进口皮试抗原和脱敏液,安全、有效可应用,但价格较高。最近还从国外引进了百康生物共振变应原检测治疗仪,对哮喘等过敏性疾病有良好疗效。

(2)非特异减敏疗法:所用方法不针对某些具体抗原,但起到抗炎和改善过敏体质作用,常用的如细胞膜稳定剂色甘酸钠、尼多酸钠、曲尼斯特及抗组胺药氯雷他定、西替利嗪、阿伐斯汀等及酮替芬、赛庚啶、特非那定等。甲氨蝶呤、雷公藤总苷、环孢素 A 对防治哮喘亦有较好效果,但因不良反应大,不常规应用。最重要和最常用的药物为肾上腺皮质激素,主要是吸入给药。

五、预后

多数患儿经正规合理治疗可完全控制,像健康儿童一样生活。大部分婴幼儿哮喘随年龄增长逐渐减轻,至 4～5 岁后不再发作,其他患儿在青春期前后随着内分泌的剧烈变化,呈现一种易愈倾向,尤以男孩为著,故至成人期,两性差异不大或女多于男,因此总的预后是好的,但仍有部分患儿治疗无效或死亡。其病死率在日本为

1.3%～6.5%,美国儿童哮喘的病死率为 1.1/10 万(1972 年),国内10 年住院儿童哮喘病死率为 0.13%～0.44%。山东省儿童哮喘病死率为 0.33/10 万。

治疗失败的原因:①医师及家长对哮喘的严重性估计不足,缺乏有效的监测措施;②肾上腺皮质激素用量不足或应用过晚;③治疗不当,如滥用 β_2 受体激动药等。因此,死亡多数是可避免的。总之不积极治疗、等待自愈和悲观失望、放弃治疗的想法都是不可取的。

第三节　支气管肺炎

肺炎按解剖可分为以下 3 类:①大叶性(肺泡性)肺炎,肺炎病原体先在肺泡引起炎症,经肺泡间孔(Cohn 孔)向其他肺泡扩散,致使部分肺段或整个肺段、肺叶发生炎症改变。典型者表现为肺实质炎症,通常并不累及支气管。致病菌多为肺炎链球菌。X 线胸片显示肺叶或肺段的实变阴影。②小叶性(支气管性)肺炎,肺炎病原体经支气管入侵,引起细支气管、终末细支气管及肺泡的炎症,常继发于其他疾病,如支气管炎、支气管扩张、上呼吸道病毒感染,以及长期卧床的危重患儿。其病原体有肺炎链球菌、葡萄球菌、病毒、肺炎支原体及军团菌等。支气管腔内有分泌物,故常可闻及湿性啰音,无实变的体征。X 线显示为沿肺纹理分布的不规则斑片状阴影,边缘密度浅而模糊,无实变征象,肺下叶常受累。③间质性肺炎,以肺间质为主的炎症,可由细菌、支原体、衣原体、病毒或肺孢子菌等引起。累及支气管壁及支气管周围,有肺泡壁增生及间质水肿。因病变仅在肺间质,故呼吸道症状较轻,异常体征较少。X 线检查通常表现为一侧或双侧肺下部的不规则条索状阴影,从肺门向外伸展,可呈网状,其间可有小片肺不张阴影。

本节主要讲述小叶性肺炎(支气管肺炎),支气管肺炎是小儿时期最常见的肺炎,全年均可发病,以冬春寒冷季节较多。营养不良、维生素 D 缺乏性佝偻病、先天性心脏病、低出生体重儿等均易发生本病。病原微生物为细菌和病毒,发达国家中小儿肺炎病原以病毒为主,发展中国家以细菌为主。细菌感染以肺炎链球菌多见,近年来肺炎支原体和流感嗜血杆菌有增多趋势。支气管肺炎主要的病理生理改变是支气管、细支气管和肺泡的炎症导致通气与换气功能障碍,引起低氧血症和高碳酸血症。

一、病因

(一)好发因素

婴幼儿时期容易发生肺炎是由于呼吸系统生理解剖上的特点,如气管、支气管管腔狭窄,黏液分泌少,纤毛运动差,肺弹力组织发育差,血管丰富易于充血,间质发育旺盛,肺泡数少,肺含气量少,易为黏液所阻塞等。在此年龄阶段免疫学上也有弱点,防御功能尚未充分发展,容易发生传染病、营养不良、佝偻病等疾病。这些内在因素不但使婴幼儿容易发生肺炎,并且比较严重,1 岁以下婴儿免疫力很差,故肺炎易于扩散,融合并延及两肺;年龄较大及体质较强的幼儿,机体反应性逐渐成熟,局限感染能力增强,肺炎往往出现较大的病灶,如局限于一叶则为大叶性肺炎。

(二)病原菌

凡能引起上呼吸道感染的病原体均可诱发支气管肺炎,但以细菌和病毒为主,其中肺炎链球菌,流感嗜血杆菌,RSV 最为常见。20 世纪 90 年代以后美国等发达国家普遍接种 b 型流感嗜血杆菌(Hib)疫苗,因而流感嗜血杆菌所致肺炎已明显减少。一般支气管肺炎大部分由于肺炎链球菌所致,占细菌性肺炎的 90% 以上,其他细菌如葡萄球菌,链球菌,流感嗜血杆菌,大肠埃希菌,肺炎杆菌,铜绿假单胞菌则较少见。肺炎链球菌至少有 86 个不同血清型,都对青霉素敏感,所以目前分型对治疗的意义不大,较常见肺炎链球菌型别是第 14、18、19、23 等型。

二、临床表现

(一)发热

热型不定,多为不规则发热,亦可为弛张热或稽留热,重度营养不良者可不发热。

(二)咳嗽

咳嗽较频繁,早期为刺激性干咳,后期咳嗽有痰。

(三)气促或呼吸困难

多发生于发热、咳嗽之后,呼吸加快,可达 40～80 次/分,并有鼻翼翕动,重者呈点头状呼吸、三凹征、唇周发绀。

(四)肺部体征

早期可不明显或仅呼吸音粗糙,以后可闻及固定的中、细湿啰音,叩诊正常。当病灶融合扩大累及部分或整个肺叶时,则出现相应肺实变体征,语颤增强、叩诊浊音、听诊呼吸音减弱或出现管状呼吸音。

三、X 线胸片

早期肺纹理增粗,以后出现散在点状及小斑片状阴影,以双肺下野、中内带及心膈区居多,并可见肺气肿或肺不张。

四、实验室检查

(一)周围血白细胞计数及中性粒细胞比例

细菌性肺炎大多增高,可有核左移,细胞质中可有中毒颗粒。病毒性、部分金黄色葡萄球菌和大肠埃希菌肺炎可正常或降低。

(二)粒细胞碱性磷酸酶(AKP)及 C-反应蛋白(CRP)

细菌感染时粒细胞碱性磷酸酶(AKP)积分>200,C-反应蛋白(CRP)明显升高;病毒感染时 AKP 积分多<100,CRP 不增高。

五、鉴别诊断

本病应与以下疾病鉴别。

(一)急性支气管炎

急性支气管炎患儿一般无发热或发热不高,全身情况好,以咳嗽为主要症状,肺部有不固定的干、湿啰音。婴幼儿由于呼吸道解剖特点易发生气管痉挛而致呼吸困难,有时与肺炎不易区别,宜按肺炎处理。

(二)支气管哮喘合并肺部感染

支气管哮喘合并肺部感染表现为发作性咳嗽,喘鸣,肺部哮鸣音出现早,发热和中细湿啰音出现晚。既往有反复咳喘发作史、个人过敏史及类似疾病家族史。

(三)支气管异物

支气管异物患儿多有异物吸入或突发呛咳史。异物滞留于气管可引起剧烈的咳嗽、喘鸣、呼吸困难,甚至青紫,听诊有气管拍击音,触诊有气管撞击感;异物进入一侧支气管,可因异物堵塞和并发炎症,发生肺不张、肺气肿、支气管扩张等,患侧肺部叩诊浊音或鼓音,呼吸音减低,有时可闻及位置较固定的干、湿性啰音或高调的笛音。X线可见肺不张、肺气肿、肺部炎症及纵隔摆动等表现。支气管镜可确诊。部分患儿无明确异物吸入史,但反复多次同一部位的肺炎发生或炎症控制后不可解释的肺不张、肺气肿应高度怀疑支气管异物,并做进一步检查。

(四)肺结核

小儿最常见的类型为原发性肺结核,有结核接触史,起病缓慢,多有低热、食欲缺乏、疲乏、盗汗等结核中毒症状,X线胸片可见肺内原发病灶及气管或支气管旁淋巴结肿大,结核菌素试验阳性。试验性抗结核治疗有效。此外,对有咳嗽症状的小儿均应询问卡介苗接种史。

(五)特发性肺含铁血黄素沉着症

特发性肺含铁血黄素沉着症以反复呼吸道感染、咳血痰和贫血为三大主要表现,急性期X线表现有片絮状阴影或毛玻璃样改变,较难与支气管肺炎相鉴别。痰液和胃液于光镜下找到含铁血黄素巨噬细胞可确诊,但1~2次阴性不能排除本病,有时需反复多次细致查找。婴幼儿多无咯血及痰中带血表现,临床遇到反复肺部感染合并小细胞低色素性贫血者,应高度怀疑为特发性肺含铁血黄素沉着症。

六、治疗

(一)护理

病室应保持空气流通,室温维持在 20 ℃ 左右,湿度以 60％ 为宜。给予足量的维生素和蛋白质,经常饮水及少量多次进食。保持呼吸道通畅,及时清除上呼吸道分泌物,经常变换体位,减少肺淤血,以利炎症吸收及痰液的排出。为避免交叉感染,轻症肺炎可在家中或门诊治疗,对住院患儿应尽可能将急性期与恢复期的患儿分开,将细菌性感染与病毒性感染患儿分开。

(二)氧气疗法

氧气疗法是纠正低氧血症,防止呼吸衰竭和肺、脑水肿的主要疗法之一。因此,有缺氧表现时应及时给氧。最常用鼻前庭导管持续吸氧,直至缺氧消失方可停止。新生儿或鼻腔分泌物多者,以及经鼻导管给氧后缺氧症状不缓解者,可用口罩、鼻塞、头罩或氧帐给氧。给氧浓度过高,流量过大,持续时间过长,容易导致不良反应,如弥散性肺纤维化或晶体后纤维增生症等。严重缺氧出现呼吸衰竭时,应及时用呼吸器间歇正压给氧或持续正压给氧以改善通气功能。

(三)抗菌药物治疗

抗生素主要用于细菌性肺炎、支原体肺炎、衣原体肺炎及有继发细菌感染的病毒性肺炎。治疗前应作咽部分泌物或血液、胸腔穿刺液培养加药敏试验,以便于针对性选用有效药物。在病原菌未明时,对未用过抗生素治疗的患儿,应首选青霉素,每次 20 万～40 万 U,每天肌内注射 2 次,直至体温正常后 5～7 天为止。重症者可增加剂量 2～3 倍,静脉给药。年龄小或病情严重者需用广谱抗生素联合治疗,可用氨苄西林,50～100 mg/(kg·d),分 2 次肌内注射或静脉注射,加用庆大霉素或卡那霉素等。青霉素疗效不佳或对青霉素过敏的患儿改用红霉素,15～30 mg/(kg·d),用 10％ 葡萄糖溶液稀释成 0.5～1.0mg/mL,分 2 次静脉滴注。疑为金黄色葡萄球菌感染可用新青霉素Ⅱ、Ⅲ加庆大霉素或氯霉素等,亦可应用头孢菌素、万古霉素等。疑为革兰氏阴性杆菌感染可用氨苄西林加庆大霉素,或卡那霉素等。病原体已明确者,根据药敏试验选择有效抗生素治疗。支原体、衣原体感染首选红霉素。真菌感染应停止使用抗生素及激素,选用制霉菌素雾化吸入,每次 5 万 U,4~6 小时一次,亦可用克霉唑、氟康唑或两性霉素 B。

(四)抗病毒药物治疗

国内用利巴韦林治疗早期腺病毒肺炎有一定疗效,对晚期的病例疗效不明显。该药尚可试用于流感病毒肺炎。呼吸道合胞病毒对该药疗效不明显。

近年来国内运用免疫制剂治疗病毒性肺炎,如特异性马血清治疗腺病毒肺炎,对早期无合并感染者疗效较好。干扰素可抑制细胞内病毒的复制,提高巨噬细胞的吞噬能力,治疗病毒性肺炎有一定疗效。

用乳清液雾化剂气雾吸入治疗合胞病毒肺炎,对减轻症状、缩短疗程均有一定作用。

(五)对症治疗

咳嗽有痰者,不可滥用镇咳剂,因抑制咳嗽而不利于排痰。为避免痰液阻塞支气管,可选用祛痰剂如复方甘草合剂、10%氯化铵溶液、吐根糖浆、敌咳糖浆等。

痰液黏稠可用 α-糜蛋白酶 5 mg 加生理盐水 15~20 mL 超声雾化吸入,也可用鱼腥草雾化吸入。干咳影响睡眠和饮食者,可服用 0.5%可待因糖浆,每次 0.1 mL/kg,每天偶用 1~3 次,该药能抑制咳嗽反射,亦能抑制呼吸,故不能滥用或用量过大。右美沙芬每次 0.3 mg/kg,每天 3~4 次,有镇咳作用,但不抑制呼吸。

七、病情转归

(一)病情好转

一般患儿经恰当治疗,首先精神好转,体温逐天下降,肺部啰音由细变粗至消失,咳嗽在 10 天左右缓解。腺病毒肺炎、支原体肺炎病程 2～3 周,金黄色葡萄球菌肺炎病程可更长。

(二)病情反复

处于不同病程阶段的患儿及受不同病原体感染的患儿,若不注意隔离,容易发生交叉感染、重复感染,导致病情反复。故应注意将急性期与恢复期患儿及不同病原体感染的患儿分室居住,加强空气消毒,减少交叉感染的发生。

(三)病情加重

病情加重可见于以下几种情况。

(1)致病菌毒力强,如耐药的金黄色葡萄球菌、革兰氏阴性杆菌,对抗生素不敏感或抗生素选用不当。

(2)原有先天性心脏病、营养不良、佝偻病等基础病变的患儿。

(3)治疗过程中未能及时发现和清理呕吐物而导致窒息。

(4)小婴儿输液过多过快导致心力衰竭。补液应按生理需要量 60～80 mL/(kg·d),心力衰竭时 40～60 mL/(kg·d),1/5～1/3 张,输液速度在 5 mL/(kg·h)以下。

第四节　支原体肺炎

肺炎按病因可分为以下几类:①细菌性肺炎,如肺炎链球菌、金黄色葡萄球菌、甲型溶血性链球菌、肺炎克雷伯杆菌、流感嗜血杆菌、铜绿假单胞菌肺炎等。②非典型病原体所致肺炎,如军团菌、支原体和衣原体等。③病毒性肺炎,如冠状病毒、腺病毒、呼吸道合胞病毒、流感病毒、麻疹病毒、巨细胞病毒、单纯疱疹病毒等。④肺真菌病,如白念珠菌、曲霉、隐球菌、肺孢子菌等。⑤其他病原体所致肺炎,如立克次体(Q 热立克次体)、弓形虫(鼠弓形虫)、寄生虫(肺包虫、肺吸虫、肺血吸虫)等。⑥理化因素所致的肺炎,如放射性损伤引起的放射性肺炎,胃酸吸入引起的化学性肺炎,或对吸入或内源性脂类物质产生炎症反应的类脂性肺炎等。

本节主要讲述支原体肺炎,潜伏期一般为 2～3 周。一般起病较缓慢,但亦有急性起病者。患儿常有发热、畏寒、头痛、咽痛、咳嗽、全身不适、疲乏、食欲缺乏、恶心、呕吐、腹泻等症状,但鼻部卡他症状少见。体温多数在 39 ℃左右,热型不定。咳嗽多较严重,初为干咳,很快转为顽固性剧咳,有时表现为百日咳样咳嗽,咳少量黏痰,偶见痰中带血丝或血块。婴幼儿可表现为憋气,年长儿可感胸闷、胸痛。年长患儿肺部常无阳性体征,这是本病的特点之一。少数病例呼吸音减弱,有干、湿啰音,这些体征常在 X 线改变之后出现。此外,可发生肺脓肿、胸膜炎、肺不张、支气管扩张症、弥漫性间质性肺纤维化等。本病尚可并发神经系统、血液系统、心血管系统、皮肤、肌肉和关节等肺外并发症,如脑膜脑炎、神经根神经炎、心肌炎、心包炎、肾炎、血小板减少、溶血性贫血、噬血细胞综合征及皮疹,尤其是史-约综合征,多发生在呼吸道症状出现后 10 天左右。

一、病理生理

支原体是一组原核细胞型微生物,介于细菌和病毒之间,是能在无细胞培养基上生长的最小微生物之一。无细胞壁,仅有三层结构的细胞膜,基本形态为杆状,长 1～2 μm、宽 0.1～0.2 μm,能在含有血清蛋白和甾醇的琼脂培养基上生长,2～3 周后菌落呈煎蛋状,中间较厚,周围低平。

首次感染肺炎支原体后,病原体可在呼吸道黏膜内常驻,时间可长达数月(在免疫低下患儿甚至可达数年),成为正常携带者。另外肺炎支原体可进入黏膜下和血流,并播散至其他器官。肺炎支原体被吸入呼吸道后,在支气管周围可有淋巴细胞和浆细胞浸润及中性粒细胞和巨噬细胞聚集,向支气管和肺蔓延,呈间质性肺炎或斑片融合性支气管肺炎。而且支原体通常存在于纤毛上皮之间,不侵入肺实质,通过细胞膜上神经氨酸受体位点,吸附于宿主呼吸道上皮细胞表面,抑制纤毛活动与破坏上皮细胞。

肺炎支原体致病性还可能与患儿对病原体或其代谢产物的变态反应有关。肺外器官病变的发生,可能与感染后引起免疫反应、产生免疫复合物和自身抗体有关。

肺炎支原体可附着并破坏呼吸道黏膜纤毛上皮细胞。在显微镜下,可见间质性肺炎、支气管炎和细支气管炎。支气管周围有浆细胞和小淋巴细胞浸润。支气管腔内有多形核白细胞,巨噬细胞、纤维蛋白束和上皮细胞碎片。

由于大环内酯类抗生素是临床上治疗支原体感染的首选药物,此类药物的广泛使用,导致支原体对大环内酯类抗生素耐药形势严峻。日本学者发现,2002年肺炎支原体对大环内酯类耐药为0,2003年耐药为5%,2004年为12.5%,2005年为13.5%,2006年上升至30.6%。而另有日本学者报道在2000—2003年上呼吸道感染患儿分离的肺炎支原体中,有约20%对大环内酯类耐药。我国辛德莉等将2004年1月至2005年7月北京友谊医院临床确诊的肺炎支原体感染260例患儿留取鼻咽分泌物或咽拭子,经培养和鉴定阳性13例,分离的13例阳性株中有9株耐药,占69.2%,而且耐药株同时对阿奇霉素和交沙霉素耐药。可见肺炎支原体对大环内酯类耐药的形势十分严峻。

二、流行病学

血清流行病学显示,全球范围的肺炎支原体感染率较高。支原体肺炎以儿童居多,主要通过呼吸道飞沫传播。支原体肺炎冬季高发,症状持续1~3周。

在普通人群中,肺炎支原体感染常呈家庭内传播。在大中小学可引起小范围的暴发和流行。儿童支原体肺炎有一定的流行规律,一般每3~4年流行一次。支原体肺炎占小儿肺炎的15%~20%。

支原体肺炎的传染源是支原体肺炎患儿和支原体携带者,主要通过口、鼻的分泌物在空气中传播,引起散发的呼吸道感染或者小流行。

三、临床表现

(一)症状

大多数感染者仅累及上呼吸道。潜伏期2~3周,起病缓慢。

潜伏期过后,表现为畏寒发热,体温多在 38~39 ℃,伴有乏力、咽痛、头痛、咳嗽、食欲缺乏、腹泻、肌肉酸痛、全身不适、耳痛等症状。发热可持续 2~3 周,体温恢复正常后可能仍有咳嗽。偶伴有胸骨后疼痛,少数患儿有关节痛和关节炎症状。

咳嗽是肺炎支原体感染的特点,咳嗽初期为干咳,后转为顽固性剧烈咳嗽,无痰或伴有少量黏痰,特别是夜间咳嗽较为明显,偶可有痰中带血。由于持续咳嗽,患儿可因肌张力增加而发生胸骨旁胸腔疼痛,但真正的胸膜疼痛较少见。

病情一般较轻,有时可重,但很少死亡。发热 3 天至 2 周,咳嗽可延长至 6 周左右。可有血管内溶血,溶血往往见于退热时,或发生于受凉时。

(二)体征

体检示轻度鼻塞、流涕,咽中度充血、水肿。耳鼓膜常有充血、水肿,约 15% 有鼓膜炎。颈淋巴结可肿大。少数病例有斑丘疹、红斑或唇疱疹。胸部一般无明显异常体征,约半数可闻及干性或湿性啰音,10%~15% 病例发生少量胸腔积液。

(三)并发症

可并发皮炎、鼓膜炎或中耳炎、关节炎等。中枢神经受累者,可见脑膜炎、脑炎及脊髓炎病变。可伴有血液病(急性溶血、血小板减少性紫癜)或雷诺现象(受冷时四肢间歇苍白或发绀并感疼痛),此时病程延长。心包炎、心肌炎、肝炎也有发现。

四、实验室检查

(一)X 线胸片检查

显示双肺纹理增多,肺实质可有多形态的浸润形,以下叶多见,也可呈斑点状、斑片状或均匀模糊阴影。约 1/5 有少量胸腔积液。肺部病变表现多样化,早期间质性肺炎肺部显示纹理增加及网织状阴影,后发展为斑点片状或均匀的模糊阴影,近肺门较深,下叶较多。约半数为单叶或单肺段分布,有时浸润广泛,有实变。

儿童可见肺门淋巴结肿大。少数病例有少量胸腔积液。肺炎常在 2～3 周内消散,偶有延长至 4～6 周者。

(二)血常规检查

血白细胞计数正常或略增高,以中性粒细胞为主。

(三)尿液分析

可有微量蛋白,肝功能检查可有转氨酶升高。

(四)病原学检查

可采集患儿咽部分泌物、痰、支气管肺泡灌洗液等进行培养和分离支原体。肺炎支原体的分离,难以广泛应用,无助于早期诊断。痰、鼻和咽拭子培养可获肺炎支原体,但需时约 3 周,同时可用抗血清抑制其生长,也可借红细胞的溶血来证实阴性培养。此项检查诊断可靠,但培养技术难度大,烦琐费时,无助于本病的早期诊断。

(五)血清学检查

血清学检查是确诊肺炎支原体感染最常用的检测手段,如补体结合试验、间接荧光抗体测定、间接血凝试验、酶联免疫吸附试验(ELISA)及生长抑制试验等。酶联免疫吸附试验最敏感,免疫荧光法特异性强。血清学方法可直接检测标本中肺炎支原体抗原,用于临床早期快速诊断。肺炎支原体 IgM 抗体阳性可作为急性感染的指标,尤其是对于患儿。但阴性时不能排除肺炎支原体感染,因为再次感染时 IgM 抗体可能缺如。

(六)冷凝集试验

冷凝集试验是临床上沿用多年的一种非特异性血清学诊断方法。由于冷凝集抗体出现较早,阳性率较高,下降也快,故在目前仍不失为一项简便、快速、实用和较早期的诊断方法,但其他微生物也可诱导产生冷凝素,故该试验不推荐用于肺炎支原体感染的诊断,必须结合临床及其他血清学检测进行判断。

如果血清病原抗体效价＞1∶32;链球菌 MG 凝集试验效价≥1∶40为阳性,连续两次 4 倍以上增高有诊断价值。

(七)单克隆抗体

免疫印迹法、多克隆抗体间接免疫荧光测定、固相酶免疫技术ELISA 等可直接从患儿鼻咽分泌物或痰标本中检测支原体抗原而确立诊断。此法快速、简便,但敏感性、特异性和稳定性尚待进一步提高。

(八)核酸杂交技术及 PCR 技术等

具有高效、特异而敏感等优点,易于推广,对早期诊断肺炎支原体感染有重要价值。

五、诊断

(1)好发于儿童及青少年,常有家庭、学校的小流行发生,有本病接触史者有助于诊断。

(2)发病缓慢,早期有乏力、头痛、咽痛等症状。多为中度发热,突出症状为阵发性刺激性咳嗽,可有少量黏痰或脓性痰,也可有血痰,部分患儿无明显症状。

(3)肺部检查多数无阳性体征,部分患儿可有干、湿啰音。

(4)外周血白细胞计数正常或稍增多,以中性粒细胞为主。

(5)血清免疫学检查:①红细胞冷凝集试验阳性(滴定效价 1∶32 以上),持续升高者诊断意义更大。一般起病后 2 周,约 2/3 患儿冷凝集试验阳性,滴定效价>1∶32,特别是当滴度逐步升高时,有诊断价值。②链球菌 MG 凝集试验阳性(滴定效价 1∶40 或以上),后一次标本滴度较前次增高达 4 倍或以上诊断意义更大;约半数患儿对链球菌 MG 凝集试验阳性。③血清特异性补体结合试验阳性(滴定效价为 1∶40 到 1∶80),2 周后滴度增高 4 倍,有重要诊断价值。

(6)痰液尤其是支气管吸出分泌物培养分离出肺炎支原体可确诊。

(7)X 线检查:肺部有形态多样化的浸润阴影,以肺下野斑片状淡薄阴影多见,肺门处密度较深。部分呈叶段性分布。

六、鉴别诊断

(一)气管、支气管炎

大多数感染肺炎支原体的患儿症状很轻,起始时主要表现为上呼吸道症状,肺部也没有体征,白细胞计数通常正常,此种情况下容易误诊为急性气管炎和支气管炎,但通过胸部影像学的检查一般不难鉴别。对于不易诊断的可做胸部 CT 确诊。

(二)传染性非典型肺炎(又称严重急性呼吸道综合征,SARS)

本病主要表现为发热等病毒感染的非特异性症状,实验室检查白细胞计数不升高或降低,特别表现为淋巴细胞数量的下降。由于 SARS 是新出现的一个疾病,易与支原体肺炎混淆。但 SARS 有很强的传染性,重症发生率高,抗生素治疗无效,病情进展快。对于鉴别有困难的,可通过实验室检查进行鉴别。

(三)肺嗜酸性粒细胞浸润症

多数支原体肺炎感染特征不是很明显,影像学特征又不具特异性,很容易与肺嗜酸性粒细胞浸润症、过敏性肺炎等混淆,但非感染性肺疾病一般在病理学上有其相应特征,及时进行检查有助于鉴别。

(四)细菌性肺炎

临床表现较肺炎支原体肺炎重,X 线的肺部浸润阴影也更明显,且白细胞计数明显高于参考值上限。

(五)流感病毒性肺炎或流感后并发细菌性肺炎

发生于流行季节,起病较急,肌肉酸痛明显,可能伴胃肠道症状。

(六)军团菌肺炎和衣原体肺炎

临床不易鉴别,明确诊断必须借助于病原的分离鉴定培养和血清学检查。

七、治疗

(一)抗生素治疗

(1)早期使用适当抗生素可减轻症状,缩短病程至 7～10 天。大环内酯类抗生素是肺炎支原体感染的首选药物,红霉素、克拉霉素、多西环素治疗有效,可缩短病程。喹诺酮类(如左氧氟沙星、莫昔沙星等)、四环素类也用于肺炎支原体肺炎的治疗,疗程一般为 2～3 周。因肺炎支原体无细胞壁,青霉素或头孢菌素类等抗生素无效。若继发细菌感染,可根据痰病原学检查结果,选用针对性的抗生素治疗。

(2)推荐剂量:红霉素每次 0.5 g,每 6 小时 1 次;克拉霉素的胃肠道反应轻,其他不良反应少,效果与红霉素相仿,用量 0.5 g/d,口服;四环素 0.25 g,每 6 小时 1 次;多西环素 0.1 g/d,口服。治疗须继续 2~3 周,以免复发。罗红霉素、阿奇霉素的效果较好,且不良反应少。如果不能排除军团菌肺炎,应选用红霉素。如果不能排除衣原体肺炎,推荐四环素和多西环素。

(3)对于耐药的肺炎支原体,可选用替利霉素和利福霉素。替利霉素属于酮内酯类,是新一代大环内酯类抗生素,该类抗生素由 14 元环大环内酯衍生而成,因在菌体内有更广泛的结合位点,具有更强的抗菌活性。

利福霉素具有抗菌谱广、作用强,吸收快、局部浓度高、不良反应小、耐药率较低等优点,对于耐阿奇霉素肺炎支原体引起的下呼吸道感染选用联合利福霉素治疗,有明显的疗效。

(4)支原体耐药与抗生素的使用密切相关,在临床治疗支原体感染时,应结合药敏试验足量使用敏感药物,并使疗程尽可能短,避免低浓度药物与支原体长期接触。人为造成"抗生素压力",会使原来占优势的敏感株被抑制或杀灭,诱导或选择出耐药菌株并使之繁衍成抗菌药物主要作用对象,造成治疗失败。

(二)镇咳治疗

对剧烈呛咳者,应适当给予镇咳药。

八、预后

本病预后良好,但继发其他细菌性肺炎患儿,预后较差。

本病有自限性,部分病例不经治疗可自愈。注意事项:家庭中发病应注意隔离,避免密切接触;抗生素预防无效。支原体肺炎疫苗的预防效果尚无定论,鼻内接种减毒活疫苗的预防尚在研究中。

九、预防

预防支原体肺炎,要多到户外活动,以增强体质;外出回来及用餐前要用洗手液或肥皂洗手;咳嗽或打喷嚏时用手绢或纸掩住口鼻,尽量减少飞沫向周围喷射,以免传染他人。

儿童消化系统疾病

第一节 肠 炎

肠炎是以腹泻为主要表现的综合征,发病年龄多在1.5岁以下。发病后均有不同程度的发热、腹泻、呕吐,因吐泻大量体液丢失,加之摄入不足,导致水和电解质紊乱,造成脱水和酸中毒。这是小儿肠炎治疗护理中的一个关键。

一、病因

主要由于肠道内感染,如致病性大肠埃希菌感染,肠道病毒感染(以轮状病毒多见),也可由于肠道外感染,如肺炎、中耳炎等,及喂养不当所致。致病性大肠埃希菌引起的腹泻以夏季多见,轮状病毒引起的腹泻多见于秋季,此外,肠道外感染及喂养不当所致腹泻,一年四季均可发生。

二、临床表现

(一)轻型腹泻

多数由于饮食不当或肠道外感染引起,少数亦可因致病性大肠埃希菌或肠道病毒感染所致。

(1)临床症状较轻,每天腹泻次数多在10次以下,大便黄色或带绿色,水分不多,偶有呕吐。

(2)患儿精神较好,无明显脱水及电解质紊乱症状。

(3)大便镜检仪有少量白细胞及脂肪球。

(4)注意观察检查肠道外感染灶,如中耳炎等。

(二)重型腹泻

重型腹泻为致病性大肠埃希菌或病毒感染引起,也可由轻型腹泻转变而来,部分患儿与其营养状况有关。

(1)腹泻、呕吐较严重,每天腹泻次数在 20 次左右,亦有次数更多的,大便呈水样或蛋花汤样。每次大便含水分可达数十毫升,排便时无里急后重,呕吐较频,每天在 10 次以上。

(2)脱水的临床表现与脱水程度有关。脱水的性质,按同时丧失的钠和水的比例而定,分为等张脱水、高张脱水、低张脱水,临床最多见为等张性脱水。酸中毒时,患儿唇周鲜红,呼吸深快(6 个月以下的婴儿呼吸改变可不明显)。如并发低钾血症,患儿肌张力低,心音低钝,腹胀,肠鸣音减弱或消失,膝反射迟钝或消失,心电图可见 U 波。此症多见于营养不良的慢性腹泻患儿,或急性腹泻脱水纠正后。水和电解质紊乱处理不当会危及患儿生命。

(3)长期腹泻可导致营养不良及多种维生素缺乏,且易患尿路感染、鹅口疮等并发症。

三、诊断

(1)根据临床症状,如呕吐、腹泻、大便稀水样。

(2)大便镜检有少量白细胞及脂肪球。

四、治疗

(一)轻型腹泻

(1)治疗肠道外感染灶。

(2)调节饮食:一般不禁食。呕吐频繁者可禁食数小时,然后喂稀释奶(2 份牛奶+1 份米汤或水+5% 糖),根据大便情况逐渐恢复正常喂养。如有母乳喂养最好。

(3)对症处理:选用助消化及收敛等药物,如胃蛋白酶、多酶片、鞣酸蛋白、乳酶生等。

(4)用口服补液,世界卫生组织推荐的口服补液盐配方为,氯化钠

3.5 g,碳酸氢钠 2.5 g、氯化钾 1.5 g、葡萄糖 20 g 加水至 1 000 mL,服时要少量多次,不禁食、不禁水,以防发生高钠血症。

(二)重型腹泻

(1)饮食疗法:吐泻严重者禁食 6～12 小时,待脱水基本纠正,吐泻好转开始喂奶,其方法同轻型腹泻调节饮食的方法。

(2)控制感染:对致病性大肠埃希菌肠炎,首选新霉素,此外,庆大霉素、多黏菌素 B、吡哌酸等均可选用。

(3)液体疗法:根据脱水的程度及性质,选择不同张力的液体及合适的用量治疗。其原则为先盐后糖、先浓后淡、先快后慢,见尿给钾。累积损失选用静脉补液治疗,脱水基本纠正后补充继续丢失的输液,也可选用稀释的口服补液盐(氯化钠 3.5 g、碳酸氢钠 2.5 g、氯化钾 1.5 g、葡萄糖 20 g 加水至 1 500 mL)继续治疗。

(4)腹胀严重者,除适量补钾外,可用肛管排气或用适量新斯的明,还可用新鲜葱姜捣成泥,装在纱布袋中,敷于脐部。

(5)脱水纠正后静脉补充钙剂。

(三)营养不良或腹泻较久者

营养不良或腹泻较久者应补充维生素 A、维生素 C、维生素 D 和 B 族维生素,以及采取少量输血等支持疗法。此类患儿喂养很困难,可选用新鲜小米粥汤,胡萝卜泥,再渐添加稀释牛奶,继而过渡到正常饮食。

五、预防

注意饮食卫生。隔离患儿,加强消毒,病房内的桌椅、生活用具可用 1∶1 000～3∶1 000 的过氧乙酸溶液消毒。患儿尿布需高压消毒。对感染动物尤其是患病的幼狗、猫等,应加强管理和治疗。

鼠伤寒沙门菌小肠结肠炎传染力强,播散快,易引起病房内流行,因此一城市发生本病后,应设立专门医院或病房集中收治,一般病房发现本病后应暂时封闭,在患儿出院前不再收容其他患儿。

第二节 胃　炎

一、急性胃炎

急性胃炎是由不同病因引起的胃黏膜急性炎症。病变严重者可累及黏膜下层与肌层,甚至深达浆膜层。临床上按病因及病理变化的不同,分为急性单纯性胃炎、急性糜烂性胃炎、急性腐蚀性胃炎及急性化脓性胃炎,其中临床上以急性单纯性胃炎最为常见,而由于抗生素广泛应用,急性化脓性胃炎已罕见。儿童中以单纯性与糜烂性胃炎多见。

(一)病因

1.微生物感染或细菌感染

进食污染微生物和细菌毒素的食物后引起的急性胃炎中,多见沙门菌属、嗜盐杆菌及某些病毒等。细菌毒素以金黄色葡萄球菌为多见,偶为肉毒杆菌毒素。近年发现幽门螺杆菌也是引起急性胃炎的一种病原菌。

2.化学因素

(1)水杨酸盐类药物如阿司匹林及吲哚美辛等。

(2)误食强酸(如硫酸、盐酸和硝酸)及强碱(如氢氧化钠和氢氧化钾)引起胃壁腐蚀性损伤。

(3)误食毒蕈、砷、灭虫药及杀鼠剂等化学毒物,均可刺激胃黏膜引起炎症。

3.物理因素

进食过冷、过热的食品或粗糙食物均可损伤胃黏膜,引起炎症。

4.应激状态

某些危重疾病如新生儿窒息、颅内出血、败血症、休克及大面积灼伤等使患儿处于严重的应激状态是导致急性糜烂性胃炎的主要原因。

(二)发病机制

(1)外源性病因可严重破坏胃黏液屏障,导致氢离子及胃蛋白酶的逆向弥散,引起胃黏膜的损伤而发生糜烂、出血。

(2)应激状态使去甲肾上腺素和肾上腺素大量分泌,内脏血管收缩,胃血流量减少,缺血、缺氧进一步使黏膜上皮的线粒体功能降低,影响氧化磷酸化过程,使胃黏膜的糖原贮存减少。而胃黏膜缺血时,不能清除逆向弥散的氢离子;缺氧和去甲肾上腺素分泌又使碳酸氢根离子分泌减少,前列腺素合成减少,削弱胃黏膜屏障功能,导致胃黏膜急性糜烂性炎症。

(三)临床表现及分型

1.急性单纯性胃炎

起病较急,多在进食污染食物数小时后或 24 小时发病,症状轻重不一,表现为上腹部不适、疼痛,甚至剧烈的腹部绞痛、厌食、恶心、呕吐,若伴有肠炎,可有腹泻。若为药物或刺激性食物所致,症状则较轻,局限上腹部,体格检查有上腹部或脐周压痛,肠鸣音可亢进。

2.急性糜烂性胃炎

多在机体处在严重疾病应激状态下诱发,起病急骤,常以呕血或黑粪为突出症状,大量出血可引起晕厥或休克,伴重度贫血。

3.急性腐蚀性胃炎

误服强酸、强碱史,除口腔黏膜糜烂、水肿外,出现中上腹剧痛、绞痛感,恶心、呕吐,呕血和黑粪,并发胃功能紊乱,急性期过后可遗留贲门或幽门狭窄,出现呕吐等梗阻症状。

(四)辅助检查

1.实验室检查

感染因素引起者其外周血白细胞计数一般增高,中性粒细胞比例增大。腹泻者,粪便常规检查有少量黏液及红、白细胞。

2.内镜检查

胃黏膜明显充血、水肿,黏膜表面覆盖厚的黏稠炎性渗出物,糜烂性胃炎则在上述病变上见到点、圆、片、线状或不规则形糜烂,中心为红色新鲜出血或棕红色陈旧性出血,伴白苔或黄苔,常为多发,亦可为单个。做胃镜时应同时取胃黏膜做幽门螺杆菌检测。

3.X线检查

胃肠钡餐检查显示病变黏膜粗糙,局部压痛,但不能发现糜烂性病变,且不能用于急性或活动性出血患儿。

(五)诊断与鉴别诊断

急性胃炎无特征性临床表现,诊断主要依靠病史及内镜检查,以上腹痛为主要症状者应与下列疾病鉴别。

1.急性胰腺炎

有突然发作的上腹部剧烈疼痛,放射至背部及腰部,血清淀粉酶升高,B超或CT显示胰腺肿大,严重患儿腹腔穿刺可抽出血性液体且淀粉酶增高。

2.胆道蛔虫症

骤然发生上腹部剧烈绞痛,可放射至左、右肩部及背部,发作时辗转不安,剑突下偏右压痛明显,可伴呕吐,有时吐出蛔虫,B超见胆总管内有虫体异物。

(六)治疗

1.单纯性胃炎

以对症治疗为主,去除病因,解痉止吐,口服黏膜保护剂,对细菌感染尤其伴有腹泻者可选用小檗碱、卡那霉素及氨苄西林等抗生素。有幽门螺杆菌者,则应做清除治疗。

2.糜烂性胃炎

应控制出血,去除应激因素,可用 H_2 受体拮抗药:西咪替丁 $20\sim40$ mg/(kg·d),法莫替丁 $0.4\sim0.8$ mg/(kg·d),或质子泵阻滞药奥美拉唑 $0.6\sim0.8$ mg/(kg·d),以及应用止血药如巴曲酶注射、凝血酶口服等。

3.腐蚀性胃炎

应根据腐蚀剂性质给予相应中和药物,如口服镁乳氢氧化铝、牛奶和鸡蛋清等治疗强酸剂腐蚀。

二、慢性胃炎

慢性胃炎是指各种原因持续反复作用于胃黏膜所引起的慢性炎症。慢性胃炎发病原因尚未明了，各种饮食、药物、微生物、毒素及胆汁反流，均可能与慢性胃炎的发病有关。近年的研究认为幽门螺杆菌的胃内感染是引起慢性胃炎最重要的因素，其产生的机制与黏膜的破坏和保护因素之间失去平衡有关。

（一）病因及发病机制

1.幽门螺杆菌

自从 1983 年澳大利亚学者沃伦（Warren）和马歇尔（Marshall）首次从慢性胃炎患儿的胃黏液中分离出幽门螺杆菌以来，大量的研究表明，幽门螺杆菌与慢性胃炎密切相关。在儿童中原发性胃炎幽门螺杆菌感染率高达 40%，慢性活动性胃炎高达 90% 以上，而正常胃黏膜几乎很难检出幽门螺杆菌。感染幽门螺杆菌后，胃部病理形态改变主要是胃窦黏膜小结节，小颗粒隆起，组织学显示淋巴细胞增多，淋巴滤泡形成，用药物将幽门螺杆菌清除后，胃黏膜炎症明显改善。此外成人健康志愿者口服幽门螺杆菌证实此菌可引发胃黏膜的慢性炎症，并出现上腹部痛、恶心及呕吐等症状；用幽门螺杆菌感染动物的动物模型也获得了成功，因此幽门螺杆菌是慢性胃炎的一个重要病因。

2.化学性药物

小儿时期经常感冒和发热，反复使用非甾体类药物如阿司匹林和吲哚美辛等，使胃黏膜内源性保护物质前列腺素 E_2 减少，胃黏膜屏障功能降低，而致胃黏膜损伤。

3.不合理的饮食习惯

食物过冷、过热、过酸、过辣、过咸，或经常暴饮暴食、饮食无规律等均可引起胃黏膜慢性炎症，食物中缺乏蛋白质及 B 族维生素也使慢性胃炎的易患性增加。

4.细菌、病毒和/或其毒素

鼻腔、口咽部的慢性感染病灶，如扁桃体炎、鼻旁窦炎等细菌或其毒素被吞入胃内,长期慢性刺激可引起慢性胃黏膜炎症。据报道40%的慢性扁桃体炎患儿其胃内有卡他性改变。急性胃炎之后胃黏膜损伤经久不愈,反复发作亦可发展为慢性胃炎。

5.十二指肠液反流

幽门括约肌功能失调时,使十二指肠液反流入胃增加。十二指肠液中含有胆汁、肠液和胰液。胆盐可减低胃黏膜屏障对氢离子的通透性,并使胃窦部 G 细胞释放胃泌素,增加胃酸分泌,氢离子通过损伤的黏膜屏障并弥散进入胃黏膜引起炎症变化、血管扩张及炎性渗出增多,使慢性胃炎持续存在。

(二)临床表现

小儿慢性胃炎的症状无特异性,多数有不同程度的消化不良症状,临床表现的轻重与胃黏膜的病变程度并非一致,且病程迁延。主要表现是反复腹痛,无明显规律性,通常在进食后加重。疼痛部位不确切,多在脐周。幼儿腹痛可仅表现不安和正常进食行为改变,年长儿症状似成人,常诉上腹痛,其次有嗳气、早饱、恶心、上腹部不适及泛酸。进食硬、冷、辛辣等食物或受凉、气温下降时可引发或加重症状。部分患儿可有食欲缺乏、乏力、消瘦及头晕,伴有胃糜烂者可出现黑便。体征多不明显,压痛部位可在中上腹或脐周,范围较广泛。

(三)辅助检查

1.胃酸测定

浅表性胃炎胃酸正常或偏低,萎缩性胃炎则明显降低甚至缺酸。

2.幽门螺杆菌检测

幽门螺杆菌检测包括胃镜下取胃黏液直接涂片染色,组织切片染色找幽门螺杆菌,幽门螺杆菌培养,尿素酶检测。其次是非侵袭法利用细菌的生物特性,特别是幽门螺杆菌的尿素酶水解尿素的能力而形成的呼气试验(^{13}C-尿素呼气)检测幽门螺杆菌。血清学幽门螺杆菌 IgG 抗体的测定,因不能提供细菌当前是否存在的依据,故不能用于目前感染的诊断,主要用于筛选或流行病学调查。以上方法中,以尿素酶法最为简便、快速,常一步完成。^{13}C-尿素呼气试验,因此法价格高,临床普及受到限制。

3.其他检查

在 A 型萎缩性胃炎(胃体胃炎)血清中可出现壁细胞抗体、胃泌素抗体和内因子抗体等。多数萎缩性胃炎的血、尿胃蛋白酶原分泌减少,而浅表性胃炎多属正常。恶性贫血时血清中 B 族维生素水平明显降低。

4.X 线钡餐检查

X 线钡餐检查对慢性胃炎的诊断无多大帮助。依据国外资料,胃镜确诊为慢性胃炎者 X 线检查显示有胃黏膜炎症者仅 20％～25％。虽然过去多数放射学者认为,胃紧张度的障碍、蠕动的改变及空腹胃内的胃液,可作为诊断胃炎的依据,但近年胃镜检查发现,这种现象是胃动力异常而并非胃炎所致。

5.胃镜检查

胃镜检查是慢性胃炎最主要的诊断方法,并可取黏膜活体组织做病理学检查。慢性胃炎在胃镜下表现为充血、水肿,反光增强,胃小凹明显,黏膜质脆易出血;黏液增多,微小结节形成,局限或大片状伴有新鲜或陈旧性出血点及糜烂。当胃黏膜有萎缩改变时,黏膜失去正常的橘红色,色泽呈灰色,皱襞变细,黏膜变薄,黏膜下血管显露。病理组织学改变,上皮细胞变性,小凹上皮细胞增生,固有膜炎症细胞浸润,腺体萎缩,炎症细胞主要是淋巴细胞及浆细胞。

(四)诊断与鉴别诊断

1.诊断

慢性胃炎无特殊性表现,单凭临床症状诊断较为困难,对反复腹痛与消化不良症状的患儿确诊主要依靠胃镜检查与病理组织活体检查。根据有无腺体萎缩诊断为慢性浅表性胃炎或慢性萎缩性胃炎。根据炎症程度分为轻度(炎症浸润仅限于黏液的浅表 1/3)、中度(炎症累及黏膜的浅层 1/3～2/3)及重度(炎症超过黏膜浅层 2/3 以上);若固有层内有中性粒细胞浸润则说明"活动性"。此外,常规在胃窦大弯或后壁距幽门 5 cm 内取组织切片染色,快速尿素酶试验或细菌培养,或^{13}C-尿素呼气试验检查幽门螺杆菌,如阳性则诊断为"幽门螺杆菌相关性胃炎"。发现幽门口收缩不良,反流增多,胆汁滞留胃内,病理切片示纤维组织增生,常提示胃炎与胆汁反流有关。

2.鉴别诊断

在慢性胃炎发作期时,可通过胃镜、B超、24小时pH监测综合检查,排除肝、胆、胰、消化性溃疡及反流性食管炎。在胃炎发作期,应注意与胃穿孔或阑尾炎早期鉴别。

(五)预防

早期去除各种诱发或加重胃炎的原因,避免精神过度紧张、疲劳与各种刺激性饮食,注意气候变化,防止受凉,积极治疗口腔及鼻咽部慢性感染灶,少用对胃黏膜有刺激的药物。慢性胃炎尚无特殊疗法,无症状者无须治疗。

(1)饮食:宜选择易消化无刺激性食物,少吃冷饮与调味品。

(2)根除幽门螺杆菌:对幽门螺杆菌引起的胃炎,尤为活动性胃炎,应给予抗幽门螺杆菌治疗。

(3)有腹胀、恶心、呕吐者,给予胃动力药物,如多潘立酮及西沙比利等。

(4)高酸或胃炎活动期者,可给予H_2受体阻滞药(西咪替丁、雷尼替丁和法莫替丁)。

(5)有胆汁反流者,给予胃达喜、熊去氧胆酸与胆汁酸结合及促进胆汁排空的药。

第三节　功能性消化不良

功能性消化不良(functional dyspepsia,FD)是指有持续存在或反复发作的上腹痛、腹胀、早饱、嗳气、厌食、胃灼热、泛酸、恶心及呕吐等消化功能障碍症状,经各项检查排除器质性疾病的一组小儿消化内科最常见的临床综合征。功能性消化不良的患儿主诉各异,又缺乏肯定的特异病理生理基础,因此,对这一部分患儿,曾有许多命名,主要有功能性消化不良、非溃疡性消化不良、特发性消化不良、原发性消化不良、胀气性消化不良及上腹不适综合征等。目前国际上多采用前 3 种命名,而"功能性消化不良"尤为大多数学者所接受。

一、流行病学

FD 发病十分普遍,美国东北部郊区对 507 名社区青少年调查发现,5%～10%的受调查者具有典型的消化不良症状。西伯利亚青少年消化不良调查表明,女性患病率为 27%,男性为 16%。意大利北部校园儿童研究表明 3.5%存在溃疡样消化不良的表现,3.7%存在动力障碍样消化不良,但本研究中未纳入 12 岁以上的青少年,所以患病率低。一项在儿科消化专科门诊进行的研究表明,4～9 岁功能性胃肠病患儿中,13.5%被诊断为消化不良,10～18 岁患儿中有10.2%有消化不良。

在我国此病有逐年上升的趋势,以消化不良为主诉的成人患者约占普通内科门诊的 11%、占消化专科门诊的 53%。国内患儿中功能性消化不良的发病率尚无规范的统计。

二、病因及发病机制

功能性消化不良病因不明,其发病机制亦不清楚。目前认为是多种因素综合作用的结果。这些因素包括了饮食和环境、胃酸分泌、幽门螺杆菌感染、消化道运动功能异常、心理因素及一些其他胃肠功能紊乱疾病,如胃食管反流性疾病(GERD)、吞气症及肠易激综合征等。

(一)饮食与环境因素

功能性消化不良患儿的症状往往与饮食有关,许多患儿常常主诉一些含气饮料、咖啡、柠檬或其他水果,以及油炸类食物会加重消化不良。虽然双盲法食物诱发试验对食物诱因的意义提出了质疑,但许多患儿仍在避免上述食物并平衡了膳食结构后感到症状有所减轻。

(二)胃酸

部分功能性消化不良的患儿会出现溃疡样症状,如饥饿痛,在进食后渐缓解,腹部有指压点痛,给予制酸剂或抑酸药物症状可在短期内缓解。这些都提示这类患者的发病与胃酸有关。然而绝大多数研究证实 FD 患者基础胃酸和最大胃酸分泌量没有增加,胃酸分泌与溃疡样症状无关,症状程度与最大胃酸分泌也无相关性。所以,胃酸在功能性消化不良发病中的作用仍需进一步研究。

(三)慢性胃炎与十二指肠炎

功能性消化不良患者中有 30%～50%经组织学检查证实为胃窦胃炎,欧洲不少国家将慢性胃炎视为功能性消化不良,认为慢性胃炎可能通过神经及体液因素影响胃的运动功能,也有学者认为非糜烂性十二指肠炎也属于功能性消化不良。应当指出的是,功能性消化不良症状的轻重并不与胃黏膜炎症病变相互平行。

(四)幽门螺杆菌感染

幽门螺杆菌是一种革兰氏阴性细菌,一般定植于胃的黏液层表面。幽门螺杆菌感染与功能性消化不良关系的研究结果差异很大,有些研究认为幽门螺杆菌感染是 FD 的病理生理因素之一,因为在成人中,功能性消化不良患者的胃黏膜内常可发现幽门螺杆菌,检出率为 40%～70%。但大量的研究却表明:FD 患者的幽门螺杆菌感染率并不高于正常健康人,阳性幽门螺杆菌和阴性幽门螺杆菌者的胃肠运动和胃排空功能无明显差异,且幽门螺杆菌阳性的 FD 患者经根除幽门螺杆菌治疗后其消化不良症状并不一定随之消失,进一步研究证实幽门螺杆菌特异性抗原与 FD 无相关性,甚至其特异血清型 CagA 与任何消化不良症状或任何原发性功能性上腹不适症状均无关系。目前国内学者的共识意见为幽门螺杆菌感染为慢性活动性胃炎的主要病因,有消化不良症状的幽门螺杆菌感染者可归属于 FD 范畴。

(五)胃肠运动功能障碍

许多的研究都认为 FD 其实是胃肠道功能紊乱的一种。它与其他胃肠功能紊乱性疾病有着相似的发病机制。近年来随着对胃肠功能疾病在生理学(运动-感觉)、基础学(脑-肠作用)及精神社会学等方面的进一步了解,并基于其所表现的症状及解剖位置,罗马委员会制定了新的标准,即罗马Ⅲ标准。罗马Ⅲ标准不仅包括诊断标准,亦对胃肠功能紊乱的基础生理、病理、神经支配及胃肠激素、免疫系统做了详细叙述,同时在治疗方面也提出了指导性意见。因此,罗马Ⅲ标准是目前世界各国用于功能性胃肠疾病诊断、治疗的一个共识文件。该标准认为:

(1)胃肠道运动在消化期与消化间期有不同的形式和特点。消化间期运动的特点则是呈现周期性移行性综合运动。空腹状态下由胃至末端回肠存在一种周期性运动形式,称为消化间期移行性综合运动(MMC)。在正常餐后4~6小时,这种周期性、特征性的运动起于近端胃,并缓慢传导到整个小肠。每个MMC由4个连续时相组成:Ⅰ相为运动不活跃期;Ⅱ相的特征是间断性蠕动收缩;Ⅲ相时胃发生连续性蠕动收缩,每个慢波上伴有快速发生的动作电位(峰电位),收缩环中心闭合而幽门基础压力却不高,处于开放状态,故能清除胃内残留食物;Ⅳ相是Ⅲ相结束回到Ⅰ相的恢复期。与之相对应,在Ⅲ相还伴有胃酸分泌、胰腺和胆汁分泌。在消化间期,这种特征性运动有规则的重复出现,每一周期约90分钟。空腹状态下,十二指肠最大收缩频率为12次/分,从十二指肠开始MMC向远端移动速度为5~10 cm/min,90分钟后达末端回肠,其作用是清除肠腔内不被消化的颗粒。

(2)消化期的运动形式比较复杂。进餐打乱了消化间期的活动,出现一种特殊的运动类型:胃窦-十二指肠协调收缩。胃底出现容受性舒张,远端胃出现不规则时相性收缩,持续数分钟后进入较稳定的运动模式,即3次/分的节律性蠕动性收缩,并与幽门括约肌的开放和十二指肠协调运动,推动食物进入十二指肠。此时小肠出现不规则、随机的收缩运动,并根据食物的大小和性质,使得这种运动模式可维持2.5~8.0小时。此后当食物从小肠排空后,又恢复消化间期模式。

在长期的对FD患者的研究中发现:约50%FD患者存在餐后胃排空延迟,可以是液体和/或固体排空障碍。小儿FD中有

61.53％胃排空迟缓。这可能是胃运动异常的综合表现,胃近端张力减低、胃窦运动减弱及胃电解质紊乱等都可以影响胃排空功能。胃内压力测定发现,25％功能性消化不良胃窦运动功能减弱,尤其餐后明显低于健康人,甚至胃窦无收缩。儿童中,FD患儿胃窦收缩幅度明显低于健康儿。胃容量-压力关系曲线和电子恒压器检查发现患者胃近端容纳舒张功能受损,胃顺应性降低,近端胃壁张力下降。部分FD患者有小肠运动障碍,以近端小肠为主,胃窦-十二指肠测压发现胃窦-十二指肠运动不协调,主要是十二指肠运动紊乱,约有1/3的FD存在肠易激综合征。

（六）内脏感觉异常

许多功能性消化不良的患者对生理或轻微有害刺激的感受异常或过于敏感。一些患者对灌注酸和盐水的敏感性提高;一些患者即使在使用了 H_2 受体拮抗药阻断胃酸分泌的情况下,静脉注射五肽胃泌素仍会发生疼痛。一些研究报道,球囊在近端胃膨胀时,功能性消化不良患者的疼痛往往会加重,他们疼痛发作时球囊膨胀的水平显著低于对照组。因此,内脏感觉的异常在功能性消化不良中可能起到了一定作用。但这种感觉异常的基础尚不清楚,初步研究证实功能性消化不良患者存在两种内脏传入功能障碍,一种是不被察觉的反射传入信号,另一种为感知信号。两种异常可单独存在,也可以同时出现于同一患者。当胃肠道机械感受器感受扩张刺激后,受试者会因扩张容量的逐渐增加而产生感知、不适及疼痛,从而获得不同状态的扩张容量,功能性消化不良患者感知阈明显低于正常人,表明患者感觉过敏。

（七）心理-社会因素

心理学因素是否与功能性消化不良的发病有关一直存在着争议。国内有学者曾对186名FD患者的年龄、性别、生活习惯及文化程度等进行了解,并做了焦虑及抑郁程度的评定,结果发现FD患者以年龄偏大的女性多见,它的发生与焦虑及抑郁有较明显的关系。但目前尚无确切的证据表明功能性消化不良症状与精神异常或慢性应激有关。功能性消化不良患者重大生活应激事件的数量也不一定高于其他人群,但很可能这些患者对应激的感受程度要更高。所以作为医师,要了解患者的疾病就需要了解患者的性格特征及生活习惯等,这可能对治疗非常重要。

(八)其他胃肠功能紊乱性疾病

1.胃食管反流性疾病(GERD)

胃灼热和反流是胃食管反流的特异性症状,但是许多 GERD 患者并无此明显症状,有些患者主诉既有胃灼热又有消化不良。目前有许多学者已接受了以下看法:有少数 GERD 患者并无食管炎,许多 GERD 患者具有复杂的消化不良病史,而不仅是单纯胃灼热与酸反流症状。用食管 24 小时 pH 监测研究发现约有 20％的功能性消化不良患者和反流性疾病有关。最近 Sandlu 等报告,20 例小儿厌食中,12 例(60％)有胃食管反流。因此,有充分的理由认为胃食管反流性疾病和某些功能性消化不良的病例有关。

2.吞气症

许多患者常下意识地吞入过量的空气,导致腹胀、饱胀和嗳气,这种情况也常继发于应激或焦虑。对于此类患者,治疗中进行适当的行为调适往往非常有效。

3.肠易激综合征(IBS)

功能性消化不良与其他胃肠道紊乱之间常常有许多重叠。约有 1/3 的 IBS 患者有消化不良症状;功能性消化不良患者中有 IBS 症状的比例也近似。

三、临床表现及分型

临床症状主要包括上腹痛、腹胀、早饱、嗳气、厌食、胃灼热、泛酸、恶心和呕吐。病程多在 2 年内,症状可反复发作,也可在相当一段时间内无症状。可以某一症状为主,也可有多个症状的叠加。多数难以明确引起或加重病情的诱因。1989 年,美国芝加哥 FD 专题会议将功能性消化不良分为 5 个亚型:反流样消化不良、运动障碍样消化不良、溃疡样消化不良、吞气症及特发性消化不良。目前采用较多的是 4 型分类:运动障碍样型、反流样型、溃疡样型、非特异型消化不良。

(一)运动障碍样消化不良

此型患者的表现以腹胀、早饱及嗳气为主。症状多在进食后加重。过饱时会出现腹痛、恶心，甚至呕吐。动力学检查显示 50%～60%患者存在胃近端和远端收缩和舒张障碍。

(二)反流样消化不良

突出的表现是胸骨后痛，胃灼热，反流。内镜检查未发现食管炎，但 24 小时 pH 监测可发现部分患者有胃食管酸反流。对于无酸反流者出现此类症状，认为与食管对酸敏感性增加有关。

(三)溃疡样消化不良

主要表现与十二指肠溃疡特点相同，夜间痛、饥饿痛，进食或服抗酸剂能缓解，可伴有反酸，少数患者伴胃灼热，症状呈慢性周期性。内镜检查未发现溃疡和糜烂性炎症。

(四)非特异型消化不良

消化不良表现不能归入上述类型者，常合并肠易激综合征。但是,2006 年颁布的罗马Ⅲ标准对功能性消化不良的诊断更加明确及细化:指经排除器质性疾病、反复发生上腹痛、烧灼感、餐后饱胀或早饱半年以上且近 3 个月有症状,成人根据主要症状的不同还将功能性消化不良分为餐后不适综合征(postprandial distress syndrome,PDS,表现为餐后饱胀或早饱)和腹痛综合征(epigastric pain syndrome,EPS,表现为上腹痛或烧灼感)两个亚型。

四、诊断与鉴别诊断

(一)诊断

对于功能性消化不良的诊断,首先应排除器质性消化不良。除了仔细询问病史及全面体检外,应进行以下的器械及实验室检查:①血常规;②粪隐血试验;③上消化道内镜;④肝、胆、胰超声;⑤肝肾功能;⑥血糖;⑦甲状腺功能;⑧胸部 X 线检查。其中①～④为第一线检查,⑤～⑧为可选择性检查,多数根据第一线检查即可基本确定功能性消化不良的诊断。此外,近年来开展的胃食管 24 小时

pH 监测、超声或放射性核素胃排空检查及胃肠道压力测定等多种胃肠道动力检查手段,在功能性消化不良的诊断与鉴别诊断上也起到了十分重要的作用。许多原因不明的腹痛、恶心及呕吐患者往往经胃肠道压力检查找到了病因,这些检查也逐渐开始应用于患儿。

(二)功能性消化不良通用的诊断标准

(1)慢性上腹痛、腹胀、早饱、嗳气、泛酸、胃灼热、恶心、呕吐、喂养困难等上消化道症状,持续至少 4 周。

(2)内镜检查未发现胃和十二指肠溃疡、糜烂和肿瘤等器质性病变,未发现食管炎,也无上述疾病史。

(3)实验室、B 超及 X 线检查排除肝、胆、胰疾病。

(4)无糖尿病、结缔组织病、肾脏疾病及精神病史。

(5)无腹部手术史。

(三)儿童功能性消化不良的罗马诊断标准

必须包括以下所有项。

(1)持续或反复发作的上腹部(脐上)疼痛或不适。

(2)排便后不能缓解,或症状发作与排便频率或粪便性状的改变无关(即除外肠易激综合征)。

(3)无炎症性、解剖学、代谢性或肿瘤性疾病的证据可以解释患儿的症状。诊断前至少 2 个月内,症状出现至少每周 1 次,符合上述标准。

(四)鉴别诊断

1.胃食管反流

GERD 与功能性消化不良中的反流亚型鉴别困难。GERD 具有典型或不典型反流症状,内镜证实有不同程度的食管炎症改变,24 小时食管 pH 监测有酸反应,无内镜下食管炎表现的患者属于反流样消化不良或 GERD 不易确定,但两者在治疗上是相同的。

2.具有溃疡样症状的器质性消化不良

具有溃疡样症状的器质性消化不良包括十二指肠溃疡、十二指肠炎、幽门管溃疡、幽门前区溃疡、糜烂性胃窦炎。在诊断功能性消化不良溃疡亚型前,必须进行内镜检查以排除以上器质性病变。

3.胃轻瘫

许多全身性的或消化道疾病均可引起胃排空功能的障碍,造成胃轻瘫。较常见的原因有糖尿病、尿毒症及结缔组织病。在诊断功能性消化不良运动障碍亚型时,应仔细排除其他原因所致的胃轻瘫。

4.慢性难治性腹痛(CIPA)

CIPA 患者 70% 为女性,多有身体或心理创伤史。患者常常主诉有长期腹痛(超过 6 个月),且腹痛弥漫,多伴有腹部以外的症状。大多数患者经过广泛的检查而结果均为阴性。这类患者多数有严重的潜在的心理疾病,包括抑郁、焦虑和躯体形式障碍的紊乱。他们常坚持自己有严重的疾病并要求进一步检查。对这类患者应提供多种方式的心理、行为和药物联合治疗。

五、治疗

(一)一般治疗

一般说来,治疗中最重要的是在医师和患者之间建立一种牢固的治疗关系。医师应通过详细询问病史和全面细致的体格检查取得患者的信赖。经过初步检查之后,应与患者讨论鉴别诊断,包括功能性消化不良的可能。应向患者推荐合理的诊断和检查步骤,并向患者解释他们所关心的问题。经过诊断性检查之后,应告诉患者功能性消化不良的诊断,同时向他们进行宣教、消除疑虑,抑制"过分检查"的趋势,将重点从寻找症状的原因转移到帮助患者克服这些症状。

医师应该探究患者的生活应激情况,包括患者的家庭、学校、人际关系及生活环境有关的事物。改变他们的生活环境是不太可能的,应指导患者减轻应激反应的措施,如体育锻炼和良好的饮食睡眠习惯。还应了解患者近期的饮食或用药的改变。要仔细了解可能使患者症状加重的食物和药物,并停止使用。

(二)药物治疗

对于功能性消化不良,药物治疗的效果不太令人满意。目前为止没有任何一种特效的药物可以使症状完全缓解。而且，症状的改善也可能与自然病程中症状的时轻时重有关，或者是安慰剂的作用。所以治疗的重点应放在生活习惯的改变和采取积极的克服策略上，而非一味地依赖于药物。在症状加重时，药物治疗可能会有帮助，但应尽量减少用量，只有在有明确益处时才可长期使用。下面介绍一下治疗功能性消化不良的常用药物。

1.抗酸剂和制酸剂

(1)抗酸剂：在消化不良的治疗用药中，抗酸剂是应用最广泛的一种。在西方国家这是一种非处方药，部分患者服用抗酸剂后症状缓解，但也有报道抗酸剂与安慰剂在治疗功能性消化不良方面疗效相近。抗酸剂（碳酸氢钠、氢氧化铝、氧化镁、三硅酸镁）：在我国常用的有碳酸钙口服液、复方氢氧化铝片及胃达。这类药物对于缓解饥饿痛、反酸及胃灼热等症状有较明显效果。但药物作用时间短，需多次服用，而长期服用易引起不良反应。

(2)抑酸剂：抑酸剂主要指 H_2 受体拮抗药和质子泵抑制药。H_2 受体拮抗药治疗功能性消化不良的报道很多，药物的疗效在统计学上显著优于安慰剂。主要有西咪替丁、雷尼替丁及法莫替丁等。它们抑制胃酸的分泌，无论对溃疡亚型和反流亚型都有明显的效果。质子泵抑制剂奥美拉唑，可抑制壁细胞 H^+-K^+-ATP 酶，抑制酸分泌作用强，持续时间长，适用于 H_2 受体拮抗药治疗无效的患者。

2.促动力药

根据有对照组的临床验证，现已肯定甲氧氯普胺（胃复安）、多潘立酮（吗丁啉）及西沙比利对消除功能性消化不良的诸多症状确有疗效。儿科多潘立酮应用较多。

(1)甲氧氯普胺：有抗中枢和外周多巴胺作用，同时兴奋 5-HT_4 受体，促进内源性乙酰胆碱释放，增加胃窦-十二指肠协调运动，促进胃排空。儿童剂量每次 0.2 mg/kg，3～4 次/天，餐前 15～20 分钟服用。因不良反应较多，故临床应用逐渐减少。

（2）多潘立酮：为外周多巴胺受体阻抗药，可促进固体和液体胃排空，抑制胃容纳舒张，协调胃窦-十二指肠运动，松弛幽门，从而缓解消化不良症状。儿童剂量每次 0.3 mg/kg，3～4 次/天，餐前 15～30 分钟服用。1 岁以下儿童由于血-脑屏障功能发育尚未完全，故不宜服用。

（3）西沙比利：通过促进胃肠道肌层神经丛副交感神经节后纤维末梢乙酰胆碱的释放，增强食管下端括约肌张力，加强食管、胃、小肠和结肠的推进性运动。对胃的作用主要有增加胃窦收缩，改善胃窦-十二指肠协调运动。降低幽门时相性收缩频率，使胃电活动趋于正常，从而加速胃排空。儿童剂量每次 0.2 mg/kg，3～4 次/天，餐前 15～30 分钟服用。临床研究发现该药能明显改善消化不良症状，但因心脏的不良反应，故应用受到限制。

（4）红霉素：虽为抗生素，也是胃动素激动药，可增加胃近端和远端收缩活力，促进胃推进性蠕动，加速空腹和餐后胃排空，可用于功能性消化不良患儿。

3.胃黏膜保护剂

这类药物主要有硫糖铝、米索前列醇、恩前列素及蒙脱石散等。临床上这类药物的应用主要是由于功能性消化不良的发病可能与慢性胃炎有关，患者可能存在胃黏膜屏障功能的减弱。

4.5-HT$_3$

受体拮抗药和阿片类受体激动药这两类药物促进胃排空的作用很弱，用于治疗功能性消化不良患者的原理是调节内脏感觉阈。但此类药在儿科中尚无用药经验。

5.抗焦虑药

国内有人使用小剂量多塞平和多潘立酮结合心理疏导治疗功能性消化不良患儿，发现对上腹痛及暖气等症状有明显的缓解作用，较之不使用多塞平的患儿有明显提高。因此，在对 FD 的治疗中，利用药物对心理障碍进行治疗有一定的临床意义。

六、预防

并非所有的功能性消化不良的患儿均需接受药物治疗。有些患儿根据医师诊断得知无病及检查结果亦属正常后,可通过改变生活方式与调整食物种类来预防。如建立良好的生活习惯,避免心理紧张因素和刺激性食物,避免服用非甾体抗炎药。对于无法停药者应同时应用胃黏膜保护剂或 H_2 受体拮抗药。

第四节 腹 泻 病

小儿腹泻或称腹泻病,是一组由多病原、多因素引起的以大便次数增多和大便性状改变为特点的消化道综合征,是我国婴幼儿最常见的疾病之一。该病 80% 由病毒感染引起,常见有轮状病毒、肠道病毒等;也可由细菌,如致腹泻大肠埃希菌、空肠弯曲菌、鼠伤寒沙门菌等致病;真菌感染多发生于长期用激素、广谱抗生素及免疫抑制药或免疫功能低下的患儿,以白色念珠菌感染最常见;此外,肠道寄生虫,肠道外感染亦可引起腹泻;非感染因素,如喂养不当、气候变化等均可引起小儿腹泻。本病以 6 个月~2 岁婴幼儿发病率高,1 岁以内占半数,是造成小儿营养不良、生长发育障碍的主要原因之一。该病连续病程在 2 周以内为急性腹泻,病程在 2 周~2 个月为迁延性腹泻,病程在 2 个月以上为慢性腹泻。根据病情分为轻型腹泻和重型腹泻。

一、诊断

(一)病史、发病诱因

小儿腹泻是儿科最常见的消化道疾病。接诊后应仔细了解以下情况:了解患儿是母乳喂养还是人工喂养,辅食添加情况等。了解患儿使用的乳具、食具、便器、玩具等消毒情况,有无不洁饮食史;腹部是否受凉、天气是否炎热、居室通风情况等。了解腹泻是否影响患儿生长发育状况,是否有湿疹等过敏性皮肤症状。了解患儿近期有无全身感染,特别是上呼吸道感染等;近期有无消化道流行病及消毒隔离情况等。了解患儿是否患有免疫缺陷病、营养不良、慢性消耗性疾病或先天性畸形等,有无长期服用广谱抗生素或激素等免疫抑制药等。

(二)临床表现

1.急性腹泻

(1)轻型腹泻:常由饮食因素及肠道外感染引起。起病可急可缓,以胃肠道症状为主,食欲缺乏,偶有溢乳或呕吐,大便次数增多,但每次大便量不多,稀薄或带水,呈黄色或黄绿色,有酸味,常见白色或黄白色奶瓣和泡沫。无脱水及全身中毒症状,多在数天内痊愈。

(2)重型腹泻:多由肠道内感染引起。常急性起病,亦可由轻型逐渐加重、转变而来,除有较重的胃肠道症状外,还有较明显的脱水、电解质紊乱和全身感染中毒症状,如发热、烦躁或萎靡、嗜睡,甚至昏迷、休克。

(3)胃肠道症状:食欲低下,常有呕吐,严重者可吐咖啡色液体;腹泻频繁,大便每天十余次至数十次,多为黄色水样或蛋花汤样便,含有少量黏液,少数患儿可有血便。

(4)水、电解质及酸碱平衡紊乱:由腹泻引起体液的电解质丢失所致。

1)脱水:由于水分摄入不足或吐泻丢失所引起的体液总量尤其是细胞外液量的减少,脱水除水分丢失外同时伴有钠、钾和其他电解质的丢失。

脱水程度:按患病后累积的体液丢失量分为轻度、中度和重度3度。轻度脱水表示有3%～5%体重减少或相当于体液丢失30～50 mL/kg;中度脱水表示有5%～10%的体重减少或相当于体液丢失50～100 mL/kg;重度脱水表示有10%以上体重减少或相当于体液丢失100～120 mL/kg。

脱水性质(按现存体液渗透压改变分类):①等渗性脱水,是指血清钠为130～150 mmol/L,水和电解质成比例丢失,血浆渗透压正常,丢失的体液主要是细胞外液,多见于急性腹泻。②低渗性脱水,是指血清钠<130 mmol/L,电解质的丢失量比水多,多见于营养

不良伴慢性腹泻。临床脱水症状较其他 2 种严重,较早发生休克。③高渗性脱水,是指血清钠>150 mmol/L,电解质的丢失比水少,血浆渗透压增高,丢失的体液主要为细胞内液,多见于腹泻伴高热,主要表现为烦渴、高热、烦躁不安、皮肤黏膜干燥,还可出现中枢神经系统症状。

2)酸中毒:原因有腹泻使大量碱性物质丢失;进食少,肠吸收不良,脂肪分解增加,产生大量酮体。血容量减少,血液浓缩导致无氧糖酵解增多,乳酸堆积。肾血流减少,酸性代谢产物滞留体内。根据血液 HCO_3^- 测定结果,临床将酸中毒分为轻度(18~13 mmol/L)、中度(13~9 mmol/L)、重度(<9 mmol/L)3 度。患儿可出现精神不振,口唇红,呼吸深快,呼出气体有丙酮味等,小婴儿症状不典型。

3)低钾血症:当血清钾低于 3.5 mmol/L 时称为低钾血症。多由于吐泻丢失大量钾盐,进食少,钾摄入不足,肾脏保钾功能比保钠差等引起。腹泻时常有体内缺钾。表现为精神不振、无力、腹胀、心律失常、碱中毒等。

4)低钙、低镁血症:多见于腹泻伴活动性佝偻病和营养不良患儿。表现为手足搐搦、惊厥、震颤等。

2.几种常见类型肠炎的临床特点

肠炎按致病因素主要分为以下 6 种。

(1)轮状病毒肠炎:秋、冬季小儿腹泻最常见类型。潜伏期 1~3 天,经粪-口或呼吸道传播,多发生在 6 个月至 2 岁婴幼儿。起病急,常伴有发热和上呼吸道感染症状,无明显感染中毒症状。病初 1~2 天常发生呕吐,随后出现腹泻。大便次数多、量多、水分多,黄色水样或蛋花汤样便带少量黏液,无腥臭味。常并发脱水、酸中毒及电解质紊乱。该病亦可侵犯中枢神经系统和心肌等。本病为自限性疾病,不喂乳类的患儿恢复更快。大便镜检偶有少量白细胞或脂肪球。血清抗体一般在感染后 3 周上升。

(2)诺沃克病毒肠炎:发病季节为 9 月至第 2 年 4 月,多见于年长儿。潜伏期 1~2 天,起病可急可缓。可有发热、呼吸道症状。腹泻和呕吐轻重不等,大便量中等,为稀便或水样便,伴有腹痛。病情重者体温高,伴有乏力、头痛、肌肉痛等。该病为自限性疾病,症状持续1~3天。大便和外周血常规检查一般无特殊发现。

(3)产毒性大肠埃希菌引起的肠炎:多发生在夏季。潜伏期1~2天,起病较急。轻症仅大便次数稍多,性状轻微改变。重症腹泻频繁,量多,呈水样或蛋花汤样混有黏液,镜检无白细胞。可伴呕吐,常发生脱水、电解质和酸碱平衡紊乱。自然病程一般3~7天。

(4)出血性大肠埃希菌肠炎:其中以O_{157}:H_7所致者最多见。好发于夏秋季节,可通过食物、水源及接触传播。典型患儿有3大临床特征:特发性、痉挛性腹痛;血性粪便;低热或不发热。严重者导致溶血尿毒综合征和血栓性血小板减少性紫癜。

(5)侵袭性细菌性肠炎:全年均可发病,多见于夏季。起病急,腹泻频繁,大便呈黏液状,带脓血,有腥臭味。常伴恶心、呕吐、腹痛和里急后重,可出现严重的中毒症状如高热、意识改变,甚至感染性休克。大便镜检有大量白细胞和数量不等的红细胞。大便培养可找到致病菌。

(6)抗生素诱发的肠炎:按致病因素分为3种。①金黄色葡萄球菌肠炎:多继发于使用大量抗生素后,病程与症状跟菌群失调的程度有关,有时继发于慢性疾病的基础上。表现为发热、呕吐、腹泻、不同程度中毒症状、脱水和电解质紊乱,甚至发生休克。典型大便为暗绿色,量多带黏液,少数为血便。大便镜检有大量脓细胞和成簇的革兰氏阳性球菌,培养有葡萄球菌生长,凝固酶阳性。②假膜性小肠结肠炎:由艰难梭状芽孢杆菌引起。除万古霉素和胃肠道外用的氨基糖苷类抗生素外,几乎各种抗生素均可诱发本病。可在用药1周内或停药4~6周后发病。表现为腹泻,轻症大便次数增加,停用抗生素后很快痊愈。重症频泻,黄绿色水样便,可有假膜排出,大便可带血,可合并脱水、电解质紊乱和酸中毒。亦可伴有腹痛、腹胀和全身中毒症状,甚至发生休克。③真菌性肠炎:多为白色念珠菌所致,2岁以下婴儿多见。常并发于其他感染,或肠道菌群失调时。病程迁延,常伴鹅口疮。大便次数增多,黄色稀便,泡沫较多带黏液,有时可见豆腐渣样菌落。大便镜检可见真菌孢子和菌丝。

3.迁延性腹泻、慢性腹泻

病因复杂,感染、营养物质过敏、酶缺陷、免疫缺陷、药物因素、先天性畸形等均可引起。以急性腹泻未彻底治疗或治疗不当、迁延不愈最为常见。人工喂养、营养不良小儿患病率高。患儿大便次数增多,多为稀水便,食欲差,腹泻持续时间长,可出现营养不良、消瘦、贫血、继发感染,甚至多脏器功能异常。

(三)并发症

小儿迁延性及慢性腹泻可出现消瘦、营养不良、贫血、生长发育迟缓等并发症,以婴幼儿多见。

(四)辅助检查

1.大便常规检查

对病毒性、非侵袭性细菌及肠道外因素等所致腹泻,大部分患儿大便常规检查无异常,部分患儿可见少量白细胞或脂肪球,一般无红细胞。对侵袭性细菌所致腹泻,大便检查可见白细胞或脓细胞,并有数量不等的红细胞。

2.大便培养

对迁延性腹泻及慢性腹泻患儿应进行大便培养,并进行药物敏感试验。根据培养及药敏结果合理应用抗生素。

3.肠道菌群及大便酸度分析

肠道菌群及大便酸度分析适用于迁延性及慢性腹泻患儿。

4.十二指肠液检查

十二指肠液检查适用于迁延性及慢性腹泻。

5.小肠黏膜活检

小肠黏膜活检是了解慢性腹泻病理生理最可靠的方法。

6.全消化道 X 线及钡剂造影检查

全消化道 X 线及钡剂造影检查可排除消化道器质性疾病引起腹泻。

7.结肠镜检查

结肠镜检查可排除结肠息肉、溃疡性结肠炎等所致大便性状改变。

二、鉴别诊断

WHO 腹泻组提出 90% 的腹泻不需要抗生素治疗。国内学者根据我国腹泻病原谱的组成及临床观察,证明我国不需要用抗生素治疗的腹泻病约占 70%。该类病例病初表现为"上呼吸道感染"症状,而后出现腹泻,考虑腹泻的病因多可能为上呼吸道感染,病毒性肠炎以呼吸道症状为先驱症状,治疗上呼吸道感染使用抗生素后引起肠道菌群失调。

慢性迁延性腹泻有时为母乳不足或喂养不当(水多、乳少)饥饿所致。特点是喂哺时患儿饥饿感强,腹部肠鸣音强,大便量少,绿色稀便,小便次数多,体重不增。可根据大便常规有无白细胞将腹泻分为两组进行鉴别。

(1)大便无或偶见少量白细胞者,需与下列疾病进行鉴别。①生理性腹泻:多见于 6 个月以内婴儿,外观虚胖,常有湿疹,生后不久即发生腹泻,除大便次数增多外,无其他症状,食欲好,不影响生长发育。可能与乳糖不耐受有关,添加辅食后,大便即逐渐转为正常。②导致小肠消化吸收功能障碍的各种疾病:乳糖酶缺乏、葡萄糖-半乳糖吸收不良、失氯性腹泻、原发性胆酸吸收不良、过敏性腹泻等,可根据各病特点进行大便酸度、还原糖试验等检查加以鉴别。

(2)大便有较多白细胞者,需与下列疾病进行鉴别。①细菌性痢疾:常有流行病史,起病急,全身症状重。大便次数多,量少,排脓血伴里急后重,大便镜检有较多脓细胞、红细胞和吞噬细胞,大便培养有志贺痢疾杆菌生长可确诊。②坏死性肠炎:中毒症状重,腹痛、腹胀、频繁呕吐、高热,大便略红色糊状,渐出现典型的赤豆汤样血便,常伴休克。腹部立位、卧位 X 线平片可见小肠呈局限性充气扩张,肠间隙增宽,肠壁积气等。

三、治疗

(一)治疗原则

小儿腹泻病的治疗原则为调整饮食,预防和纠正脱水,合理用药,加强护理,预防并发症。急性腹泻多注意维持水、电解质平衡及抗感染,迁延性及慢性腹泻则应注意肠道菌群失调问题及饮食疗法。

(二)急性腹泻治疗

1.饮食疗法

应强调继续饮食,满足生理需要,补充疾病消耗,以缩短腹泻后康复时间。以母乳喂养的婴儿继续哺乳,暂停辅食;人工喂养儿可喂等量米汤或稀释的牛奶或其他代乳品,由米汤、粥、面条等逐渐过渡到正常饮食;有严重呕吐者可暂禁食 4～6 小时(不禁水),待好转后继续喂食,由少到多,由稀到稠;病毒性肠炎多有继发性双糖酶(主要是乳糖酶)缺乏,对疑似病例可暂停乳类喂养,改为豆制代乳品、发酵奶或去乳糖配方奶粉以减轻腹泻,缩短病程;腹泻停止后逐渐恢复营养丰富的饮食,并每天加餐 1 次,共 2 周。

2.液体疗法(即纠正水、电解质紊乱及酸碱失衡)

液体疗法是通过补充不同种类的液体来纠正水、电解质和酸碱平衡紊乱的治疗方法。包括补充累积损失量、继续异常损失量和生理需要量三部分。补充液体的方法包括口服补液和静脉补液两种。

(1)口服补液:适用于腹泻时脱水的预防及纠正轻、中度脱水无严重呕吐者。新生儿和有明显呕吐、腹胀、休克、心肾功能不全等患儿不宜采用口服补液。常用制剂如下。①口服补液盐(ORS 液):WHO 推荐的 ORS 液中各种电解质浓度为 Na^+ 90 mmol/L,K^+ 20 mmol/L,Cl^- 80 mmol/L,HCO_3^- 30 mmol/L,葡萄糖 111 mmol/L。可用 NaCl 3.5 g,$NaHCO_3$ 2.5 g,枸橼酸钾 1.5 g,葡萄糖 20.0 g,加水到 1 000 mL 配成。其电解质的渗透压为 220 mmol/L(2/3 张),总渗透压为 310 mmol/L。此液中葡萄糖浓度为 2%,有利于 Na^+ 和水的吸收;Na^+ 的浓度为 90 mmol/L,适用于纠正电解质丢失量;含有一定量的钾和碳酸氢根,可补充钾和纠正酸中毒。②米汤加盐溶液:米汤 500 mL+细盐 1.75 g;糖盐水:白开水 500 mL+蔗糖 10 g+细盐1.75 g。

用量:轻度脱水口服补液量为50～80 mL/kg,中度脱水口服补液量为80～100 mL/kg;患儿每腹泻 1 次给 ORS 液或米汤加盐溶液50～

100 mL,或能喝多少给多少,或每 5～10 分钟喂 1 次,每次 10～20 mL,ORS 液为 2/3 张,应注意另外补充白开水。

(2)静脉补液:适用于新生儿、中度以上脱水、吐泻严重、腹胀、休克或心肾功能不全的患儿,常用溶液有以下三种。①非电解质溶液:常用 5% 或 10% 葡萄糖注射溶液。②电解质溶液:常用 0.9% 氯化钠注射液(生理盐水,1 张),3% 氯化钠溶液,5% 碳酸氢钠溶液(3.5 张),10% 氯化钾溶液(8.9 张)等。③混合溶液:为适用不同情况的补液需要,可将各种不同渗透压的溶液按不同比例配成混合溶液使用。在静脉补液的实施过程中需做到三定(定量、定性、定速)、三先(先盐后糖、先浓后淡、先快后慢)及两补(见尿补钾、惊跳补钙)。

第 1 天补液:定量、定性、定速。

定输液总量(定量):包括累积损失量、继续损失量和生理需要量,一般轻度脱水为 90～120 mL/kg、中度脱水为 120～150 mL/kg、重度脱水为 150～180 mL/kg。先按 1/2～2/3 量给予,余量视病情决定取舍。营养不良小儿、肺炎、心肾功能不全者、学龄儿,补液总量应酌减 1/4～1/3。

定输液种类(定性):原则为先盐后糖。低渗性脱水补给 2/3 张液,等渗性脱水补给 1/2 张液,高渗性脱水补给 1/3 张液。若临床判断脱水性质有困难时,可按等渗性脱水补给。脱水一旦纠正、电解质正常后不必将原计划张力液体全部输完,应当及时修正补液方案,改为 1/5～1/4 张液。

定输液速度(定速):原则为先快后慢。补液总量的 1/2 应在头 8～12 小时内补完,输入速度为 8～12 mL/kg。若有休克时应先扩容,用 2:1 等张含钠液或 1.4% 碳酸氢钠溶液 10～20 mL/kg(总量 <300 mL)于 30～60 分钟内静脉输入,以迅速改善有效循环血量和肾功能。

扩容所用的液体和电解质包括在前 8～12 小时的补液内。余下的液体于 12～16 小时内补完,约 5 mL/(kg·h)。对低渗性脱水的纠正速度可稍快,出现明显水中毒症状如惊厥等时,需用 3% 氯化钠液滴注,12 mL/kg 可提高血清钠 10 mmol/L,以纠正血清钠至 125 mmol/L 为宜。高渗性脱水时补液速度宜放慢,总量宜在 24 小时内均匀输入,纠正高钠血症以每天降低血清钠 10 mmol/L 为度。

纠正酸中毒:轻、中度酸中毒,因输入的混合溶液中已含有一部分碱性溶液,输液后循环和肾功能改善,酸中毒即可纠正。一般当 pH<7.3时可静脉补给碱性液体,常用 1.4% 碳酸氢钠 3 mL/kg 可提高 HCO_3^- 约 1 mmol/L,可暂按提高 HCO_3^- 5 mmol/L 给予。有血气测定结果时可按公式计算:碱剂需要量(mmol)=(22 - 测得 HCO_3^- mmol/L)×0.6×体重(kg);或碱剂需要量=(-BE)×0.3×体重(kg)。一般首次给予计算量的 1/2,根据治疗情况决定是否继续用药。

纠正低钾血症:有尿或来院前 6 小时内有尿即应补钾,静脉补入氯化钾为 0.15~0.3 g/(kg·d),浓度不应超过 0.3%,每天静脉滴入的时间不应少于 8 小时,一般补钾需要 4~6 天,以补充细胞内钾的不足,能口服时改为口服补钾。

纠正低钙、低镁:出现低钙惊厥症状时可用 10% 葡萄糖酸钙注射液,1~2 mmol/kg,最大量<100 mL,加等量葡萄糖稀释后静脉注射或静脉滴注。低镁者用 25% 硫酸镁每次 0.1 mL/kg,深部肌内注射,2~3 次/天,症状缓解后停用。

第 2 天及以后的补液:经第 1 天补液后,脱水和电解质紊乱已基本纠正,第 2 天及以后主要是补充继续损失量和生理需要量,继续补钾,供给热量。一般可改为口服补液。若腹泻频繁或口服不耐受者,仍需静脉补液。补液量根据吐泻和进食情况估算,一般生理需要量按每天 60~80 mL/(kg·d),用 1/5~1/3 张含钠液补充;继续损失量按"丢多少补多少""随时丢随时补"的原则,用 1/3~1/2 张含钠液补充;将这两部分相加于 12~24 小时内匀速静脉滴注。还要注意补钾和纠正酸中毒等。

3.药物治疗

依据病情从三方面治疗。

(1)控制感染：水样便腹泻患儿多为病毒或非侵袭性细菌所致，一般不用抗生素，应合理使用液体疗法，选用微生态制剂和肠黏膜保护药。如伴有明显中毒症状不能用脱水解释者，尤其是重症患儿、新生儿、小婴儿和衰弱儿应选用抗生素治疗。黏液、脓血便患儿多为侵袭性细菌感染，应根据临床特点，针对病原选用抗感染药，再根据大便细菌培养和药敏结果进行调整。大肠埃希菌、空肠弯曲菌、鼠疫耶尔森菌、鼠伤寒沙门菌等所致感染可选用氨苄西林、第三代头孢菌素、庆大霉素、诺氟沙星等。金黄色葡萄球菌肠炎、假膜性肠炎、真菌性肠炎应立即停用原来使用的抗生素，根据症状选用万古霉素、新青霉素、甲硝唑或抗真菌药治疗。婴幼儿选用氨基糖苷类及奎诺酮类抗生素应慎重。

(2)微生态疗法：有助于恢复肠道正常菌群的生态平衡，抑制病原菌定植和侵袭，有利于控制腹泻。常用双歧杆菌、嗜乳酸杆菌、粪链球菌、需氧芽孢杆菌等。

(3)肠黏膜保护药：能吸附病原体和毒素，维持肠细胞的吸收和分泌功能，与肠道黏液糖蛋白相互作用可增强其屏障功能，阻止病原微生物的攻击，如十六角蒙脱石粉。

(三)迁延性腹泻和慢性腹泻治疗

迁延性腹泻和慢性腹泻患儿常伴有营养不良和其他并发症，病情较为复杂，必须采取综合措施。

(1)积极寻找引起病程迁延的原因，针对病因治疗，切忌滥用抗生素，避免顽固的肠道菌群失调。

(2)预防和治疗脱水，纠正电解质和酸碱平衡紊乱。

(3)营养治疗：患儿多有营养不良，禁食对机体有害，继续喂养对促进疾病恢复有利，应继续母乳喂养。人工喂养儿应调整饮食，小于6个月婴幼儿用牛奶加等量米汤或水稀释，或用发酵奶，也可用奶和谷类混合物，每天喂6次，以保证足够热量。>6个月婴儿可用已习惯的平常饮食，如选用加有少量植物油、蔬菜、鱼沫或肉沫的稠粥、面条等；由少到多，由稀到稠。糖类不耐受患儿由于有不同程度的原发性或继发性双糖酶缺乏，其中以乳糖不耐受者最多，宜采用去乳糖或双糖饮食。①过敏性腹泻:有些患儿在无双糖酶饮食后腹泻仍不改善,需考虑对蛋白质过敏(牛奶或大豆蛋白),应改用其他饮食。②要素饮食:是肠黏膜受损患儿最理想的食物,是由氨基酸、葡萄糖、中链甘油三酯、多种维生素和微量元素组合而成。③静脉营养:少数严重患儿不能耐受口服营养物质者,可采用静脉高营养。推荐方案为:10%脂肪乳剂 2～3 g/(kg·d),复方氨基酸 2.0～2.5 g/(kg·d),葡萄糖 12～15 g/kg,电解质及多种微量元素适量,液体每天 120～150 mL/(kg·d)。通过外周静脉输入,好转后改为口服。

(4)药物治疗:抗感染药应慎用,仅用于分离出特异病原的感染患儿,并根据药敏选用。酌情补充微量元素和维生素,如锌、铁、烟酸、脂溶性(维他利匹特)和水溶性维生素(水乐维他)等。还可应用微生态制剂和肠黏膜保护药。

四、预防与预后

(1)提倡母乳喂养,及时添加辅食,避免夏季断奶,人工喂养者根据具体情况选择合适的代乳品。养成良好的卫生习惯,防止水源污染,加强粪便管理,灭蝇、灭蛆等,防止昆虫污染。病毒性腹泻给予接种疫苗,可大大减少腹泻的发生率。

(2)由气候变化或喂食喂养不当引起的腹泻,避免过热或受凉,合理饮食,绝大部分患儿可在 3～5 天内痊愈。

(3)病毒性、肠道外因素或非侵袭性细菌性腹泻患儿多合并脱水和电解质紊乱,绝大多数通过补液、微生态疗法和饮食治疗痊愈,小部分患儿由于治疗不及时或不连续或体质较弱病情可反复或迁延,极少部分患儿可合并下呼吸道感染症状如支气管炎、肺炎等。

(4)侵袭性细菌性肠炎经选用敏感抗生素及其他治疗,绝大多数在 1 周内痊愈。若服用抗生素时间过短(<3 天)或不连续可造成病情迁延或反复并增加耐药机会。

(5)切忌滥用抗生素和长期使用皮质激素。对因其他疾病必须较长期使用激素或抗生素者,应给予微生态制剂,以防菌群失调。

第四章

儿童泌尿系统疾病

第一节 急性肾小球肾炎

急性肾小球肾炎（acute glomerulonephritis，AGN）简称急性肾炎，广义上包括了一组以急性起病，表现为血尿和/或蛋白尿、高血压、水肿，并常伴有少尿为特点的肾小球疾病，所以，又称之为急性肾炎综合征。在儿童时期绝大多数属急性链球菌感染后肾小球肾炎（acute post streptococcal glomerulo-nephritis，APSGN）。

本病为最常见的肾小球疾病，居我国儿童泌尿系统疾病住院患儿的首位。

一、病因

概括而言可分为感染性和非感染性两大类。

（一）感染性

1.急性链球菌感染后肾小球肾炎

本病是由 A 族乙型溶血性链球菌感染后引起的免疫性肾小球肾炎。链球菌中仅部分"致肾炎菌株"感染后引发肾炎，继发于呼吸道、咽部感染者常由 2、49、50、55、60 型引起，继发于皮肤感染者常由 1、3、4、12、25、49 型引起。

2.非链球菌感染后肾小球肾炎

（1）细菌性感染：葡萄球菌感染、肺炎链球菌感染、感染性心内膜炎、伤寒等。

(2)病毒感染：乙型肝炎感染、巨细胞病毒感染、水痘、EB病毒感染等。

(3)其他：梅毒、疟疾等。

(二)非感染性

1.多系统疾病

系统性红斑狼疮、过敏性紫癜、血管炎、肺出血肾炎综合征等。

2.原发性肾小球疾病

IgA肾病、系膜增生性肾炎、膜增生性肾炎等。

二、发病机制

有关急性链球菌感染后肾小球肾炎的发病机制，目前认为所有链球菌致肾炎菌株均有共同的致肾炎抗原性，机体对链球菌的某些抗原成分(包括菌壁上的M蛋白内链球菌素和"肾炎菌株协同蛋白")产生抗体，抗原抗体复合物引起肾小球毛细血管炎症病变，包括循环免疫复合物和原位免疫复合物形成学说。此外，某些链球菌株可通过神经氨酸苷酶的作用或其产物，如某些菌株产生的唾液酸酶，与机体的免疫球蛋白结合，改变其免疫原性，产生自身抗体和免疫复合物而致病。另有人认为链球菌抗原与肾小球基膜糖蛋白间具有交叉抗原性，可使少数病例呈现抗肾抗体型肾炎。

三、病理

在疾病早期，肾病变典型，呈毛细血管内增生性肾小球肾炎改变。光镜下肾小球表现为程度不等的弥漫性增生性炎症及渗出性病变，部分患儿中可见到新月体。肾小管病变较轻，呈上皮细胞变性，间质水肿及炎症细胞浸润。电镜检查可见电子致密物在上皮细胞下沉积，呈散在的圆顶状驼峰样分布。免疫荧光检查在急性期可见IgG、C_3于肾小球基膜及系膜区颗粒状沉积，有时还伴有IgM、IgA沉积，此多见于重度蛋白尿者。

四、临床表现

90%病例有链球菌的前驱感染，以呼吸道及皮肤感染为主。在前驱感染后经 1～3 周无症状的间歇期而急性起病。咽炎为诱因者病前 6～12 天(平均 10 天)多有发热、颈淋巴结大及咽部渗出。皮肤感染见于病前 14～28 天(平均 20 天)。

(一)典型表现

急性期常有全身不适、乏力、食欲缺乏、发热、头痛、头晕、咳嗽、气急、恶心、呕吐、腹痛及鼻出血等。50%～70% 患儿为肉眼血尿,持续 1～2 周即转镜下血尿,肉眼血尿严重者可伴有排尿困难。蛋白尿程度不等,约 20% 达肾病水平。70% 患儿有非凹陷性水肿,通常累及眼睑、颜面,偶及全身。30%～80% 有血压升高,主要是因水钠潴留、血容量过大所致。通常尿量减少,但真正达少尿者不多。大部分患儿 2～4 周利尿消肿,血压也恢复正常。轻症临床表现不明显,仅表现为镜下血尿,重症则可呈急进性肾炎经过,短期内出现肾功能不全。

(二)非典型表现

1.亚临床病例

既无临床表现的病例,多见于致肾炎链球菌菌株感染患儿的密切接触者,对流行病学有意义。患儿临床无症状,但呈现血补体下降或轻度尿改变或二者兼具。肾活检有轻度局灶增生病变或弥漫性典型病变。

2.肾外症状性急性肾炎

易于误诊,临床有水肿、高血压,甚至有严重循环充血及高血压脑病,但尿改变轻微或尿常规检查正常,有链球菌前驱感染和血中补体于 6～8 周内呈典型的下降继而恢复的过程。

3.尿中蛋白排出明显

少数患儿以急性肾炎起病,但水肿和蛋白尿突出,伴轻度高胆固醇血症和低清蛋白血症,临床表现似肾病综合征,占儿童肾炎的 5% 其恢复过程也较典型表现者迟缓,少数进入慢性肾炎过程。

(三)急性期并发症

1.严重循环充血

常发生在起病 1 周内,由于水、钠潴留,血浆容量增加而出现循环充血。当肾炎患儿出现呼吸急促和肺部出现湿啰音时,应警惕循环充血的可能性,严重者可出现呼吸困难、端坐呼吸、颈静脉怒张、频咳、吐粉红色泡沫痰、两肺满布湿啰音、心脏扩大、甚至出现奔马律、肝大而硬、水肿加剧。此与经典的因心肌泵功能减退的充血性心力衰竭不同。

2.高血压脑病

指由于血压急剧增高时伴发神经系统症状。常发生在疾病早期,血压突然上升之后,血压往往在 20.0～21.3/13.3～14.7 kPa(150～160/100～110 mmHg)范围内。年长患儿会主诉剧烈头痛、呕吐、复视或一过性失明,严重者突然出现惊厥、昏迷。

3.急性肾功能不全

急性肾炎早期相当一部分患儿有不同程度的尿量减少及氮质血症,但真正发生 ARF 者仅为少数。常发生于疾病初期,出现尿少、严重氮质血症、电解质紊乱(高钾、高磷、低钠、低钙血症)、水潴留、代谢性酸中毒等症状,一般持续 3～5 天,不超过 10 天。

五、实验室检查

(一)尿液检查

血尿见于所有的患儿,早期多为肉眼血尿,后转为镜下血尿。60%～85%的患儿尿中可检到红细胞管型,其他尚可有透明或颗粒管型。疾病早期可见较多的白细胞和上皮细胞,并非感染,一般于数天内消失。尿蛋白可为＋～＋＋＋,且与血尿的程度相平行,仅少数达肾病水平,蛋白尿一般属非选择性者。

(二)血常规检查

外周血白细胞计数一般轻度升高或正常,此与原发感染灶是否存在有关。轻度贫血常见,此与血容量增大血液稀释有关。血沉大多加快。

(三)血生化及肾功能

肾小球滤过率降低,但一般不低于 50%。部分患儿有短暂的血尿素氮、肌酐升高。尿浓缩功能完好,可有轻度的高氯酸血症和轻度的高血钾,因血液稀释可有低钠血症。

(四)链球菌感染的细菌免疫学检查

患儿肾炎起病时,前驱的链球菌感染多已经过抗菌治疗,故病灶处细菌培养阳性率不高。在链球菌感染后机体对菌体的抗原物质常产生抗体反应,咽炎病例抗链球菌溶血素 O(ASO)往往增加,10～14 天开始升高,3～5 周达高峰,3～6 个月恢复正常。另外咽炎后 APSGN 者抗双磷酸吡啶核苷酸酶(ADPNase)滴度升高。皮肤感染后 APSGN 者 ASO 升高者不多,抗链球菌 DNA 酶(ADNase-1)和抗透明质酸酶(AHase)滴度升高。上述血清学检查在急性期经有效抗感染治疗后阳性率低。

(五)血补体测定

90% 以上的患儿病程早期血中总补体和血清 C_3 显著下降,94% 的病例至第 8 周恢复正常,补体下降程度虽与疾病严重性及预后无关,但持续低下 6～8 周尚不恢复常提示为非链球菌感染后肾小球疾病,应注意查找导致补体低下的病因。

六、诊断及鉴别诊断

典型病例往往起病 1～3 周前有链球菌感染史,出现血尿、水肿、血压高。尿液检查有肾小球源性血尿,不同程度的蛋白尿,血清有链球菌感染的免疫学改变及动态的血补体变化(早期下降,6～8 周恢复)即可诊断为急性链球菌感染后肾炎。应与下列情况鉴别。

(1)注意肾炎的不典型表现,避免漏诊或误诊,尤其注意以循环充血、高血压脑病为首发症状或突出表现者应及时尿检以免误诊。

(2)急性链球菌感染后肾炎注意和非链球菌感染后肾炎相鉴别。

(3)与以急性肾炎综合征为表现的其他原发性肾小球疾病或全身性疾病相鉴别,前者如 IgA 肾病、膜增生性肾炎等,后者如狼疮性肾炎、过敏性紫癜性肾炎、血管炎等。

(4)与慢性肾炎病程中因某些诱因(如感染)呈急性发作者相鉴别。

(5)本病中尿蛋白显著者常需与肾病综合征鉴别。一般情况下急性链球菌感染后肾炎不需行肾活检,下列情况可视为肾活检指征。①不典型表现:如严重蛋白尿、显著氮质血症、少尿持续存在但无链球菌感染证据;②显著血压增高:肉眼血尿持续 2～3 周以上或持续蛋白尿伴或不伴血尿持续 6 个月以上;③持续低补体血症。

七、治疗

本病主要为对症治疗,治疗原则为纠正病理生理变化及生化异常,防治急性期并发症,保护肾功能,以利其恢复。

(一)一般治疗

急性期需卧床 2～3 周,直到肉眼血尿消失,水肿减退,血压正常。对有水肿高血压者应限盐及水,有氮质血症者应限蛋白。

(二)抗感染治疗

有感染灶时用青霉素 10～14 天。

(三)对症治疗

1.利尿

经控制水盐摄入量仍水肿、高血压、少尿者可予利尿药。一般口服氢氯噻嗪,无效时需用呋塞米口服或注射,呋塞米静脉注射剂量过大时可有一过性耳聋。

2.降压

凡经休息,控制水盐摄入、利尿而血压仍高者均应给予降压药。常选硝苯地平,在成年人此药有增加心肌梗死发病率和病死率的危险,一般不单独使用。还可选用血管紧张素转化酶抑制药(如卡托普利),与硝苯地平交替使用降压效果更佳,但肾功能下降者慎用。

(四)严重循环充血的治疗

纠正水钠潴留,恢复正常血容量,可使用呋塞米注射。表现有肺水肿者除一般对症治疗外可加用硝普钠。对难治病例可采用腹膜透析或血液滤过治疗。

(五)高血压脑病的治疗

原则为选用降压效力强而迅速的药物。首选硝普钠,有惊厥者应及时止惊,对有脑水肿者需脱水、供氧。

八、预后

急性肾炎的预后与病因有关。病毒所致者预后良好,多数随感染痊愈而愈;95％急性链球菌感染后肾炎的患儿预后良好,可完全康复,及时控制严重症状可显著降低急性期病死率。

第二节　慢性肾小球肾炎

慢性肾小球肾炎是指病程超过 1 年、伴不同程度的肾功能不全和/或持续性高血压的肾小球疾病,可有多种病因及病理类型,故实为一临床综合征;一般呈缓慢进展的病程,部分病例最终进入肾衰竭。

一、病因和发病机制

病因众多,发病机制复杂。通常认为或在病原体感染后,或在未知原因下,通过免疫和非免疫机制、炎症反应等环节,引起本病。约10％的患儿可推定由急性肾小球肾炎（AGN）转变而来（如有明确的急性肾小球肾炎及起病后迁延不愈等）外,其余与急性肾小球肾炎无关。所以慢性肾小球肾炎是一组与急性肾小球肾炎无关的独立疾病。

二、临床表现

(一)病程

已超过 1 年,有轻重不一的水肿、高血压,常有夜尿增多。视肾功能不全程度,患儿可有生长发育停滞、疲乏、无力、厌食,恶心、消瘦、贫血、皮肤干燥、瘙痒等表现,最终则呈现尿毒症时各系统器官受累症状。部分患儿症状不明显未引起家长注意,但于感染等诱因时症状可急剧加重。

(二)实验室和其他检查

1.尿液检查

视原患的肾脏病而异。一般而言,除程度不一的蛋白尿、血尿、尿沉渣异常外,尿比重常固定于 1.010 左右。

2.血常规

不同程度的正细胞性贫血。

3.肾功能

因肾小球滤过功能受损,故肌酐清除率下降,当低于正常 50% 以下时,血中尿素氮(BUN)及肌酐(Cr)增高。患儿多同时有一定程度的肾浓缩功能减退。

4.血生化

呈肾功能不全时的电解质及酸碱失衡表现,如血磷增高、血钙下降、当后期尿量少时血钾增高,血钠一般偏低,常有酸中毒改变。

5.影像学检查

B 型超声检查于早期肾脏大小尚正常,后期可缩小。X 线骨骼检查可见骨质稀疏。

6.肾活检

肾脏病理改变于病程后期常呈非特异的硬化改变,且肾脏多缩小,肾穿刺常较困难且易发生出血等并发症,故一般不行活检。但在肾尚未缩小,又需明确原发病及病变程度,以便给予相应治疗措施者,可谨慎地行肾活检。

三、诊断要点

根据 1 年以上肾小球疾病史,有不同程度的肾功能不全和/或高血压即可做出临床诊断。但应尽可能明确造成慢性改变的原肾小球疾病类型及促使其慢性化的因素(如持续的高血压),以便给予相应治疗。应注意与下列疾病鉴别。

(1)有无遗传性肾炎、先天肾发育不全或畸形。

(2)慢性肾盂肾炎。

(3)慢性肾小球肾炎病程中在某些诱因时的急性发作应与急性

肾小球肾炎区别。

四、治疗

(1)病情轻者不必过多限制活动,但宜避免过劳,注意预防和及时治疗各种感染、清除感染灶,并避免应用肾毒性药物。

(2)膳食管理:伴水肿、高血压者适度限盐。蛋白摄入量视肾功能不全程度而异,成人一般为 30～40 g/d。当肌酐清除率＜正常 15% 时,每天蛋白摄入应＜0.5 g/kg。并注意给予优质蛋白,供足够热量。补充多种维生素。

(3)若原发的肾脏疾病仍呈活动性改变,则给予相应治疗。

(4)控制高血压,对伴有水钠潴留者应给予利尿剂,并注意其相应的不良反应。

(5)肾衰竭的治疗。

第三节 肾病综合征

肾病综合征(nephrotic syndrome,NS)是一组由多种原因引起的肾小球滤过膜通透性增加,导致血浆内大量蛋白质从尿中丢失的临床综合征。临床有以下四大特点:①大量蛋白尿;②低清蛋白血症;③高脂血症;④明显水肿。以上第①、②两项为必备条件。

肾病综合征在儿童肾病中的发病率仅次于急性肾炎。发病多为学龄前儿童,3～5 岁为发病高峰,单纯型发病偏早,肾炎型偏迟。按病因可分为原发性、继发性和先天性 3 种类型。本节主要叙述原发性肾病综合征(primary nephrotic syndrome,PNS)。

一、病因及发病机制

原发性肾病综合征约占儿童时期肾病综合征总数的 90%,目前病因尚未明确。微小病变者主要是滤过膜电荷屏障的丧失,致分子量较小、带负电荷的清蛋白自尿中丢失,表现为高选择性蛋白尿,可能与 T 细胞功能紊乱有关。非微小病变者可能还有滤过膜结构屏障的改变,在非微小病变者的肾组织内常可检到免疫球蛋白和/或补体成分的沉着,故提示有免疫复合物,局部免疫病理过程而损伤滤过膜的结构屏障而引发蛋白漏出。

近年发现肾病综合征的发病具有遗传基础。国内报道,糖皮质激素(简称激素)敏感患儿 HLA-DR7 抗原频率高达 38%,频复发患儿则与 HLA-DR9 相关。另外还有家族性表现,且绝大多数是同胞患病。在流行病学调查发现,黑人症状表现重,对激素反应差,提示发病与人种及环境有关。自 1998 年以来,对足细胞及裂孔隔膜的认识从超微结构跃升到细胞分子水平提示"足细胞分子"nephrin、CD_2AP、podocin actinin-4 等是肾病综合征发生蛋白尿的关键分子。

二、病理生理

(一)大量蛋白尿

此为本病最基本的病理生理改变,是导致本病其他三大临床特点的基本原因,也是诊断本病的必需条件。当肾小球滤过膜受免疫或其他病因损伤后,其电荷屏障和/或结构屏障减弱,血浆蛋白漏入尿中,蛋白尿的直接后果是低清蛋白血症。此外其他蛋白的丢失也可造成相应的后果。患儿体液免疫功能降低与血清 IgG 和补体系统 B、D 因子从尿中大量丢失有关,也与 T 淋巴细胞抑制 B 淋巴细胞 IgG 合成转换有关。抗凝血酶Ⅲ丢失,而Ⅳ、Ⅴ、Ⅶ因子和纤维蛋白原增多,使患儿处于高凝状态。由于钙结合蛋白降低,血清结合钙可以降低;当 $25(OH)D_3$ 结合蛋白同时丢失时,使游离钙也降低。另一些结合蛋白降低,可使结合型甲状腺素(T_3、T_4)、血清铁、锌和铜等微量元素降低;转铁蛋白减少则可发生低色素小细胞性贫血。

(二)低蛋白血症

血浆蛋白由尿中大量丢失和从肾小球滤出后被肾小管吸收分解是造成低蛋白血症的主要原因;肝合成蛋白的速度和蛋白分解代谢率的改变也使血浆蛋白降低。患儿胃肠道也可有少量蛋白丢失,但并非低蛋白血症的主要原因。

(三)高脂血症

患儿血清总胆固醇、甘油三酯和低密度脂蛋白、极低密度脂蛋白增高,其主要机制是低蛋白血症促进肝合成脂蛋白增加,其中的大分子脂蛋白难以从肾排出而蓄积于体内,加之脂蛋白清除率下降,如脂蛋白脂酶活性下降 30%～60%、卵磷脂转酰酶活性降低且酶自尿中丢失,导致了高脂血症。血中胆固醇和低密度脂蛋白,尤其是脂蛋白持续升高,而高密度脂蛋白却正常或降低,促进了动脉硬化的形成;持续高脂血症,脂质从肾小球滤出,可导致以下不利影响:肾小球滤出的脂蛋白对系膜细胞具有毒性作用,可能导致肾小球硬化;增加血小板的聚集,促发高凝及血栓栓塞;产生动脉粥样硬化性冠心病的可能性。

(四)水肿

水肿的产生机制主要有两种理论。

1.充盈不足学说

大量蛋白尿导致血浆清蛋白下降、血浆胶体渗透压下降,血浆中的水分自血管内区转入组织间隙,直接造成局部水肿。血浆容量下降通过容量和压力感受器使肾保留水钠有关的神经体液因子活化,如抗利尿激素增加、肾素-血管紧张素-醛固酮系统活化、交感神经活性增强等,从而引起水、钠潴留,导致全身水肿。

2.过度充盈学说

有些研究注意到患儿并不都伴有血容量下降,血浆肾素-血管紧张素水平亦不一定升高,故提出本病中存在肾原发的水、钠潴留,由于原发水、钠潴留甚至可见血容量扩张。

三、病理类型

原发性肾病综合征可见于各种病理类型。

(一)微小病变(MCNS)

光镜下无改变或极轻微病变,电镜示弥漫性肾小球脏层上皮细胞足突融合,免疫荧光阴性。临床男孩多见,发病高峰为 3～4 岁,多表现为单纯型肾病、激素敏感。

(二)系膜性增生性肾小球肾炎(MSPGN)

系膜细胞和/或系膜基质弥漫增生,光镜下基膜正常,系膜区有 Ig(IgG、IgM)和/或补体沉积。我国患儿常见此改变,多具有血尿,部分伴血压增高,1/2～2/3 对激素治疗不敏感,但延长隔天用药疗程,又有一部分获得缓解。当肾病状态持续并逐渐出现肾功能减退时,再次活检时常又兼有局灶节段性硬化。

(三)局灶节段性肾小球硬化(FSGS)

以始自近髓肾单位肾小球局灶节段性玻璃样变和硬化为特点,硬化处有大块电子致密物(IgM、C_3)沉积。临床常见两种情况:一是肾病起病即非选择性蛋白尿,常有镜下血尿及血压高,激素耐药,常呈持续肾病状态及逐渐进展的肾功能减退;二是起病类似 MCNS,但多次反复后发展为典型的 FSGS。

(四)膜增生性肾小球肾炎(MPGN)

系膜细胞和其基质重度弥漫性增生,广泛的系膜内皮下插入,基膜增厚及双轨形成。免疫荧光可见 IgG、C_3 沿毛细血管壁及系膜区粗颗粒沉积。临床以伴有低补体血症为特点,常以急性肾炎综合征起病,肾功能受损较多,且常呈慢性进展过程。

(五)膜性肾病

以不连续的颗粒状上皮下沉积物、基膜弥漫增厚、钉突改变为特点,免疫荧光以 IgG、C_3 沿毛细血管襻细颗粒状沉积为特点。儿童原发性者少见,多继发于狼疮肾或乙肝肾。

(六)其他

如毛细血管内增生性肾小球肾炎、IgA 肾病、IgM 肾病等也可表现为肾病综合征。

四、临床表现

一般起病隐匿,常无明显诱因。约 30% 有病毒感染或细菌感染发病史,70% 肾病复发与病毒感染有关。水肿最常见,开始见于眼睑,以后逐渐遍及全身,呈凹陷,男孩常有阴囊水肿,水肿重者可出现体腔积液即腹水、胸腔积液或心包积液。常伴有尿量减少,颜色变深,无并发症的患儿无肉眼血尿,而短暂的镜下血尿可见于约15%的患儿。大多数血压正常,但轻度高血压也见于约15%的患儿,约30%病例因血容量减少而出现短暂肌酐清除率下降,一般肾功能正常,ARF少见。部分晚期病例可有肾小管功能障碍,出现低血磷性佝偻病、肾性糖尿、氨基酸尿和酸中毒等。由于长期蛋白自尿中丢失,患儿可有蛋白质营养不良。病程久或反复发作、长期应用激素者还有生长落后。

五、实验室检查

(一)尿液分析

大量蛋白尿为本病主要化验所见,24小时尿蛋白定量超过每平方米体表面积 40 mg/h 或超过 50 mg/kg 为肾病范围的蛋白尿,尿蛋白/尿肌酐(mg/mg),正常儿童上限为 0.2,肾病患儿>3.5。尿沉渣可见透明管型、颗粒管型和卵圆脂肪小体。

(二)血常规检查

可见血红蛋白和血细胞比容增加,此常见于初发或复发时或循环血容量下降的患儿。长期慢性过程的患儿有时可见小细胞性贫血,此可能由尿中丢失转铁蛋白所致。血小板往往增加。

(三)其他检查

血浆总蛋白含量降低,清蛋白降低尤为显著,并伴有清蛋白、球蛋白比值倒置。α_2、β球蛋白浓度增高,IgG减少,IgM、IgE可增加,纤维蛋白原增高。血脂增高,胆固醇增高显著,在清蛋白显著下降者甘油三酯也可明显升高。LDL 和 VLDL 增高,HDL 多正常。电解质一般正常,有时可见低钠血症,血钙有下降趋势。肾功能常在正常范围,但也可因低血容量而肾小球滤过率下降,或因肾小球足突融合滤过面积减少和/或对水和小的溶质的通透性改变而出现BUN增高,但多属暂时性。晚期患儿可有肾小管功能损害。MCNS或单纯型患儿血清补体水平正常,肾炎型患儿补体可下降。

肾活检指征:①对激素治疗耐药或频繁复发者;②对临床或实验室证据支持肾炎型肾病或慢性肾小球肾炎者。

六、并发症

(一)感染

最常见的并发症,也是本病死亡的主要原因。本病易发感染的原因如下:①体液免疫功能低下;②常有细胞免疫功能异常;③补体系统改变,尤其是 B 因子自尿中丢失而影响调理功能;④转铁蛋白和锌结合蛋白自尿中丢失而影响免疫调节及淋巴细胞功能改变;⑤蛋白质营养不良;⑥水肿致局部循环障碍,易发生皮肤感染;⑦应用激素和免疫抑制药。

(二)电解质紊乱和低血容量

常见的电解质紊乱有低钠、低钾、低钙血症。由于低蛋白血症、血浆胶体渗透压下降、显著水肿,而常有血容量不足,尤在各种诱因引起低钠血症时易出现低血容量性休克。由于清蛋白下降致总钙水平下降,而血中维生素 D 结合蛋白自尿中漏出,体内维生素 D 不足,还可造成游离钙下降。

(三)高凝状态及血栓、栓塞

高凝状态易致各种动、静脉血栓形成,以肾静脉血栓形成常见,表现为突发腰痛、出现血尿或血尿加重,少尿甚至发生肾衰竭。但临床以不同部位血管血栓形成的亚临床型更多见。并发此类并发症是由于:①肝合成有关凝血的物质增加;②抗凝血酶Ⅲ自尿中丢失;③血浆纤溶酶原活性下降;④血液黏稠度增加,血小板聚集加强;⑤应用激素促进高凝;⑥应用利尿药使血液浓缩。

(四)肾功能不全

急性肾功能不全可由以下原因引起:①急性间质性肾炎;②部分MCNS 可因严重的肾间质水肿和/或大量蛋白管型阻于亨利襻导致近端肾小管和鲍氏囊中静水压力增高、肾小球滤过压下降而致;③原病理改变基础上又附加了严重的肾小球病变;④血容量减少致肾前性氮质血症或合并肾静脉血栓形成而导致短期内肾功能减退。

慢性肾功能不全伴有或不伴有高血压时,应考虑为 FSGS 或原病变基础上向 FSGS 或增生硬化性转变或合并间质、血管病变。

七、诊断

凡临床表现符合前述肾病综合征四大特点者，即可诊断为肾病综合征，再结合病史、体检、辅助检查除外继发者即诊断为原发性肾病综合征。根据临床表现可分为单纯型肾病和肾炎型肾病。按激素反应可分为激素敏感型、激素耐药型和激素依赖型肾病。

八、治疗

(一)初发肾病综合征的治疗

以激素治疗为主，分两个阶段用药。

1.诱导缓解阶段

足量泼尼松(泼尼松龙)60 mg/(m² · d)或 2 mg/(kg · d)(按身高的标准体重计算)，最大剂量 80 mg/d，先分次口服，尿蛋白转阴后改为每晨顿服，疗程 6 周。

2.巩固维持阶段

隔天晨顿服 1.5 mg/kg 或 40 mg/m²(最大剂量 60 mg/d)，共6 周，然后逐渐减量。应用激素时注意以下几方面：①激素治疗须足量和足够疗程，足量和足够的疗程是初治的关键，可降低发病后 1～2 年复发率；②激素用量有性别和年龄的差异，初始的大剂量泼尼松对大于 4 岁的男童更有效，男童最大剂量可用至 80 mg/d；③对小于4 岁的初发患儿，每天泼尼松 60 mg/m² 4 周，然后改为隔天60 mg/m²4 周，以后每 4 周减 10 mg/m²至停药，此种长隔天疗法比每天60 mg/m² 6 周，然后改为隔天 40 mg/m² 6 周的方法能减少患儿的复发率；④不建议初治时采用甲泼尼龙冲击治疗；⑤对部分年龄<7 岁、发病时血清总蛋白<44 g/L 的患儿可考虑采用 3 个月泼尼松加 2 个月环孢素(CsA)的疗法。

(二)非频复发肾病综合征的治疗

积极寻找复发诱因，积极控制感染，少数患儿控制感染后可自发缓解。激素治疗：①重新诱导缓解直至尿蛋白连续转阴 3 天后改为 40 mg/m²或 1.5 mg/kg 或隔天晨顿服 4 周，然后用 4 周以上的时间逐渐减量；②在感染时增加激素维持量，可降低复发率。

(三)频复发和激素依赖型肾病综合征的治疗

1.激素的使用

(1)拖尾疗法:同上诱导缓解后泼尼松每 4 周减量 0.25 mg/kg,给予能维持缓解的最小有效激素量(0.5～0.25 mg/kg),隔天口服,连用 9～18 个月。

(2)在感染时增加激素维持量。

(3)改善肾上腺皮质功能。

(4)更换激素种类。

2.免疫抑制药治疗

(1)环磷酰胺(CIX):2～3 mg/(kg·d)分次口服 8 周或 8～12 mg/(kg·d)静脉冲击疗法,每 2 周连用 2 天,总剂量≤200 mg/kg 或每月 1 次静脉注射,每次 500 mg/m²,共 6 次。治疗时患儿的年龄＞5.5 岁效果较好,缓解率为 34%,而＜5.5 岁患儿的缓解率为 9%。频复发治疗效果好于激素依赖型肾病。

(2)环孢素 A(CsA):3～7 mg/(kg·d)或 100～150 mg/(m²·d),调整剂量使血药谷浓度维持在 80～120 g/mL,疗程 1～2 年。CsA 治疗时间＞36 个月、CsA 治疗时患儿年龄＜5 岁及大量蛋白尿的持续时间(＞30 天)是 CsA 肾毒性发生的独立危险因素,应对连续长时间使用 CsA 的患儿进行有规律监测。

(3)其他:如霉酚酸酯(MMF)、他克莫司(FK506)、利妥昔单抗(RTX)及长春新碱(VCR)等。

(四)激素耐药型肾病综合征的治疗

需要结合患儿的肾病理改变、药物治疗反应、药物不良反应、个体差异及经济状况等多方面因素选择免疫抑制药,严格掌握适应证,避免过度用药及因药物治疗带来的不良反应。在缺乏肾病理检查的情况下,推荐采用激素序贯疗法与 CTX 冲击治疗。因为患儿病理类型不同,对各种免疫抑制药的治疗反应不同,预后有很大差异,故明确激素耐药型肾病综合征患儿的病理类型非常必要。

不同病理类型的免疫抑制药选择如下。

1.MCNS

CTX 为首选药物,静脉冲击较口服效果更佳。

2.FSGS

目前认为儿童 FSGS 中 25%～30% 在 5 年后进展至 CRF,蛋白尿是 FSGS 进展的重要因素,药物治疗的目的在于控制蛋白尿,目前 CsA 是首选药物,他克莫司更为安全、有效但价格昂贵。

3.MsPGN

目前缺乏有效的治疗方案,可参考选用静脉 CTX、CsA 等治疗。

4.MPGN

可进展至终末期肾小球疾病,治疗选用大剂量甲泼尼龙(MP)冲击序贯泼尼松和 CTX 冲击。MP 冲击剂量为每次 15～30 mg/kg(最大量≤1g),3 天为 1 个疗程,间隔 1 周可重复使用,一般应用 1～3 个疗程。

5.MN

目前缺乏儿童治疗经验,成年人首选 ACEI 和/或 ARB 类药物。

九、预后

肾病综合征的预后转归与其病理变化关系密切。微小病变型预后最好,局灶节段性肾小球硬化和膜增生性肾小球肾炎预后最差。微小病变型发展成尿毒症者极少,可死于感染或激素严重不良反应。

第四节　尿　路　感　染

尿路感染(UTI)是小儿最常见的疾病之一,它是小儿内外科医师经常遇到的问题,也是泌尿系统内部结构异常的最常见表现。在小儿感染性疾病中,泌尿系统感染仅次于呼吸系统感染而居第二位。约 2/3 男孩和 1/3 女孩在泌尿系统结构异常的基础上并发感染,3/4 以上女孩患泌尿系统感染后复发。感染可累及尿道、膀胱、肾盂及肾实质。婴幼儿症状多不典型、诊断困难,而且在不同的性别、不同的年龄,其发病率不同。尽管抗生素的发展迅速,品种繁多,但是这种非特异性尿路感染发病率仍然很高,而且时常反复发作。小儿尿路感染对肾脏的损害重于成人,反复感染可致肾瘢痕形成,造成不可逆性肾脏损害。因此积极治疗尿路感染及防止对肾脏的损害更为重要。

一、病因

小儿尿路感染分为梗阻性和非梗阻性两大类。前者在小儿尿路感染中占有重要地位。完全正常的泌尿系统固然可以发生感染,但更重要的是须注意局部有无尿路畸形的解剖基础,如先天性尿路梗阻、反流等。忽视这一点,尿路感染就很难治愈,即使感染暂时得到控制也常再发。

在小儿出生后最初几周内,无论男孩或女孩的尿道周围都有很多嗜氧菌,尤其是大肠埃希菌等,又因其本身的免疫力极低,而易发生尿路感染。随年龄的增长,这些细菌则逐渐减少,到 5 岁以后,尿路感染的发生也逐渐减少。即使细菌入侵尿路,也不都发生尿路感染。大多数是由于某些原因使机体的防御机制受损时,细菌方可在尿路中生长繁殖,而发生尿路感染。导致小儿尿路感染的易感因素如下。

(一)小儿生理解剖特点

小儿输尿管长,且弯曲,管壁弹力纤维发育不全,易于扩张及尿潴留,易患尿路感染;尿道内或尿道外口周围异常,如小儿包茎、包皮过长、包皮粘连等均可使尿道内及尿道外口周围隐藏大量细菌而增加尿路感染的机会。1982 年,Ginsberg 等首先报道尿路感染中男性儿童 95% 是未行包皮环切者。因为大肠埃希菌能黏附于包皮表面未角化的鳞状黏膜,在尿路感染中的男孩未做包皮环切者是已做包皮环切者的 10 倍。Craig 等研究表明包皮环切术可减少学龄儿童症状性尿路感染的发病率,女孩尿道短而宽,外阴污染机会多,亦易发生上行感染。

(二)泌尿系统畸形、尿路梗阻

尿路梗阻、扩张，允许细菌通过尿道外口并移行进入泌尿道，另一方面由于梗阻、扩张使其泌尿道腔内压增高，导致黏膜缺血，破坏了抵抗细菌入侵的屏障，诱发尿路感染的危险性升高。常见疾病有肾积水、巨输尿管症、输尿管囊肿、输尿管异位开口、尿道瓣膜、尿道憩室、结石、异物、损伤、瘢痕尿道狭窄、神经源性膀胱等。

(三)原发性膀胱输尿管反流

正常情况下，膀胱输尿管交界部的功能是在排尿时完全阻止膀胱内尿液上行反流至肾脏。而当存在膀胱输尿管反流时，尿流从膀胱反流入输尿管、肾盂及肾盏，这可能使输尿管口扩张，并向外移位，同时造成膀胱动力不完全，使有菌尿液经输尿管达肾脏而引起感染。有文献报道，约半数尿路感染患儿存在膀胱、输尿管反流（VUR）。因为VUR为细菌进入肾脏提供了有效的通路，且低毒力的菌株也可造成肾内感染。

(四)排尿功能异常

Gordon等关于膀胱充盈和排空的数学模型表明，细菌倍增时间少于50分钟的菌株不需黏附于尿路上皮即可在尿流中保持较高的浓度。排尿功能异常的患儿（如尿道狭窄或神经源性膀胱等）排尿时间延长，膀胱内压增高或残余尿量增多均有利于细菌稳定增殖，甚至可导致非尿路致病菌引起严重的尿路感染。

(五)便秘和大便失禁

便秘和大便失禁均可使肠道共生菌滞留于尿道外口时间延长，大肠埃希菌黏附于尿道口时使尿道上皮受内毒素作用，尿道张力下降，蠕动能力减弱，尿液潴留易发生逆行感染。有研究表明控制便秘可降低复发性尿路感染的发病率。

(六)医疗器械

在行导尿或尿道扩张时可能把细菌带入后尿道和膀胱，同时可能造成不同程度的尿路黏膜损伤，而易发尿路感染。有文献报道留置导尿管1天，感染率约50%，3天以上则可达90%以上。在进行膀胱镜检查、逆行尿路造影或排尿性膀胱、尿道造影时,同样易引起尿路感染,应严格掌握其适应证。

另外全身抵抗力下降,如小儿营养不良,恶性肿瘤进行化疗或应用免疫抑制剂及激素的患儿,也易发生尿路感染。

二、病原菌

任何入侵尿路致病菌均可引起尿路感染。但是最常见的仍然是革兰氏阴性杆菌,其中以大肠埃希菌最为常见,约占急性尿路感染的80%,其次为副大肠埃希菌、变形杆菌、克雷伯杆菌、产气杆菌和铜绿假单胞菌。约10%尿路感染是由革兰氏阳性细菌引起的,如葡萄球菌或粪链球菌。大肠埃希菌感染最常见于无症状性菌尿或是首次发生的尿路感染。在住院期的尿路感染、反复性尿路感染或经尿路器械检查后发生的尿路感染,多为粪链球菌、变形杆菌、克雷伯杆菌和铜绿假单胞菌所引起,其中器械检查之后铜绿假单胞菌的发生率最高,变形杆菌常伴有尿路结石,金黄色葡萄球菌则多见于血源性引起。长期留置尿管、长期大量应用广谱抗生素时或是抵抗力低下及应用免疫抑制剂的患儿,应注意有无真菌的感染(多为念珠菌和酵母)。

病原菌特点:无泌尿系统畸形的肾炎患儿体内分离的菌株与肠道共生菌不同,而伴有畸形者(如梗阻、反流等),其菌株与肠道共生菌相同,且更易发生肾损害。

三、感染途径

(一)上行性感染

尿路感染中绝大多数是上行性感染,即是致病菌,多为肠道细菌先于会阴部定居、繁殖、污染尿道外口,经尿道上行至膀胱,甚至达肾盂及肾实质,而引起的感染。一旦细菌进入膀胱后,约有1%的可侵入输尿管达肾盂,这多是由于存在各种原因所致膀胱输尿管反流。

(二)血行感染

较上行感染少见,是致病菌从体内的感染灶侵入血流,然后达肾脏至尿路而引起感染。临床上常见的仅为新生儿或是金黄色葡萄球菌败血症所致血源性尿路感染。或因肿瘤放化疗后存在免疫抑制者血行感染的机会增加。其他肾实质的多发脓肿、肾周脓肿也多继发于身体其他部位感染灶。

(三)淋巴道感染

腹腔内肠道、盆腔与泌尿系统之间有淋巴通路,肠道感染时或患急性阑尾炎时,细菌通过淋巴道进入泌尿道,有发生尿路感染之可能,但临床上极少报道。

(四)直接感染

邻近组织的化脓性感染,如腹膜后炎症、肾周围炎等直接波及泌尿道引起的感染。

四、发病机制

尿路感染主要是由细菌所致,在致病菌中许多属于条件致病菌。尿道是与外界相通的腔道,健康成年女性尿道前端 1 cm 和男性的前尿道 3~4 cm 处都有相当数量的细菌寄居。由于尿道具防御能力,从而使尿道与细菌、细菌与细菌之间保持平衡状态,通常不引起尿路感染。当人体的防御功能被破坏,或细菌的致病力很强时,就容易发生尿路的上行性感染。一般认为,尿路感染的发生取决于细菌的致病力和机体的防御功能两个方面。在疾病的进程中,又与机体的免疫反应有关。

(一)病原菌的致病力

在尿路感染中,最常见的病菌为大肠埃希菌。近年来对大肠埃希菌及其致病力的研究也较多,认为大肠埃希菌的表面抗原特征与其致病力有关,特别是细胞壁 O 抗原,已知 O 血清型者,如 O_1、O_2、O_4、O_6、O_7、O_{75} 与小儿尿路感染有关。也有的学者发现,从无症状菌尿者分离出大肠埃希菌与粪便中的大肠埃希菌相同,而来自有症状菌尿大肠埃希菌株与粪便中分离出来的不同,因此提示大肠埃希菌 O 抗原的血清型与其致病力有关。细菌入侵尿路能否引起感染,与细菌黏附于尿路黏膜的能力有关。致病菌的这种黏着能力是靠菌毛来完成。大多数革兰氏阴性杆菌均有菌毛,菌毛尖端为糖被膜,其产生黏附素与上皮细胞受体结合。根据受体对黏附素蛋白的特异性,菌毛分为Ⅰ型及P型。Vaisanen 等报道在小儿肾盂肾炎发作时分离出的 32 株菌群中,81%为 P 型菌毛。Kallenius 等在 97 个尿路感染小儿和 82 个健康小儿粪便中分离出的大肠埃希菌,他们发现有 P 型菌毛者:引起急性肾盂肾炎的大肠埃希菌中为 90%,引起急性膀胱炎者中为 19%,引起无症状菌尿者为 14%,而健康儿中仅为 7%。上述数据表明,有 P 型菌毛的大肠埃希菌是肾盂肾炎的主要致病菌。另外,具有黏附能力的带菌毛的细菌,还能产生溶血素、抗血清等,这些都是细菌毒力的表现。

下尿路感染通常为Ⅰ型菌毛细菌所引起,在有利于细菌的条件下可引起肾盂肾炎,有 P 型菌毛的大肠埃希菌则为肾盂肾炎的主要致病菌。细菌一旦黏着于尿路黏膜后即可定居、繁殖,继而侵袭组织而形成感染。

除上述菌毛作为细菌的毒力因素之外,机体尿路上皮细胞受体密度多少亦为发病的重要环节,在感染多次反复发作的患儿菌毛受体的密度皆较高。具有黏附能力的带菌毛的细菌,往往能产生溶血素、抗血清等,这些皆为细菌毒力的表现。

在肾盂肾炎发病过程中,尚有一因素值得提出,即细菌侵入输尿管后,输尿管的蠕动即受到影响,因为带有 P 型及抗甘露糖菌毛的细菌常有含脂肪聚糖的内毒素,有抑制蠕动的作用。输尿管蠕动减低,于是发生功能性梗阻,这种情况,肾盂内压力即使不如有机械性梗阻时那样高亦可使肾盂乳头变形,细菌即可通过肾内逆流而侵入肾小管上皮。用超显微镜观察肾小管,还可见带菌毛的细菌黏附于肾小管细胞膜上,并可见到菌毛的受体。

(二)机体的防御功能

细菌进入膀胱后,大多数是不能发生尿路感染的。是否发生尿路感染,则与机体的防御能力及细菌的致病力有关。健康人的膀胱尿液是无菌的,尽管前尿道及尿道口有大量的细菌寄居,且可上行至膀胱,但上行至膀胱的细菌能很快被消除。留置导尿管 4 天,

90％以上的患儿可发生菌尿,但拔掉导尿管后多能自行灭菌。由此说明,膀胱具有抑制细菌繁殖的功能。一般认为,尿路的防御功能主要有如下几个方面。

1.排尿

在无尿路梗阻时,排尿可清除绝大部分细菌,膀胱能够完全排空,则细菌也难以在尿路中停留,尿路各部分的正常的神经支配、协调和有效的排尿活动具有重要的防止感染作用。肾脏不停地分泌尿液,由输尿管流入膀胱,在膀胱中起到冲洗和稀释细菌的作用。通过膀胱周期性排尿的生理活动,可将接种于尿路的细菌机械性地"冲洗"出去,从而防止或减少感染的机会。动物实验观察结果认为这是一相当有效的机制。

2.抵制细菌黏附

较为重要的防御机制是尿路黏膜具有抵制细菌黏附的能力。

(1)动物实验表明:尿路上皮细胞可能分泌黏蛋白,如氨基葡萄糖聚糖、糖蛋白、黏多糖等,皆有抗细菌黏着作用。

(2)扫描电镜观察:尿路上皮细胞上有一层白色黏胶样物质,可见细菌附着在这层物质上。在排尿时,这些黏蛋白如能被排出,则入侵细菌亦随之而排出。若用稀释的盐酸涂于膀胱黏膜仅 1 分钟,细菌黏着率即可增高,因稀释盐酸可破坏黏蛋白而为细菌入侵提供条件。于 24 小时后,细菌黏附率可恢复到盐酸处理前状态。在稀释盐酸破坏黏蛋白层之后,若在膀胱内灌注外源性的黏多糖如合成的戊聚糖多硫酸盐等,则抗细菌黏着功能即可恢复。

3.杀菌

有动物实验证明膀胱黏膜具有杀菌能力,膀胱可分泌抑制致病菌的有机酸、IgG、IgA 等,并通过吞噬细胞的作用来杀菌。

4.抑制细菌生长

尿 pH 低、含高浓度尿素和有机酸、尿液过分低张和高张等因素均不利于细菌的生长。

5.分泌抗体

如果细菌仍不能被清除,膀胱黏膜可分泌抗体,以对抗细菌入侵。

(三)免疫反应

在尿路感染的病程中,一旦细菌侵入尿路,机体即有免疫反应。无论是局部的或是全身的,这些反应与身体其他部位的免疫反应相同。尿内经常可以发现免疫球蛋白 IgG 及 IgA。有症状的患儿尿中 IgG 较低,而无症状的菌尿患儿尿中 IgG 则较高。IgG 是由膀胱及尿道壁的浆细胞分泌的免疫球蛋白,能使光滑型菌族转变为粗糙型,后者毒力较低。此外,补体的激活可使细菌溶解。上述非特异性免疫反应皆为细菌黏着造成障碍。若感染时期较长,患儿机体则可产生特异性免疫蛋白。球蛋白及补体的活动皆可促进巨噬细胞及中性白细胞的调理素作用及吞噬功能。但吞噬过程中,吞噬细胞释放的过氧化物对四周组织有毒性作用,所以,吞噬细胞肃清细菌的过程亦对机体有伤害作用,尤其是对肾组织的损害。在动物实验性肾盂肾炎中,过氧化物催化酶能保护肾组织不致有过氧化物中毒。有关实验研究表明,人体这种免疫反应对细菌的血行性和上行性感染有防御作用。

五、诊断

小儿反复尿路感染多伴有先天性泌尿系统异常,对反复尿路感染,药物治疗效果不佳的患儿,应行必要的检查明确诊断以便及时正确的治疗。

(一)临床表现

小儿尿路感染临床表若按尿路感染部位分为上尿路感染和下尿路感染,但因小儿尿路感染很少局限于某一固定部位,年龄愈小,定位愈难;按症状的有无分为症状性尿路感染和无症状性菌尿;按病程的缓急分为急性和慢性尿路感染。另外依小儿年龄特点,尿路感染的症状常不典型,随年龄的不同临床表现不一。急性尿路感染,其分为急性膀胱炎和急性肾盂肾炎。

1.急性膀胱炎

只局限于下尿路的感染,临床上表现为膀胱刺激症状,即尿频、尿急、尿痛、排尿困难,尿液混浊,偶见肉眼终末血尿。伴有下腹部和膀胱区的不适与疼痛,偶有低热,多无明显的全身症状。年长儿症状更明显些。

2.急性肾盂肾炎

各期表现不同:新生儿期可能为血行感染所致,症状轻重不等,多以全身症状为主,如发热、惊厥、嗜睡、吃奶差、呕吐、腹胀、腹泻、烦躁、面色苍白等非特异性表现。很少出现尿频等尿路感染症状,往往被误诊为上呼吸道感染、婴儿腹泻,甚至颅内感染等。60%患儿可有生长发育迟缓、体重增加缓慢。严重的有抽搐、嗜睡、黄疸等。新生儿期急性肾盂肾炎常伴有败血症,约1/3病例血、尿培养其致病菌一致。婴幼儿期症状也不典型,仍以全身症状为主,常以发热最为突出。尿频、尿急、尿痛等排尿症状随年龄增长逐渐明显,排尿时其他症状与新生儿期类似。但仔细观察可发现患儿有排尿时哭闹,尿流有臭味或有顽固性尿布疹。随着年龄的增长,膀胱刺激症状逐渐明显。哭闹、尿频或有顽固性尿布疹仍以全身症状为主,应想到泌尿系统感染的可能。

儿童期其症状与成人相近,在发热寒战、下腹部疼痛的同时,常伴有腰区疼痛,输尿管区压痛,肾区的压痛与叩痛。多有典型的尿频、尿急、尿痛、排尿困难等膀胱刺激症状。急性肾盂肾炎大多是上行感染所致,所以常伴膀胱炎。根据患儿的临床表现来判断是肾盂肾炎或膀胱炎是不可靠的。尤其是小儿,以全身症状为主,小婴儿膀胱刺激症状不明显,有的发热即是其第一主诉。因此对原因不明的发热患儿,尽早做尿常规及进一步尿培养检查十分必要。

(二)实验室检查

1.送尿常规检查和取中段尿送细菌培养

尿常规检查在尿路感染的诊断中必不可少,肉眼观察,尿色可清或混浊,可有腐败气味。急性尿路感染中40%～60%有镜下血尿,细胞数为2～10/HPF。对尿路感染诊断最有意义的为白细胞尿,亦称为脓尿,尿沉渣镜下白细胞>5/HPE,即可初步诊断。国内有人用血细胞计数盘检查不离心尿,以≥8/mm³为脓尿。无论哪种检查方法,脓尿对尿路感染的诊断有着它的特异性和敏感性。虽然临床上目前仍以 Kass 提出的每毫升尿液有 10^3 以上的菌落单位称之为菌尿($10^3 \sim 10^4$ 为可疑菌尿,10^3 以下为污染标本)的标准来对尿路感染进行诊断,但目前有人提出少量细菌也可以引起明显的感染,尤其在小儿,由于尿液稀释,有时菌落数达不到 10^5。

菌尿和脓尿是否有意义,小儿尿液标本的采集过程十分重要。首先彻底清洁外阴部,对婴幼儿可用尿袋留取。其中已接受包皮环切的男孩或大女孩中段尿的检查可信度较高,而未接受包皮环切的男孩或小女孩尿液易被包皮内或尿道外口周围污染的可能性较大,因此取中段尿较为可信。在进行导尿留尿标本时,亦应弃去最初的尿液,留取后部分尿液。经耻骨联合上膀胱穿刺获取的尿液最可靠,此时检查为菌尿(不论菌数多少),均可明确诊断尿路感染。

2.肾功能检查

反复或慢性尿路感染时,肾小管功能首先受损,出现浓缩功能障碍,晚期肾功能全面受损。可做血尿素氮和肌酐测定、尿浓缩功能试验、酚红排泄率试验检查。近年来提出尿抗体包裹细菌检查、致病菌特异抗体测定、C反应蛋白测定、尿酶测定、血清铜蓝蛋白测定协助区别上、下尿路感染。

(三)特殊检查

1.超声波检查

方便、安全、无损伤,在小儿应作为首选的方法。B超可测定肾脏的大小、肾区肿物的部位,性质,了解有无肾盂、肾盏扩张、重复畸形、巨输尿管;测定膀胱的残余尿量、膀胱的形态、大小、膀胱壁有无异常增厚、膀胱内有无肿瘤、异物、憩室、囊肿等,同时还可以了解肾、输尿管、膀胱内有无结石。

2.排尿性膀胱尿道造影

在小儿尿路感染中是重要的检查手段之一。其方法是将造影剂经导尿管或耻骨上膀胱穿刺注入膀胱内,也可在静脉肾盂造影时,待肾盂、输尿管内造影剂已排空,而膀胱仍积集大量造影剂时,嘱患儿排尿,在电视荧光屏上动态观察。可了解:①膀胱的位置、形态、大小、其黏膜是否光滑，膀胱内有无真性或假性憩室、囊肿、肿瘤、结石，异物等；②有无膀胱输尿管反流及其反流程度；③膀胱出口以下有无梗阻，如尿道瓣膜、憩室，尿道狭窄等。

3.静脉尿路造影

由于小儿尿路感染与泌尿生殖系统异常有密切关系，而静脉尿路造影检查除可了解双肾功能外，对先天性尿路畸形、梗阻、结石、肿瘤、肾积水等疾病有重要的诊断价值，故应列为常规的检查方法。其临床指征为：①凡尿路感染经用抗生素 4～6 周而症状持续存在者；②男孩第一次发生尿路感染者；③女孩反复尿路感染者；④上腹肿块可疑来自肾脏者。

4.核素肾图检查

核素肾图在国内已广泛使用，其方法简便、安全、无创伤，不仅有助于疾病的诊断，而且适用于疗效评价，监测和随访。据需要选用合适的放射性药物，可以获得：①肾、输尿管、膀胱大体形态结构；②肾脏的血供情况；③计算出分侧肾功能、肾小球滤过率和有效肾血流量；④尿路引流情况，从而做出尿路梗阻的定位诊断；⑤了解有无膀胱、输尿管反流及膀胱残余尿量等情况。

5.磁共振尿路造影（MRU）

通过三维系统成像可获得清晰的全尿路立体水图像。MRU 是无创伤性水成像技术，能显示无功能性肾脏的集合系统，并兼有无 X 线辐射、无需造影剂等优点。在儿童先天性泌尿系统畸形辅助检查中有着十分重要的作用。尤其适用于婴幼儿碘过敏和肾功能不良者。

六、治疗

小儿尿路感染的治疗原则是控制感染、解除梗阻、保持尿流通畅和预防复发。

（一）对症处理

在诊断急性尿路感染后注意休息，多饮水冲洗尿路，促进细菌及其毒素的排出，抑制细菌的生长繁殖。鼓励患儿多进食，以增强机体抵抗力。对中毒症状重,高热,消化道症状明显者,可静脉补液和给予解热镇痛药;对尿路刺激症状明显的,可给予阿托品、654-2等抗胆碱能药物,以减轻症状,另外使用碳酸氢钠碱化尿液,除能减轻尿路刺激症状外,还可调节尿液酸碱度,有利于抗生素药物发挥作用。在对症处理的同时对疑有泌尿系统梗阻或畸形者,要抓紧时间进行必要的辅助检查,尽快确诊,及时手术矫治,以防因泌尿系统感染对肾脏的损害。

(二)抗生素的应用

小儿尿路感染治疗的主要问题是抗生素的选用和使用方法。抗生素的选择要以不良反应小、尿液中药物浓度高、细菌耐药发生率低为标准。一般应遵循以下原则:①由于小儿尿路感染的病原菌大多数(80%以上)为大肠埃希菌或其他革兰氏阴性杆菌,而革兰氏阳性菌仅占10%以下,因此,在未查出何种细菌以前,最好选用对革兰氏阴性杆菌有效的药物。②上尿路感染选择血浓度高的药物,而下尿路感染则用尿浓度高的药物。③针对尿细菌培养和药敏试验结果而定。④不良反应少,对肾毒性小的药物,当存在肾功能不全时,则更应谨慎用药,如氨基糖苷类及多黏菌素类均有不同程度的肾脏损害作用。⑤联合用药,可以产生协同作用,不仅可以提高疗效,减少耐药菌株的出现,减少不良反应,同时可以避免浪费,减轻患儿家属的经济负担。对复杂和/或严重的泌尿系统感染的治疗尤为重要。⑥口服易吸收。⑦新生儿及婴儿一般症状较重,致病菌毒性强,应静脉内给予抗生素。⑧一般静脉内给予抗生素7～10天,待体温正常,尿路刺激症状消失,可改口服抗生素,疗程需2～3周。

关于疗程,大多数人认为7～10天为宜,不管感染是否累及肾脏,均可获得满意疗效。但近年有一些学者支持1～5天的短程治疗,若为下尿路感染可给予单次大剂量治疗,其效果与7～10天疗程相同,且不良反应小,费用低,用药方便。如膀胱炎患儿,用单剂治疗可使尿中抗生素迅速达到高浓度,且尿中短时间有高浓度的抗生素比长期低浓度更为有效。而对上尿路感染(如肾盂肾炎)则仍认为应常规使用抗生素10～14天或更长。

(三)手术治疗

小儿尿路感染,尤其是反复发作的泌尿系统感染,约半数以上同时并发泌尿系统畸形。若经检查明确存在有尿路梗阻,在感染急性期药物不能控制感染时,应引流尿液(如肾造瘘或膀胱造瘘),待感染控制后再据病变部位及性质选择外科根治手术。

(四)原发性膀胱输尿管反流的处理

2岁以下的患儿经药物控制感染后,80％的反流可望消失,对严重的反流(Ⅳ、Ⅴ度)或经药物治疗久治不愈反而加重者,应考虑手术矫正。

七、预后

急性尿路感染治愈后,预后良好,不会遗留肾脏瘢痕形成和肾功能受损。若治疗不及时、不彻底,反复尿路感染者,可造成不可逆转性肾功能损害。在成人尿毒症患者中,不少起源于小儿期的尿路感染。

八、尿路感染并发症

(一)反流性肾病

小儿的病灶性肾瘢痕多与膀胱输尿管反流及菌尿联合作用有关,由于膀胱输尿管反流与菌尿的联合作用,则发生局灶性肾瘢痕,称之为反流性肾病,而区别于其他原因所致瘢痕。肾瘢痕的形成与肾内反流、反流压力、宿主抗感染的免疫力及个体差异有关。反流越重,发生肾瘢痕及相应肾功能障碍的机会越多。其发病机制目前仍未完全阐明,尿液反流引起的肾损害可能与下列因素有关。

1.菌尿

膀胱输尿管反流可能是导致瘢痕形成的重要因素,肾内反流使得致病微生物得以进入肾实质引起炎症反应。动物实验证明在无菌条件下,膀胱输尿管反流对肾脏的生长及肾功能无影响,故认为膀胱输尿管反流及肾内反流必须有菌尿才会产生肾瘢痕。

2.尿流动力改变

膀胱输尿管反流并不一定有肾内反流,只有严重膀胱输尿管反流在膀胱充盈或排尿时，肾盏、肾盂及输尿管腔内液压与膀胱一样，可达 5.3 kPa，结果才引起肾内反流。有动物实验证明无菌尿高压反流可产生肾损害，故提出只要有尿流动力学改变，就可产生肾内反流及肾损害。

3.免疫损害

有人认为反流使尿液逆流至肾盂、肾盏，产生高压而致肾小管破裂、尿液外溢，结果产生 Tamm-Hosfall 糖蛋白（THP）进入肾间质造成免疫反应或化学刺激，引起间质性肾炎。临床上有部分病例只有一侧反流，但对侧肾也发生病变，从而证明免疫反应参与反流性肾病。

4.血管性病变

有人发现在反流性肾盂肾炎的初级阶段，感染所累及的部位由于广泛间质水肿的机械性压迫，致肾间质血管闭塞，尤其肾小管旁的小血管，提示由于血管闭塞所致的局部缺血在反流性肾病中致肾损害起重要作用。

（二）肾瘢痕形成的高危因素

（1）随着尿路感染发作次数增多，肾瘢痕的危险呈指数增长。

（2）尿路感染被延误诊断与治疗，动物实验证明，在感染早期（7 天内）迅速有效的治疗可预防瘢痕形成，反之则增加了肾瘢痕形成。

（3）年龄因素：尿路感染在幼儿期更常见，年龄愈小愈易发生肾瘢痕。

（4）梗阻性疾病：存在尿路梗阻时感染可引起快速肾脏损害和瘢痕形成。

（5）膀胱输尿管反流和肾内反流。

（6）排空功能紊乱：排空功能紊乱与尿路感染的关系是近年来的研究热点，有人用膀胱测压研究患有尿路感染的患儿，发现 2/3 的病例存在不稳定性膀胱，表现为排空压力高而膀胱容量低。

（7）宿主因素：宿主对尿路感染反应在引起肾瘢痕中的作用是另一研究热点，急性肾盂肾炎小儿尿中炎症细胞因子如白细胞介素 IL-8、IL-6、IL-1 升高，尤其新生儿和首次尿路感染时更高。此外肾瘢痕与血管紧张素转换酶（ACE）基因多肽性有关，ACE 使血管紧张素Ⅰ转换为血管紧张素Ⅱ，后者通过引起局部血管收缩并刺激转化生长因子 β（TGFβ）产生和刺激胶原合成引起间质纤维化和肾小球硬化。

第五节　肾　衰　竭

一、急性肾衰竭

肾脏的生理功能包括排泄（滤过与重吸收），调节水、电解质及酸碱平衡，内分泌代谢等方面。

这几方面功能是相辅相成，密切相关的。肾小球滤过率（glomerular filtration rate，GFR）降低达正常水平 50% 以下，血清肌酐很快升高到 176 μmol/L（2.0 mg/dL）以上，BUN 同时升高，并引起水电解质及酸碱平衡紊乱，出现急性尿毒症症状，则称 ARF（acute renal failure，ARF）。

ARF 是一常见的临床综合征，见于小儿各年龄组，每个年龄组 ARF 的病因有各自的特点。

ARF 按病因可分为肾前性、肾性及肾后性 3 种。按临床表现又可分为少尿型与非少尿型及高分解型。小儿 ARF 如能早期诊断，及时救治，肾功能可逆转至正常，否则遗留慢性肾功能不全。

（一）病因

ARF 按病因可分为肾前性（约占 55%）、肾性（约占 40%）和肾后性（约占 5%）。

1.肾前性

由于肾灌注减少，GFR 降低而出现 ARF。由于肾脏本身无器质损害，病因消除后肾功能随即恢复。

（1）低血容量：如大出血，胃肠道失液（如腹泻、呕吐及胃肠减压），肾脏失液（如渗透性利尿、利尿剂及肾上腺功能不全），皮肤丢失(如烧伤及大量出汗),第三间隙失液(如胰腺炎、腹膜炎、大面积损伤伴挤压伤)。

(2)心排血量降低:心源性休克、充血性心力衰竭、心包填塞及巨大的肺梗死。

(3)全身性血管扩张:变态反应、使用降压药、败血症和扩血管药物过量。

(4)全身性或肾血管收缩:麻醉、大手术、α肾上腺素能激动剂或高剂量多巴胺、肝肾综合征。

(5)肾脏自身调节紊乱:如非甾体抗炎药物及血管紧张素转换酶抑制剂药物的应用。

2.肾性

GFR降低原因:①低灌注或肾毒性物质损害导致小管细胞损害(急性肾小管坏死);②肾小球、小管间质或血管炎症;③血栓形成导致栓塞性肾血管阻塞,或血管运动性肾病。

(1)急性肾小管坏死的病因。①急性肾缺血:创伤、烧伤,大手术,大出血及严重失盐、脱水,急性血红蛋白尿,急性肌红蛋白尿,革兰氏阴性杆菌败血症等均可引起肾脏缺血、缺氧而导致急性肾小管坏死。②肾毒性物质损伤:引起肾小管中毒坏死的物质有两种。外源性:如抗生素(如氨基糖苷类、头孢菌素类、四环素、两性霉素B、万古霉素及多黏菌素等)、X线造影剂、重金属类(如汞、铅、砷及铋等)、化疗制剂(如顺铂、甲氨蝶呤及丝裂霉素)、免疫抑制剂(如环孢素A)、有机溶剂(如乙醇及四氯化碳)、杀虫剂、杀真菌剂、生物毒素(如蛇毒、蝎毒、蜂毒、生鱼胆及毒蕈等);内源性:如横纹肌溶解、溶血、尿酸、草酸盐、浆细胞病恶病质(如骨髓瘤)。

(2)急性肾小球肾炎和/或血管炎:急性链球菌感染后肾炎、急进性肾炎、肺出血肾炎综合征、急性弥漫性狼疮性肾炎、紫癜性肾炎等。

(3)急性间质性肾炎:感染变态反应、药物变态反应(如青霉素族、磺胺药、止痛药或非甾体抗炎药等)、感染本身所致(如流行性出血热等)。

(4)急性肾实质坏死:急性肾皮质坏死、急性肾髓质坏死。

(5)肾血管疾病坏死性血管炎:过敏性血管炎、恶性高血压、肾动脉血栓形成或栓塞、双侧肾静脉血栓形成。败血症也可引起弥散性血管内凝血(DIC),导致 ARF。

(6)其他移植肾的急性排斥反应等。

3.肾后性

肾以下的尿路梗阻引起肾盂积水,肾间质压力升高,肾实质因受挤压而损害,时间久后反射性使肾血管收缩,肾发生缺血性损害。若伴继发感染,更加重损害。

(1)尿道梗阻:尿道狭窄、先天性瓣膜、包茎、骑跨伤损伤尿道。

(2)膀胱颈梗阻:神经源性膀胱、结石、癌瘤、血块。

(3)输尿管梗阻:输尿管先天狭窄、结石、血块或坏死肾组织(乳头)脱落、肿瘤压迫、腹膜后纤维化。

(二)病理

1.肉眼检查

肾脏增大而质软,剖开肾脏可见髓质呈暗红色,皮质因缺血而苍白,两者呈鲜明对照。

2.显微镜检查

ARF 由于病因的不同,病理改变也不同,可出现相应肾血管、肾小球、肾小管及肾间质的改变。急性肾小管坏死(acute tubular necrosis,ATN)可分为缺血性及中毒性两类。中毒性 ATN 的病变限于近端小管,呈局灶性分布,坏死的肾小管基膜完整,小管上皮再生良好。而缺血性 ATN 病变可涉及各段肾小管,呈弥漫性分布,坏死的小管基底膜断裂,上皮细胞再生较差。

(三)发病机制

ARF 的发病机制十分复杂,有多种因素参与,未完全阐明。不同的患儿,不同的病因、病情和病期,有不同的发病机制。目前关于肾缺血、中毒引起的 ARF 的发病机制,有多种学说。

1.急性肾小管损害学说

(1)肾小管返漏学说:肾小管腔内液通过断裂的小管基底膜,返漏入间质,压迫毛细血管,进一步减少肾血流,导致少尿或无尿。现认为无小管基底膜断裂时也可发生返漏。

(2)肾小管阻塞学说:肾小管上皮受损肿胀。各种管型阻塞、间质水肿压迫均可填塞肾小管导致少尿、无尿。

(3)髓袢升支厚壁段(mTAL)与近端直小管(S_3)的易损性:外髓内供氧与需氧存在精细平衡,mTAL 及 S_3 细胞处于缺氧的边缘区段,缺血缺氧时更易于损伤,通过球管反馈使肾实质缺血而进一步加重损伤。

2.肾内血流动力学改变学说

由于 ATN 肾脏组织病理改变较轻,因此肾内血流动力学改变是 ARF 发生的重要机制,肾内血流动力学改变如下。

(1)肾血流量急剧减少。

(2)肾小球小动脉收缩,机制为:①肾素-血管紧张素激活;②内皮素作用;③交感神经兴奋;④前列腺素作用(PGI_2/TXA_2失衡);⑤氧自由基对内皮细胞的作用;⑥其他,如儿茶酚胺、抗利尿数量(ADH)及血小板活化因子(PAF)等。

(3)肾小球毛细血管内皮细胞肿胀。

(4)肾小球超滤系数(kf)降低。

(5)血管内凝血。

(四)细胞学机制

1.ATP 耗竭

通过:①增高细胞内游离钙;②激活磷脂酶 A_2;③活化钙蛋白酶;④诱发肌动蛋白 F 的解聚等途径改变细胞骨架,损伤细胞,ATP耗竭是 ATN 发病的中心环节。

2.血管活性物质作用

主要涉及内皮素、NO、血小板活化因子(PAF)及肾素-血管紧张素。

3.肾小管结构与功能异常

各种因素使细胞骨架破坏,细胞极性丧失,破坏近端小管刷状缘,细胞间紧密连接和细胞-基质的黏附作用丧失,加上形成的各种管型等因素,使肾小管的结构和功能遭到破坏。

4.细胞凋亡的作用

ARF 病理中有二次凋亡,第一次凋亡在肾损伤后立即出现,第二次则出现在 ARF 的恢复期,在 ARF 的发生与恢复中均起重要作用。

5.生长因子的作用

ARF 时,即刻反应性基因 cfos 及 egr-l 表达上调,表皮生长因子 ECF、IGF-1、FGF 及 HGF 胰岛血糖素等表达升高,主要在细胞再生及组织修复中起作用。

(五)临床表现

1.少尿型急性肾功能不全

可分为少尿期、利尿期及恢复期,小儿各期间分界往往不明显。

(1)少尿期:ARF 特别是急性肾小管坏死,常有明显少尿期,持续 10~14 天左右。①少尿:新生儿期尿量<1 mL/(kg·h),婴幼儿<200 mL/d,学龄前期<300 mL/d,学龄期<400 mL/d 即为少尿,如<50 mL/d 则为无尿。②氮质血症:血 BUN 及 Cr 增高,并出现由于毒素在体内储积而引起的全身各系统中毒症状,如厌食、恶心、呕吐、呕血、嗜睡、烦躁及贫血等。③水钠潴留:全身水肿、血压升高,并可出现肺水肿、脑水肿及心力衰竭等表现。④电解质紊乱:高钾血症,可表现为烦躁、恶心、呕吐、嗜睡、四肢麻木、胸闷、憋气、心率缓慢及心律不齐。ECG 示 T 波高尖及 QRS 波增宽等;低钠血症,可出现表情淡漠、反应差、恶心、呕吐甚至抽搐等。高磷及低钙血症,可出现手足搐搦及惊厥等。⑤代谢性酸中毒:表现为疲乏、嗜睡、面色潮红、恶心、呕吐、呼吸深大,甚至昏迷、休克等。⑥内分泌及代谢改变:PTH 升高,降钙素(CT)下降;T_3、T_4下降,TSH 正常;促红细胞生成素降低;ADH 及肾素-血管紧张素-醛固酮活性均升高;生长激素也升高;糖耐量降低及胰岛素抵抗,胰岛素及胰高血糖素水平升高。

(2)利尿期:当尿量>2 500 mL/m² 时即进入多尿期,肾功能逐渐恢复,血 BUN 及 Cr 在多尿开始后数天下降,毒物积蓄所引起的各系统症状减轻。在多尿期易出现脱水、低血钾及低血钠。

(3)恢复期:多尿期后尿量渐恢复正常,血 BUN 及 Cr 逐渐正常,肾小管浓缩功能和酸化功能亦逐步恢复,少数可遗留不同程度的肾功能损害,表现为慢性肾功能不全,需维持透析治疗。

2.非少尿型急性肾功能不全

(1)无少尿表现,每天尿量>1 000 mL。

(2)多继发于氨基糖苷类抗生素及造影剂造成肾损害。

(3)临床表现较少尿型轻,并发症少,病死率也低。

3.高分解型急性肾功能不全

(1)多继发于大面积烧伤、挤压伤、大手术后和严重感染、败血症。

(2)组织分解极为旺盛,血 BUN、Cr 及血钾迅速上升,HCO_3^- 迅速下降:血 BUN 每天升高超过 143 mmol/L,血 Cr 每天上升超过 176 μmol/L;血 K^+ 每天上升超过 1.0 mmol/L。

(3)高钾血症及代谢性酸中毒极为严重,病死率高。

(六)实验室检查

1.尿液

肾实质性 ARF 时尿比重<1.016,渗透压<350 mOsm/(kg·H_2O),尿钠>40 mmol/L,并可见到不同程度的蛋白、红细胞及白细胞等。肾前性 ARF 时尿比重>1.020,渗透压>500 mOsm/(kg·H_2O),尿钠<20 mmol/L,尿常规正常。

2.血生化

Cr 及 BUN 升高;尿酸先升高,严重肾衰时反而下降;可出现各种电解质紊乱特别是高钾血症;代谢性酸中毒及原有疾病的生化、免疫学改变。

3.超声波检查

ARF 时双肾多弥漫性肿大,肾皮质回声增强。肾后性 ARF 在 B 超下可发现梗阻,表现为肾盂积水。

4.同位素检查(SPECT)

有助于发现肾血管性病变(栓塞)所致 ARF 及梗阻所致肾后

性 ARF;肾小管坏死时^{99m}Tc-DTPA 三相动态显像示灌注良好,吸收差,而^{131}I-邻碘马尿酸钠(OIH)示肾脏显像不清,有一定特异性。

5.肾活体组织检查

对病因诊断价值极大,可发现各种肾小球疾病、小管间质病变及小血管病变所致 ARF,能改变 50%患儿的诊断及治疗。

(七)诊断

诊断 ARF 时应首先从临床入手,确定 ARF 是少尿型、非少尿型还是高分解型,然后再弄清其原因是肾前性、肾性还是肾后性,最终明确病因。

ARF 的诊断标准如下。

1.诊断依据

(1)尿量显著减少:少尿(<250 mL/m^2)或无尿(<50 mL/m^2),无尿量减少者为非少尿型急性肾衰。

(2)氮质血症:血清肌酐(Scr)>176 μmol/L,BUN>15 mmol/L,或每天 Scr 增加 $44\sim88$ μmol/L 或 BUN 增加 $3.57\sim7.5$ mmol/L,有条件时测肾小球滤过率(如内生肌酐清除率),Ccr 常<30 mL/(min·1.73 m^2)。

(3)常有酸中毒及水、电解质紊乱等表现。

2.临床分期

(1)少尿期:少尿或无尿,伴氮质血症、水过多(体重增加,水肿、高血压及脑水肿)、电解质紊乱(高血钾、低血钠、高血磷及低血钙等)及代谢性酸中毒,并可出现循环系统、神经系统、呼吸系统和血液系统多系统受累的表现。

(2)利尿期:尿量渐多或急剧增加($>2\,500$ mL/m^2),水肿减轻,氮质血症未消失,甚至轻度升高,可伴水、电解质紊乱等表现。

(3)恢复期:氮质血症恢复,贫血改善,而肾小管浓缩功能恢复较慢,约需数月之久。

(八)治疗

对 ARF 总的治疗原则是去除病因,维持水、电解质及酸碱平衡,减轻症状,改善肾功能,防止并发症发生。对肾前性 ARF,主要是补充液体、纠正细胞外液量及溶质成分异常,改善肾血流,防止演变为急性肾小管坏死。对肾后性 ARF 应积极消除病因,解除梗阻。无论肾前性与肾后性均应在补液或消除梗阻的同时,维持水、电解质与酸碱平衡。对肾实质性 ARF,治疗原则如下。

1.少尿期治疗

(1)一般治疗:保证热量 230～251 kJ/(kg·d),给予低盐、低蛋白、低钾、低磷饮食,蛋白每天摄入量为 0.3～1.0 g/kg,且为优质蛋白,因此可输注 5.53%肾必氨(9R)3～5 mL/(kg·d)。

(2)利尿:可采用新型利尿合剂即多巴胺和酚妥拉明各每次 0.3～0.5 mg/kg,呋塞米每次 2 mg/kg,一起加入 10%葡萄糖 100～200 mL 中静脉滴注,每天 1～2 次,利尿效果优于单用呋塞米。

(3)控制液体摄入量每天入量＝前天尿量＋不显性失水 [500 mL/(m²·d)]＋异常丢失量－内生水量[100 mL/(m²·d)],此公式可简化为每天入量＝前天尿量＋异常丢失量中 30 mL/kg (<1 岁)或 20 mL/kg(1～2 岁)或 15 mL/kg(>2 岁)。体温每升高 1 ℃应增加液体 75 mL/m²。

(4)维持水、电解质及酸碱平衡的方法如下,①高钾血症:可用 5%碳酸氢钠每次 3～5 mL/kg 静脉滴注;10%葡萄糖酸钙 0.5～1 mL/kg(<20 mL/次)静脉滴注;胰岛素(0.1 U/kg)加葡萄糖 (0.5 g/kg)静脉滴注;阳离子交换树脂聚磺苯乙烯每次 1.0 g/kg 加 20%山梨醇 50～100 mL 口服或灌肠,每 2～3 小时一次;上述措施无效,血 K^+ 仍>6.5 mmol/L 时应透析治疗。②低钠血症:一般为稀释性,体内钠总量并未减少,因此仅在<120 mmol/L 或虽在 120～130 mmol/L 间但有低钠症状时补给。补钠量(mmol)＝(130－所测 Na^+ 浓度)×0.6×体重(kg),折合 3%氯化钠(mL)＝(130－Na^+)×体重(kg),或 5%碳酸氢钠(mL)＝(130－所测 Na^+ 浓度)× 0.85×体重(kg),可相互配合使用,先补一半后,酌情再补剩余量。③低钙血症与高磷血症:补钙用 10%葡萄糖酸钙 1～2 mL(kg·d) (<20 mL),高磷血症应限制摄入含磷食物,并可服用氢氧化铝

6 mg/(kg·d)或磷酸钙 20~40 mg/(kg·d)。④代谢性酸中毒：轻度酸中毒不必过分强调补碱，当 pH<7.20、HCO_3^-<15 mmo/L 或有症状时应纠酸至 HCO_3^- 为 17 mmol/L，5%碳酸氢钠(mL)＝(17－所测 HCO_3^- 浓度)×0.85×体重(kg)，也可先纠一半，余量酌情后补。

(5)促蛋白合成激素：苯丙酸诺龙 25 mg/d，每周 1~2 次。

(6)肾脏保护及修复促进药物：如大剂量维生素 E、促肝细胞生长因子、胰岛素样生长因子、表皮生长因子、甲状腺素及冬虫夏草等中药。

(7)透析治疗：可行血液透析或腹膜透析，ARF 时透析的指征：①血钾>6.5 mmo/L；②血 BUN>100 mg/dL(357 mmol/L)；③血肌酐 > 5 mg/dL (442 mmo/L)；④ 严重酸中毒，血 HCO_3^- <12 mmol/L；⑤严重水中毒、心力衰竭及肺水肿等；⑥高分解代谢型肾衰竭，少尿 2 天以上。

2.多尿期的治疗

(1)防治水、电解质失衡补液要多，防止低血钾及低血钠。

(2)防治感染。

(3)加强营养，纠正贫血。

3.恢复期的治疗

应注意休息，补充营养并坚持随访肾功能与影像学变化，直至完全正常。

4.原发病的治疗

对肾小球疾病及间质小管疾病、肾血管疾病所引起的 ARF，还应针对原发病进行治疗。

二、慢性肾衰竭

慢性肾衰竭(chronic renal failure，CRF)是指各种原因造成的慢性进行性肾实质损害，呈进行性不可逆转的肾小球滤过率下降，导致氮质血症、代谢紊乱和各系统受累的临床综合征。当进展到需肾透析或移植方可维持生命时称为终末期肾病(end stage renal disease,ESRD）。CRF 小儿中的发生率国内尚无确切数据,国外报道为每百万人口中 4～5 人。

（一）病因

CRF 的病因以各种原发性及继发性肾小球肾炎占首位,其次为泌尿系统先天畸形（如肾发育不良、先天性多囊肾、膀胱输尿管反流等）及遗传性疾病（如遗传性肾炎、肾髓质囊性病、Fanconi 综合征等）。全身性系统疾病中以肾小动脉硬化、高血压及结缔组织病等多见。近年来肾间质小管损害引起的 CRF 也逐渐受到人们的重视,糖尿病肾病、自身免疫性与结缔组织疾病及肾损害引起的 CRF 也有上升趋势。Topel 统计欧洲 37 个肾移植中心总结 286 例＜15 岁儿童肾移植病例其终末期肾病的分布:慢性肾小球肾炎52.3%,慢性肾盂肾炎 20.8%,遗传性肾病 8.0%,血管性肾病 4.5%,多囊肾 3.0%,药物性肾病2.4%,先天性肾发育不全 1.69%,其他（包括胱氨酸沉积症、草酸盐沉积症、Alport 综合征及溶血尿毒综合征）7.4%。然而,要注意到,反流性肾病是小儿终末期肾衰竭的重要原因之一,资料表明,在小儿慢性肾功能不全的病因中,虽然获得性肾小球疾病仍占重要地位（占45.9%）,但已与先天性和遗传性肾脏疾病平分秋色（占 45.%）。与10 年前资料相比,病因结构发生了显著的变化。其常见病因获得性肾小球疾病比例下降（由 66.7%下降到 45.9%）,先天性和遗传性肾脏疾病比例明显增加（由 33.3%增加到 45.%）。

（二）发生机制

有关 CRF 的发病机制,历年来先后提出过"尿毒症毒素学说""矫枉失衡学说""肾小球高滤过学说""脂肪代谢紊乱学说"及"肾小管高代谢学说"等,晚近又有人提出"蛋白尿学说""慢性酸中毒学说"及高蛋白饮食、肾内低氧对肾功能的影响等。加强 CRF 的发病机制、重视延缓 CRF 病程进展的研究,已成为重要课题。

1.健存肾单位的血流动力学改变

肾单位受损或失用后,剩余健全的肾单位一系列适应性改变即负担起全肾功能性代偿及小球、小管各部分间的适应。部分健存肾单位功能高于正常,引起单个肾单位的肾小球滤过率增高,肾小球毛细血管压力增加,内皮细胞增生,系膜区基质增多,小球体积增大,逐步出现肾小球硬化。

2.矫枉失衡学说

20世纪60年代末、70年代初,Bricker等根据CRF的一系列临床和实验研究结果,提出了矫枉失衡学说(trade-off hypothesis)。这一学说认为,CRF时体内某些物质的积聚,并非全部由于肾清除减少所致,而是机体为了纠正代谢失调的一种平衡适应,其结果又导致新的不平衡,如此周而复始,造成了进行性损害,成为CRF患儿病情进展的重要原因之一。CRF时甲状旁腺素(parathyroid hormone,PTH)升高造成的危害是本学说最好的证据。随着CRF降低,尿磷排泄量减少,引起高磷血症。由于血清中钙磷乘积的升高,一方面使无机盐在各器官(包括肾脏)沉积,出现软组织钙化;另一方面,低钙血症又刺激了PTH的合成物及细胞因子产生(如TGF-β_1),导致细胞外基质进行性积聚;抑制细胞外基质的降解;因引起肾小球高滤过而加重蛋白尿;促进肾小管上皮细胞氨的产生,后者又通过激活补体引起肾损伤;促进肾小管上皮细胞钠的重吸收,增加肾组织氧耗,引起肾组织氧供相对不足,加重肾损害。

(三)临床表现

1.电解质、酸碱代谢失常

(1)水代谢:早期由于浓缩功能减退,尿量不减少或反而增多,晚期尿量才有减少,终末期可发展到无尿。患儿对水代谢调节能力减退,当水分摄入过多时,易在体内潴留并形成稀释性低钠血症,摄入过少时也易引起体内水分不足。

(2)钾代谢:有高钾血症趋势,细胞内钾的积聚与Na^+-K^+-ATP酶活力下降有关。高钾血症可随外伤、手术、麻醉、输血、酸中毒及突然更改饮食等而加剧,慢性肾衰时血钾升高是一方面,但总体钾的存储量仍降低,所以保持钾的正常平衡仍很重要。

(3)钠代谢:CRF可以维持钠正常平衡状态相当长时间,这与健存肾单位及利钠激素等体液因子有关。①钠消耗型:盐分丢失型肾病因细胞外液的缩小及低血压等均有钠的丢失。很多疾病可引起盐分丢失,如肾盂肾炎、肾髓质囊性病、肾积水及间质性肾炎等,这类患儿的集合管往往不能吸收运输过来足够量的钠盐而出现低钠。②钠潴留型:当摄入钠过多时,不能正常排泄以致钠潴留,体内细胞外容量增加,发生高血压、肺充血与心脏扩大,甚至心力衰竭。

(4)酸碱平衡:慢性肾衰患儿早期肾小管合成氨的代偿能力未全丧失,可动员体内其他缓冲系统来代偿代谢性酸中毒,如呼吸系统,组织代偿如骨盐的丢失等。当病情进展,健存肾单位进一步减少,GFR<20 mL/min时肾脏排泄有机酸能力下降,排氨能力减低,引起酸中毒。当血pH<7.25时要警惕合并酮症酸中毒。

(5)其他电解质:慢性肾衰患儿不能充分排泄氯离子,高氯血症与钠浓度成正比;血钙浓度往往降低,慢性肾衰患儿常能忍受低血钙而不致搐搦,这些患儿的肠道钙的吸收能力下降,口服活性维生素D可提高血钙浓度;当GFR<20 mL/min时,血镁可升高,尿排泄镁减少。患儿多数无症状,不需处理。当血镁较高(>2 mmol/L)有临床症状时则可应用排钠利尿剂,促镁排出,纠正脱水,必要时给透析疗法。GFR<20 mL/min时,血磷升高较明显,病情进展到肾脏排磷进一步减少。

2.血管系统

(1)高血压:常见原因有两种。①GFR下降、NO分泌减少,使VDML血管减低的髓脂质下降,引起细胞外容量增加,心搏出量增加,继而外周阻力增加,血管壁增厚;②肾素-血管紧张素-醛固酮系统活跃,肾素分泌过多。

(2)心包炎:尿毒性心包炎似由不明的生化物质、尿酸沉积及代谢异常所引起。属纤维性心包炎,有渗出、出血,可闻及心包摩擦音,偶发生心包填塞。

(3)心肌病:可在晚期出现,有不同程度的心肌肥厚,间质纤维化,心肌钙化,草酸盐沉积。临床表现心脏扩大,心排血量减少,各种心律失常。

3.胃肠系统

胃纳减退,常见有呕吐及恶心等症状,加重了水、盐代谢及酸碱平衡紊乱,负氮平衡加剧,对钙的吸收下降。另外消化道出血也较常见,由于黏膜有弥散性小出血点炎症及溃疡引起。

4.精神神经症状

乏力、失眠、激惹、压抑、记忆力减退或反抗心理行为。尿毒症伴有继发性甲状旁腺功能亢进时可使脑细胞钙离子浓度增高,出现不正常脑电图。临床可有谵妄、木僵,甚至昏迷。周围神经症状如痛性肢体麻痹,深腱反射消失,肌肉软弱、痉挛甚至感觉消失,被认为与体内中分子物质积聚有关。

5.血液系统

(1)贫血:呈正血色素、正细胞性贫血,随肾功能减退而加剧。主要与肾脏产生促红细胞生成素减少有关;其次为红细胞寿命缩短,饮食中铁及叶酸摄入不足也占一定因素。另外,中性粒细胞趋化性改变,淋巴细胞功能受抑制,免疫功能降低。

(2)出血倾向:可有鼻出血,损伤后出血不止。消化道出血与出血时间延长、血小板功能异常、黏附聚集能力降低及第三因子释放减少有关。

6.糖、蛋白及脂肪代谢障碍

CRF 时肾脏清除胰岛素能力减退,血中胰岛素升高。慢性肾衰患儿一般都有负氮平衡、血浆及细胞内游离氨基酸谱异常及低清蛋白血症。血甘油三酯增高,低密度脂蛋白增高,高密度脂蛋白降低,可能与脂蛋白酯酶及肝酯酶活性下降有关。

7.其他

GFR 降到一定程度时可有高尿素血症及高尿酸血症,皮肤有痛痒,伴色素沉着,身上散发一股尿毒症臭味,与尿素分泌增加、排出减少有关。CRF 患儿由于营养不良,免疫功能低下,易罹患各种感染。小儿由于摄入不足及内分泌紊乱等因素可有生长发育迟缓,或发生肾性佝偻病。

(四)诊断与鉴别诊断

慢性肾衰到晚期各种症状明显时容易诊断,重要的是认识早期的 CRF,设法延缓肾功能进行性恶化。慢性肾衰分期如下,①肾功能不全代偿期：血肌酐为 110～177 μmol/L(1.2～2 mg/dL)，GFR 剩余 50％～80％，无临床症状；②肾功能不全失代偿期（氮质血症期）：血肌酐为 178～445 μmol/L(2～5 mg/dL)，GFR 剩余 25％～50％，可有轻度贫血、酸中毒、夜尿及乏力；③肾衰竭期（尿毒症期）：Cr 为 446～707 μmol/L(5～8 mg/dL)，GFR 剩余 10～25％，有明显消化道症状及贫血体征，可有代谢性酸中毒及钙、磷代谢异常；④终末期肾病：Cr≥708 μmol/L(8 mg/dL)，GFR 剩余＜10％，有各种尿毒症症状，包括消化、神经及心血管各系统功能异常，水、盐代谢紊乱酸碱失衡明显，严重贫血。

目前临床上多使用慢性肾脏疾病（chorice kidhney disease，CKD）概念，CKD 的定义：①肾损害（病理、血、尿及影像学异常）≥3 个月；②GFR＜60 mL/(min·1.73 m²)，持续时间≥3 个月。具有以上两条的任何一条者，就可以诊断为 CKD。CKD 分期为：1 期 GFR＞90 mL/(min·1.73 m²)，2 期 GFR 降低到 60～89 mL/(min·1.73 m²)，3 期 GFR 降低到 30～59 mL/(min·1.73 m²)，4 期 GFR 降低到 15～29 mL/(min·1.73 m²)，5 期 GFR＜15 mL/(min·1.73 m²)。5 期即为尿毒症期。

引起 CRF 病因多种，如由肾小球疾病引起者多有水肿，尿液异常者较易诊断。但部分患儿症状隐匿，无明显肾脏疾病史。某些症状如食欲缺乏、不爱活动、夜尿或遗尿等症状无特异性。也有因贫血待查、难治性佝偻病、生长发育迟缓及多饮多尿而来就诊者，则需经仔细的体检、尿液检查（包括比重）及血生化肾功能等测定以及时检出 CRF，并尽量寻找病因。由泌尿系统先天性畸形引起的肾发育不良、多囊肾及遗传性疾病，如 Alport 综合征引起的肾衰竭，发病年龄较早，1～2 岁即出现症状，常无水肿，以身材矮小及肾性骨病较多见。肾小球疾病引起的 CRF 多见于较大儿童，常＞5 岁，可伴贫血、高血压及水肿，有中等量蛋白尿、血尿及低比重尿，或并发继发性尿路感染。肾衰竭的急性发作尚需与 ARF 相鉴别。两者的临床表现相似，病因及诱因也有部分相同，但大多数急性肾衰预后良好，少部分患儿恢复期后可逐渐发展到 CRF。由于先天性或遗传性肾脏疾病而致慢性肾功能不全的,小儿明显多于成人,并且小儿以先天泌尿系统发育异常为多,而成人的先天性或遗传性肾脏疾病则主要见于先天性多囊肾。

(五)治疗

虽然造成慢性肾功能不全的一些原发病尚无特异治疗,但有相当一部分因素引起的肾功能损害是可逆的,如感染、尿路梗阻、脱水及有效循环血量的减少等,及时去除诱因,肾功能仍有部分或全部恢复的可能。有些治疗能延缓慢性肾功能不全的发展。鉴于经济的原因,目前国内仅少数单位开展肾脏替代治疗,对于小儿 CRF 的治疗,多为对症处理,因此,重点应做到早期诊断,明确病因,纠正代谢紊乱,防治并发症,避免引起肾功能急剧恶化的诱因发生等。

1.饮食疗法

低蛋白摄入为传统疗法,因肾功能减退到一定程度时不能有效排出蛋白分解产物,高蛋白饮食必然加重氮质血症。但小儿处于生长发育阶段,故需供给一定量优质蛋白质(必需氨基酸含量较高食物),减少植物蛋白摄入。根据 GFR 下降程度计算摄入蛋白质的量为与 $0.5\sim1.5$ g/(kg·d)。主食以麦淀粉、红薯、芋艿及土豆等含蛋白较低的食物替代部分米、面,有利于促进肠道内尿素氮的吸附,后由大便排出。蔬菜、水果一般不予限制。有高钾血症时避免水果过分摄入。补充必需氨基酸并配合低蛋白饮食,摄入体内后可利用含氮代谢产物,促进蛋白质合成,减轻氮质血症,维持正氮平衡。常用的口服有肾灵片(含 9 种必需氨基酸)也称开同片,静脉滴注的有肾必氨(含 9 种必需氨基酸)注射液。

2.纠正水、电解质紊乱及酸碱平衡失调

对有水肿、高血压、心功能差及少尿、无尿者应严格限制摄入量。当有吐、泻或消化道失血等脱水、休克现象应即予以纠正,以保证肾小球的有效肾血流量及滤过率。对慢性肾衰患儿均需适当限制钠盐的摄入,成人不超过 5 g/d,小儿依次酌减。对伴有稀释性低钠血症,如血钠不低于 120 mmol/L,无临床症状者,一般不需补钠。血钠<120 mmol/L 伴有低钠症状时可口服氯化钠 $2\sim4$ g/d,或

用氯化钠静脉滴入。计算公式按(130－患儿的血钠毫克当量数)×0.6×kg 体重＝所需钠毫克当量数。常用为 3% NaCl,1 mL 3% NaCl 含钠 0.5 mmol,先给总量的 1/2,以后根据血压、心脏及复查血钠决定是否再补。尿毒症时血钾常在正常高限,若血钾＞6.0 mmol/L,则需予以治疗。常用药物有 10% 葡萄糖酸钙每次 0.5～1 mL/kg,静脉缓注,或 5% 碳酸氢钠每次 3～5 mL/kg,静脉滴注。当血钾＞6.5 mmo/L,或心电图有高血钾心肌损害时需给透析治疗。轻度酸中毒不予处理。当 TCO_2＜13 mmol/L 伴临床症状时应予治疗。口服 Shohl 溶液[枸橼酸 70 g 加枸橼酸钠 50 g,以蒸馏水冲到 500 mL,1 mL 含 1 mmol 钠,按钠 2～3 mmol/(kg·d)给予]。或用 5% $NaHCO_3$,静脉滴注,按下面公式(30－缓注实测得的 TCO_2 数)×0.5×kg 体重＝所需的 5% $NaHCO_3$ 毫升数。先给1/2～2/3量,以后根据血压、水肿程度、心功能及 TCO_2 和随访的数据决定是否需继续纠正酸中毒。高磷血症应限制磷的摄入和使用结合剂,常用药物为碳酸钙。适当补充铁、锌,避免铝的摄入。

3.各系统症状处理

(1)肾性骨病:定期监测血钙、血磷,并防止甲状腺功能过度亢进及骨骼外钙化治疗。控制高血磷,使用磷结合剂:补充钙盐,如碳酸钙、乳酸钙或葡萄糖酸钙,同时加用活性维生素 D_3,常用有双氢速固醇,或 1,25-$(OH)_2D_3$(Rocaltrol),每天一次,剂量为 0.25 μg/次,逐渐过渡到隔天一次或每周两次口服。每 2 周随访血钙,当血钙达 2.75 mmnol/L(11 mg/dL)时应减量或停服。

(2)控制高血压:慢性肾衰竭并发高血压的基本处理原则为延缓肾衰竭的进展,其多数为容量依赖性,故需限制钠的摄入和使用利尿剂。常用药物有双氯噻嗪、氯噻酮及肼屈嗪等。当 Ccr＜15 mL/(min·1.73 m²)时,一般利尿药往往疗效不高,可应用呋塞米,剂量由小到大,逐渐递增。降压药常用为血管紧张素转换酶抑制剂(ACEI)中的蒙诺(福辛普利)或贝那普利,此类药可扩张出入球小动脉,但出球小动脉扩张更明显,从而使肾小球内压力降低,有利于延缓肾小球病变的进展,减少蛋白尿。β受体阻滞剂通过抑制肾素而减少醛固酮分泌和水、钠潴留,起到降血压作用;临床应用的药物有普萘洛尔及阿替洛尔(苯氧胺)等。钙拮抗剂是使 L 型离子钙通道活性降低,抑制钙离子进入血管平滑肌细胞,使血管平滑肌张力降低,全身动脉扩张,血压下降;临床常用药物有硝苯地平(心痛定)及维拉帕米等。已证明控制了高血压的慢性肾脏病患儿其 GFR 下降速度低于未控制血压的患儿。

(3)贫血与出血:自从 20 世纪 80 年代应用重组人红细胞生成素(γHuEPO)治疗 CRF 患儿的慢性贫血以来,基本上可使大多数患儿不再接受输血。剂量为 $50\sim100$ U/(kg·次),隔天一次皮下注射。血细胞压积上升到 35% 时减为每周两次,使其维持在 35%～40% 左右,注意该药可使血黏度增加,血压升高。治疗期间需随访血清铁及转铁蛋白饱和度等各种参数。及时供应铁剂、叶酸及 B 族维生素等。有出血严重者给予小量新鲜血或血浆。透析疗法可改善血小板功能和血小板第三因子的释放,有助于减少出血。严重出血时可酌用抗纤溶止血剂。

(4)防止小管、间质损伤:肾小管受损重要原因之一是氨产生增加,可激活 C_3 直接引起肾间质炎性反应。给予碳酸氢钠碱性药物时则尿中产氨下降,尿蛋白减少,理论上碱性药物有保护小管、间质受损的作用。

第五章

儿童循环系统疾病

第一节　先天性心脏病

一、总论

先天性心脏病(congenital heartdisease,CHD)简称先心病,指胎儿时期心脏血管发育异常导致的畸形,是小儿最常见的心脏病。

心脏发育关键期——胚胎第 2~8 周。

胎儿超声心动图检查最佳时期——妊娠第 16~28 周。

卵圆孔-胎儿期正常通路,生后功能性闭合,6 个月左右解剖闭合。6 个月以内的单纯卵圆孔未闭引起少量左向右分流,心脏听诊胸骨左缘上部可有轻微收缩期杂音,一般是生理性闭合过程,不属于先心病。如 6 个月以后仍有单纯卵圆孔未闭,应注意与继发孔型房间隔缺损鉴别。

小儿正常肺动脉压为:舒张压 2.0 kPa(15 mmHg),收缩压 4.0 kPa(30 mmHg),平均压为 1.3~2.7 kPa(10~20 mmHg)。

正常胎儿为右心负荷占优势,有肺动脉高压,生后逐渐过渡到左心占优势,肺动脉压力也逐渐下降。新生儿、小儿超声心动图可有生理性右房、右室大,肺动脉压偏高。

(一)诊断要点

1.分类

(1)左向右分流型(潜伏青紫型):如室间隔缺损(VSD)、继发孔型房间隔缺损(ASD)、动脉导管未闭(PDA)。

动力性肺动脉高压—左向右分流型先心病早期—由肺动脉痉挛所致(可逆)。

艾森门格综合征(Eisenmenger syndrome)——左向右分流型先心病晚期,肺动脉壁病理性增厚引起梗阻性肺动脉高压(不可逆),出现右向左分流和青紫。

(2)右向左分流型(青紫型):如法洛四联症,完全性大动脉转位。

(3)无分流型(无青紫型):如单纯肺动脉瓣狭窄。

2.病史

包括妊娠史、家族史等。

3.临床表现

(1)常见症状:青紫,应注意出现时间、部位、程度及其与活动的关系;可有生长发育迟缓、体重增长缓慢,喂养困难,活动耐力减退,呼吸急促,呼吸困难,缺氧发作,蹲踞,反复呼吸道感染,充血性心力衰竭等表现。如增大的左心房或肺动脉压迫左侧喉返神经可引起声音嘶哑。

(2)体格检查。①一般检查:注意有无生长发育迟缓、青紫、杵状指(趾)、充血性心力衰竭的表现,其他异常包括指(趾)畸形、唇腭裂、特殊面容、头颅外形、矮小、视力、听力、智力障碍等。②心脏检查:注意心前区隆起、心尖冲动弥散、震颤、心脏杂音及肺动脉第二音。先心病的杂音一般位于胸骨左缘第2~4肋间,为2/6级以上粗糙的收缩期杂音,持续时间较长,多为全收缩期,可向颈、心尖或背部传导,不受体位、呼吸及运动的影响而持续存在。P2增强见于肺动脉高压,P2减弱见于肺动脉狭窄,P2固定分裂为房缺的特征。风湿性心脏病的杂音多位于心尖部,为2/6级以上收缩期吹风样杂者或舒张期隆隆样杂者,向腋下或背部传导,并有风湿性心脏病的其他表现。无害性杂音又称功能性或生理性,多位于胸骨左缘或心尖部,为 2/6 级以下收缩早、中期弹弦样杂音,不粗糙,不传导,易受体位、呼吸及运动影响而变化。③周围血管征:脉压增大、枪击音、水冲脉及毛细血管搏动见于动脉导管未闭。

4.常规检查

常规检查包括胸片、心电图、超声心动图等。

(二)治疗要点

1.内科治疗

(1)建立合理的生活制度,避免剧烈活动,防治感染。

(2)预防感染性心内膜炎。

(3)青紫型患儿应预防脱水,以免血液过分黏稠而导致血栓形成。

(4)如发生充血性心力衰竭,可用利尿剂、血管紧张素转换酶抑制剂(ACEI)及洋地黄制剂。

2.心导管介入治疗

有些室缺、房缺、PDA 可选择介入治疗,创伤小。

3.手术治疗

择期手术,最适宜年龄为学龄前期,如病情需要可不受年龄限制。梗阻性肺动脉高压时不宜手术。

二、室间隔缺损

室间隔缺损(ventricular septal defect,VSD)为小儿最常见的先心病。缺损直径<0.5 cm 为小型缺损,位置多较低,常见于肌部,称 Roger 病;0.5～1.0 cm 为中型缺损;>1.0 cm 为大型缺损,位置多较高,常见于膜部,较多见。

(一)诊断要点

1.临床表现

(1)症状:小型缺损多无症状;中型和大型缺损可有反复呼吸道感染、乏力、生长发育迟缓,严重者婴儿期即有充血性心力衰竭的表现,当出现梗阻性肺动脉高压和右向左分流时出现青紫。

(2)体征:可有心前区隆起,心脏向左侧扩大,胸骨左缘第 3～4 肋间可触及收缩期震颤。听诊可闻及 3/6 级以上粗糙的全收缩期杂音,向心前区和背部传导;如左室增大明显,心尖区可闻及舒张中期隆隆样杂音;P2 增强。

2.常规检查

(1)胸片:小型缺损可正常,大型缺损心脏中度或中度以上增大,以左、右室增大为主,左房也可增大。当出现梗阻性肺动脉高压和右向左分流时则以右室增大为主。肺动脉段突出,肺血增多。主动脉结较小。

(2)心电图:轻者心电图正常,重者左室肥大或左、右室肥大。

(3)超声心动图:左房、左室增大,右室亦可增大,主动脉缩小,室间隔活动正常,二维超声心动图常可显示缺损的存在。彩色多普勒超声血流显像还可以明确分流的方向和速度。

(二)治疗要点

手术适宜年龄为 2～6 岁,如病情需要可不受年龄限制。有些病例可选择心导管介入治疗。小型缺损在 5 岁以内有自行闭合的可能性,可定期复查超声心动图。但干下型不能自行闭合,需手术。

三、房间隔缺损(继发孔型)

房间隔缺损(atrial septal defect,ASD)较常见。

(一)诊断要点

1.临床表现

(1)症状:女多于男,出现症状较晚。小型缺损无任何症状,仅在查体时发现心脏杂音;缺损大者生长发育迟缓,反复呼吸道感染,在儿童很少发生充血性心力衰竭和梗阻性肺动脉高压。

(2)体征:胸骨左缘第 2、3 肋间闻及 2/6 级柔和的收缩期喷射性杂音,常无震颤。少数杂音粗糙、响亮 3/6 级。P2 正常或稍增强,P2 固定分裂,为重要特征,分流量大者在三尖瓣区听到较短的舒张中期杂音。

2.常规检查

(1)胸片:轻者完全正常。重者心脏外形中度以上增大,右房、右室增大,肺动脉段突出,肺血增多,主动脉结较小。

(2)心电图:电轴右偏,不完全或完全性右束支传导阻滞,右室、右房肥大。

(3)超声心动图:右房、右室增大。分流量很大,右室显著增大时室间隔与左室后壁呈同向运动。二维超声心动图可直接显示缺损的位置及大小。多普勒彩色血流显像可直接显示分流的大小及方向。

(二)治疗要点

手术适宜年龄为 2～6 岁。有些病例可选择心导管介入治疗。1 岁以内的小型房缺有可能自行闭合,可定期复查超声心动图。

四、动脉导管未闭

动脉导管未闭(patent ductus arterlosus,PDA)较常见。出生后呼吸建立,动脉血氧升高及肺动脉压力下降,使通过动脉导管的血流量显著减少,生后 10～15 小时,导管在功能上关闭(生后 3 个月内绝大部分在解剖上关闭)。如此时导管继续开放,并出现左向右分流,即构成 PDA,导管直径 0.5～1.0 cm,个别可达 2～3 cm,长 0.7～1.0 cm,形态呈管型、漏斗型、窗型或动脉瘤样。

(一)诊断要点

1.临床表现

(1)症状:女多于男,约 3：1。症状的轻重与导管粗细有关,分流量大者可有反复呼吸道感染,生长发育迟缓,严重者婴儿期即有充血性心力衰竭的表现。

(2)体征:响亮的机器样连续性杂者为本病特点。杂音贯穿收缩期及舒张期,而收缩期更为响亮,在胸骨左缘第 2 肋间最明显,向左第 1 肋间及锁骨下传导。在杂音最响处可触及收缩期或连续性震颤。若分流量超过肺循环量的 50% 以上,往往在心尖部可听到低频的舒张中期杂音。脉压增大为本病的重要体征。当脉压很大时,可见枪击音、水冲脉及毛细血管搏动。当出现梗阻性肺动脉高压和右向左分流时,可出现差异性青紫,青紫多限于左上肢和下半身。

2.常规检查

(1)胸片:分流量大时,心脏增大,以左室增大为主,左房也可增大,肺动脉段突出,肺血增多。升主动脉及主动脉结增大。当出现梗阻性肺动脉高压和右向左分流时则以右室增大为主。

(2)心电图:分流量较大的有左室肥大,电轴左偏。若呈双室肥大或右室肥大,说明有肺动脉高压。

(3)超声心动图:左房、左室有不同程度的增大,二维超声心动图可直接探查到未关闭的动脉导管。彩色多普勒可显示血流的方向及速度。

(二)治疗要点

手术适宜年龄为 2～6 岁,如病情需要可不受年龄限制。有些病例可选择心导管介入治疗。

五、法洛四联症

法洛四联症(tetralogy of fallot,TOF)为存活婴儿中常见的青紫型复杂先心病。有四大特征:①肺动脉狭窄,多见右室漏斗部狭窄,其次是瓣膜合并漏斗部狭窄;②主动脉骑跨;③膜部室间隔缺损;④右心室肥厚。

(一)诊断要点

1.临床表现

(1)症状:动脉导管关闭前,症状不明显。新生儿期一般不发生青紫。动脉导管关闭后,一般在生后 3～6 个月出现全身性青紫,程度因肺动脉狭窄的程度和主动脉骑跨的程度而不同。

婴儿期可见缺氧发作,突然发生呼吸困难、青紫加重,重者可因脑供血不足而发生神志不清,甚至惊厥或晕厥。诱因多为晨起吃奶、剧烈哭闹、用力大便等。

幼儿、学龄前儿童、学龄儿童行走不远后自动采取蹲踞姿势或取胸膝位可缓解青紫和缺氧。由于肺血流量减少,呼吸道感染和充血性心力衰竭较少见。血常规示血红蛋白增加,红细胞增多。

(2)体征:体格发育迟缓。心前区可稍隆起,胸骨左缘第 2～4 肋间可听到粗糙的喷射性收缩期杂音,有时伴有收缩期震颤,P2 减弱。一般 1～2 岁后出现杵状指(趾)。

2.常规检查

(1)胸片:心脏增大,典型的心脏外形呈"靴形"。肺动脉段凹陷,右室增大而使心尖圆钝上翘,右房正常或稍大,心底部主动脉影增大。有时可见右位主动脉弓,肺血流量减少。

(2)心电图:电轴右偏,右室肥大,亦可见右房肥大。

(3)超声心动图:主动脉根部位置前移,骑跨于室间隔上,并可提示骑跨的程度。主动脉根部扩大。彩色多普勒血流显像常可见室间隔缺损处呈双向分流,右室将血流直接注入骑跨的主动脉。

3.必要时心导管检查

右室压力增高,肺动脉压力降低,右心房压力往往在正常范围内。若导管自右室直接插进主动脉,即能证明主动脉右移。如导管自右室插进左室,则显示室间隔缺损的存在。右心室选择性造影可见造影剂自右心室经室间隔缺损流向左心室。

(二)治疗要点

1.内科治疗

(1)平时除注意预防感染外,应摄入足够水分,如遇高热、呕吐、腹泻等情况,更需注意及时补液,防止血液浓缩而发生脑栓塞等并发症。

(2)缺氧发作治疗:胸膝位;吸氧,必要时气管插管;镇静;纠正酸中毒;静脉注射 β 受体阻滞剂,可给普萘洛尔(即心得安)0.1 mg/kg加入葡萄糖 20 mL 中静脉缓慢推注,反复发作者可口服普萘洛尔 1 mg/(kg·d)。

2.手术治疗

根治手术适宜年龄为 2～6 岁。

六、完全性大动脉转位

完全性大动脉转位(complete transposition of great arteries, TGA)占新生儿青紫型复杂先心病的首位,病死率高。主要病理改变为主动脉开口于右室,肺动脉开口于左室,形成体、肺循环互相分离,缺氧、青紫严重,患儿必须同时伴有补偿性分流通道存在,如房间隔缺损、室间隔缺损、PDA,才能维持生命。如室间隔完整,一般生后很快死亡。

(一)诊断要点

1.临床表现

(1)症状:男多于女,为(2～3):1。生后1周内出现青紫,进行性加重,呼吸急促、呼吸困难,进行性心脏增大,早期发生充血性心力衰竭和严重代谢性酸中毒。

(2)体征:青紫严重,早期出现杵状指(趾)。心脏杂音可有可无,如有杂音,其响度和部位取决于合并畸形的类型及体、肺循环间的压力差、P2可正常或增强。

2.常规检查

(1)胸片:有3个特点非常重要:心脏大、肺血多、胸腺小。

(2)心电图:电轴右偏,右室、右房肥大,偶有左室肥大。

(3)超声心动图:大动脉位置异常,主动脉瓣在右前方,肺动脉瓣在左后方,主动脉瓣关闭早于肺动脉瓣关闭。

3.心导管检查

股动脉血氧含量降低,肺动脉血氧含量高于主动脉。导管插入右室后很快进入主动脉,右室压力与主动脉压力接近。选择性右室及左室造影可明确畸形性质。

(二)治疗要点

新生儿期行根治手术。超声心动图确诊后,应及时转到有条件行根治手术的医院。最好产前通过胎儿超声心动图明确诊断,在有条件行根治手术的医院出生后手术。

第二节 感染性心肌病

感染性心肌病包括病毒、细菌、立克次体、螺旋体、真菌及寄生虫感染，其中以病毒性心肌炎最多见。

一、诊断要点

(一)病史

患儿最近2～4周内有上呼吸道感染或腹泻等病毒感染病史。

(二)临床表现

可有心前区不适，如胸闷、乏力、气短、晕厥、恶心、呕吐、腹痛、呼吸困难、多汗、皮肤湿冷、烦躁不安，面色苍白或发绀。血压低，心界扩大、第一心音低钝、心律失常、心脏杂音。

(三)辅助检查

包括心肌酶、CK-MB质量法、肌钙蛋白、风湿3项、心电图、超声心动图、Holter、病毒PCR、胸片。

(四)病毒性心肌炎诊断标准

1.临床诊断依据

(1)心功能不全、心源性休克或心脑综合征。

(2)心脏扩大(X线、超声心动图检查具有表现之一)。

(3)心电图改变：以R波为主的2个或2个以上主要导联(Ⅰ、Ⅱ、aVF、V_5)的ST-T改变持续4天以上伴动态变化，窦房传导阻滞、房室传导阻滞，完全性右或左束支阻滞，成联律、多形、多源、成对或并行性期前收缩，非房室结及房室折返引起的异位性心动过速，低电压(新生儿除外)及异常Q波。

(4)CK-MB升高或心肌肌钙蛋白(cTnl或cTnT)阳性。

2.病原学诊断依据

(1)确诊指标：自患儿心内膜、心肌、心包(活检、病理)或心包穿刺液检查，发现以下之一者可确诊心肌炎由病毒引起：①分离到病毒;②用病毒核酸探针查到病毒核酸;③特异性病毒抗体阳性。

(2)参考依据:有以下之一者结合临床表现可考虑心肌炎系病毒引起:①自粪便、咽拭子或血液中分离到病毒,且恢复期血清同型抗体滴度较第一份血清升高或降低 4 倍以上;②病程早期患儿血中特异性 IgM 抗体阳性;③用病毒核酸探针自患儿血中查到病毒核酸。

3.确诊依据

(1)具备临床诊断依据两项,可临床诊断为心肌炎,发病同时或发病前 1～3 周有病毒感染的证据者支持诊断。

(2)同时具备病原学确诊依据之一,可确诊为病毒性心肌炎,具备病原学参考依据之一,可临床诊断为病毒性心肌炎。

(3)凡不具备确诊依据,应给予必要的治疗或随诊,根据病情变化,确诊或除外心肌炎。

(4)应除外风湿性心肌炎、中毒性心肌炎、先天性心脏病、结缔组织病,以及代谢性疾病的心肌损害、甲状腺功能亢进症、原发性心肌病、原发性心内膜弹力纤维增生症、先天性房室传导阻滞、心脏自主神经功能异常、β 受体功能亢进及药物引起的心电图改变。

4.分期

(1)急性期:新发病,症状及检查阳性发现明显且多变一,一般病程在半年以内,

(2)迁延期:临床症状反复出现,客观检查指标迁延不愈,病程多在半年以上。

(3)慢性期:进行性心脏增大,反复心力衰竭或心律失常,病情时轻时重,病程在 1 年以上。

二、鉴别诊断

应与风湿性心肌炎、先天性心脏病、心内膜弹力纤维增生症、甲状腺功能亢进、β 受体功能亢进症进行鉴别。

三、治疗要点

无特殊治疗,应结合患儿病情采取有效的综合措施,可使大部

患儿痊愈或好转。

(一)休息

急性期至少应卧床休息至热退 3～4 周,有心功能不全或心脏扩大者,更应强调绝对卧床休息,以减轻心脏负荷及减少心肌耗氧量。恢复期仍应限制活动、一般不少于 6 个月。心脏扩大及并发心力衰竭者卧床休息至少 3～6 个月,病情好转或心脏缩小后逐步开始活动。

(二)抗生素

为防止细菌感染,急性期可加用抗生素,如用青霉素 1～2 周。

(三)能量合剂治疗

辅酶 A100 mg、ATP 20 mg、维生素 C 100 mg/kg,加 10％葡萄糖 100 mL,每天 1 次静脉滴注。

(四)心肌代谢酶活性剂

1.辅酶 Q_{10}

10～30 mg/d,分 2～3 次口服。

2.1,6-二磷酸果糖(FDP)

剂量为 100～250 mg/kg 静脉注射,最大量不超过 2.5 mL/kg(75 mg/mL),或最大量 200 mL/d,静脉注射速度 10 mL/min,每天 1～2 次,每 10～15 天为 1 个疗程。

3.磷酸肌酸钠

＜3 岁者 1 g,＞3 岁者 2 g,加入 5％葡萄糖液 20～50 mL 静脉注射。

(五)免疫治疗

1.肾上腺皮质激素

适应证:急性期并发心源性休克、完全性房室传导阻滞及心力衰竭经洋地黄等治疗未能控制者。

用法:甲泼尼龙 10 mg/(kg·d)静脉滴注 3 天或地塞米松0.25～0.5 mg/(kg·d),氢化可的松 5～10 mg/(k·d),然后用泼尼松口服每天 1～1.5 mg/kg,症状缓解后逐渐减量停药,疗程 4～8 周。

对反复发作或病情迁延者,可考虑较长期的激素治疗,疗程不少于半年。常用泼尼松,每天 15～2 mg/kg,2～3 周症状缓解后逐渐减量,至 8 周左右减至每天 0.3 mg/kg,维持至 16～20 周,再减量至 24 周停药。

2.丙种球蛋白

用于急性重症患儿,单剂 2 g/kg 在 24 小时中缓慢静脉滴注,心力衰竭患儿慎用,并注意心力衰竭症状是否恶化,以及有无变态反应。

3.其他

如干扰素、胸腺素。

(六)对症治疗

如并发心律失常、心源性休克、心力衰竭的治疗。

第三节　原发性心肌病

原发性心肌病是一种原因不明的心肌病,按病理生理特点分为 4 型:扩张性心肌病、肥厚性心肌病(分梗阻型及非梗阻型两种)、限制性心肌病、致心律失常性心肌病(右心室心肌病)。

具备下列各项中至少一项可考虑心肌病:①心脏增大,尤其是 X 线心影呈球形增大,而无其他原因可寻者。②充血性心力衰竭未能发现其他心脏病者。③心电图示 ST 段和 T 波变化或有各种心律失常无其他原因可解释者。④有昏厥发作同时伴心脏增大无其他原因解释者。⑤体循环或肺循环动脉栓塞无其他原因可解释者。

一、扩张型心肌病

这是原发性心肌病中最多见的一种。

(一)诊断要点

(1)多见于学龄前及学龄儿童,起病及进展多缓慢,症状轻重不一。

（2）体检：X 线及超声心动图显示有心脏扩大，左室或双室扩张。

（3）临床大多并发充血性心力衰竭及心律失常，表现为心悸、乏力、气急、水肿、胸闷、呼吸急促、呼吸困难和端坐呼吸等。第一心音减弱，出现第三、四心音和奔马律；心前区有收缩期反流性杂音，为心脏增大，二尖瓣关闭不全所致。

（4）常规心电图及 Holter 心电图 ST-T 改变，表现为 ST 水平降低，T 波倒置、低平或双向；异位搏动和异位心律，可出现频繁、多型、多源的室性早搏，并可发展成室性心动过速；传导障碍，表现为房室传导阻滞（Ⅰ～Ⅲ度），室内束支及分支阻滞；心室肥厚。

（5）胸片：心脏增大，心胸比例增加，以左室为主或普遍性增大呈球形。肺淤血或肺水肿，胸腔积液。透视下心脏搏动明显减弱。

（6）超声心动图：各室腔明显增大，以左心室为主；室间隔和左心室后壁运动幅度减低，二尖瓣前后叶开放幅度小；射血分数和短轴缩短率下降；多巴酚丁胺负荷超声心动图，心脏 β 受体功能反应性低下。

（7）心导管和心肌活检：对扩张型心肌病超声心动图的诊断价值较大，一般不常规进行心导管检查。但在临床怀疑有冠状动脉起源异常时，可选择主动脉根部造影或选择性冠状动脉造影。心导管检查和心血管造影可测定肺动脉压力、肺毛细血管楔压，显示二尖瓣、三尖瓣反流等。心肌活检显示不同程度心肌肥厚，纤维化，没有明显的淋巴细胞浸润。

应与病毒性心肌炎及原发性心内膜弹力纤维增生症鉴别。

（二）治疗要点

治疗原则：①积极对症治疗，如抢救心源性休克、控制心力衰竭、纠正心律不齐等；②改善心肌营养代谢及能量供应。

1.一般治疗

（1）卧床休息，减轻心脏负荷。

（2）控制呼吸道感染，及时应用抗生素，酌情用丙种球蛋白、干扰素等提高机体免疫力。

（3）切断自身免疫反应。

2.控制心力衰竭

(1)正性肌力药物:由于心肌病对洋地黄敏感性增加,且疗效较差,应用剂量宜偏小。常采用地高辛维持量法,剂量为正常的1/2~2/3,长期应用。其他正性肌力药物如多巴胺和多巴酚丁胺,以及具有正性肌力和扩张血管双重作用药物如氨力农和米力农等可根据临床需要选择使用。

(2)利尿剂:间断使用,不宜长期使用,应注意电解质平衡和血容量改变。

(3)扩血管药物:对重症和顽固性经一般治疗无效的患儿常可获得满意疗效。常用药物有硝普钠和硝酸甘油。硝普钠一般有效剂量为每分钟 1~8 $\mu g/kg$,停药时,应逐渐减量;硝酸甘油剂量为每分钟 0.5~5 $\mu g/kg$,静脉滴注,从小剂量开始,根据临床需要逐渐加量,随时调节用量,为避免耐药性的产生,一般每天静脉滴注时间不超过 6 小时。

3.血管紧张素转换酶抑制剂。

目前临床使用较多的是卡托普利和依那普利。卡托普利 0.5~4 $mg/(kg \cdot d)$,分 3 次服用;依那普利 0.08~0.1 $mg/(kg \cdot d)$,每天 1 次,疗程 4~12 周。

4.β受体拮抗剂

从小剂量开始,严密观察下逐渐增加剂量。临床常用的有美托洛尔和阿替洛尔。美托洛尔口服剂量为 0.5~1.0 mg/kg,每天 2~3 次;阿替洛尔口服 0.5~1.0 mg/kg,每天 1~2 次。阿替洛尔,每次 0.5~1.0 mg/kg,每天 2~3 次。

5.钙离子通道阻滞剂

维拉帕米,每次 2 mg/kg,每天 3~4 次。硫氮唑酮,每次 0.5 mg/kg,每 8 小时 1 次,如无不适,2~4 周后可加倍。

6.抗心律失常治疗

扩张型心肌病选择抗心律失常药物时,应注意两点:①大多数抗心律失常药具有负性肌力作用;②抗心律失常药物的致心律失常作用,尤其是在扩张性心肌病心肌电活动发生紊乱的情况下。目前首选第Ⅲ类抗心律失常药物胺碘酮,因其负性肌力作用弱;根据临床需要,亦可选择β受体拮抗治疗。

7.免疫治疗

大剂量丙种球蛋白可改善机体免疫调节功能和增加心脏收缩功能,总量为1～2 g/kg。干扰素和胸腺素有一定的疗效。对发现与免疫学异常有关的心肌炎性病变,或心力衰竭不易控制的危重病例,可考虑应用肾上腺皮质激素。

8.抗凝药

严重心力衰竭特别是合并房颤时,为预防栓塞性并发症给予抗血小板凝集药。栓塞形成时,可用肝素或尿激酶治疗。

9.心脏移植

对终末期、重症和治疗无效的扩张型心肌病可施行心脏移植手术。

10.营养心肌及改善心肌代谢的药物

(1)1,6-二磷酸果糖(FDP)1.0～2.5 mL/(kg·d),75 mg/mL,最大量200 mL/d,每天1～2次,静脉注射,在5～20分钟内静脉滴注,7～10天为1个疗程,可重复3～4个疗程。

(2)辅酶Q_{10} 30～60 mg/d,分次服,疗程1～3个月。

(3)天门冬氨酸钾镁20～40 mL(20 mL含钾离子103.3 mg,镁离子33.7 mg)加于5%葡萄糖液250～500 mL中,静脉滴注,每天1次。

(4)其他如极化液,ATP,辅酶A,细胞色素C,肌苷,维生素C、维生素B_1、维生素B_6等。

二、肥厚性心肌病

本病可见于婴儿及新生儿,约1/3有家族史。左心室肥厚,分布在流出道、室间隔中部或心尖部。常以左室肥厚与室间隔不对称肥厚为特点。心室收缩功能正常而舒张功能受损,使左室充盈困难;因而心排血量减少。

(一)诊断要点

1.症状

早期为运动后呼吸困难,逐渐有乏力、心悸、心绞痛、头晕、昏厥,也可发生猝死。心力衰竭不多见。

2.体征

心界向左扩大,在心尖内侧可听见收缩期喷射性杂音,第二心音呈反向分裂(P2 在前,A2 在后)。

3.常规心电图及 Holter 心电图

左室肥厚,可出现异常 Q 波,常见于 Ⅱ、Ⅲ、aVF、V_3、V_5 导联 ST 段下降及 T 波倒置、左房肥大。

4.X 线

有不同程度心脏扩大,但缺乏特异性。

5.超声心动图

室间隔肥厚较左室壁明显,室间隔与左室壁厚度比值为≥1.5。

6.心内膜心肌活检

室间隔组织学检查含有大量结构破坏的、肥大的、排列紊乱的心肌细胞。

(二)治疗要点

限制激烈运动,减轻症状及防止骤死。可用普萘洛尔每天 3～4 mg/kg,可达 120 mg/d,根据症状及心率加减剂量;对普萘洛尔无效者可用钙通道阻滞剂改善症状,维拉帕米每次 2 mg/kg,每天 3～4 次。有室性心律失常可用胺碘酮;地高辛和利尿剂可加重左室流出道梗阻,应尽量不用,有严重充血性心力衰竭者可用小剂量地高辛及普萘洛尔。如内科治疗无效,压力阶差超过 9.3 kPa（70 mmHg）,可行室间隔肥厚肌肉切除术。

常见于儿童及青少年。病变主要为心内膜及心肌纤维化,使心室收缩与舒张均发生障碍,心室腔减小,心室充盈受限制,心室顺应性下降,回心血量有障碍,心排血量减少,但流出道无变化,心腔闭塞是晚期病例的特征。

(三)诊断要点

1.临床表现

表现为原因不明的心力衰竭。临床表现随受累心室及病变程度有所不同。右心病变为主者表现为肝大、腹水、下肢水肿、颈静脉怒张。左心病变为主者常有呼吸困难、咳嗽、咯血、胸痛,有时伴肺动脉高压表现。多数无杂音或有轻度收缩期杂音,可有栓塞表现。

2.X 线检查

心脏有中至重度增大,呈球形或烧瓶状。心搏减弱,肺野淤血。

3.心电图

常见心房肥大、房早、ST-T 改变,可有心室肥厚及束支传导阻滞,24 小时心电图可发现潜在致死性心律失常。

4.超声心动图

示左、右心房明显扩大,左右心室腔变小,房室瓣、腱索、乳头肌及心尖部心内膜增厚;常有三尖瓣及二尖瓣关闭不全,心室早期充盈突然限制,快速充盈期明显缩短,左心室等容舒张时间明显减少。

(四)鉴别诊断

除外其他的心脏病,如先天性心脏病、风湿性心脏病、继发性及地方性心肌病。有时应与缩窄性心包炎鉴别困难,必要时可做心血管造影和心内膜心肌活检。

(五)治疗要点

无特殊治疗,以对症药物为主。有水肿、腹水者可用利尿剂,为防止栓塞可用抗凝药。钙离子通道阻滞剂可增加心室顺应性和心搏出量。外科治疗为手术切除心内膜下纤维组织。

第四节 心 律 失 常

心脏传导系统包括窦房结、结间束、房室结、房室束(即希氏束)、左右束支及浦肯野纤维。心律失常(arrhythmia)系指心脏激动来自窦房结以外的起搏点,或激动传导不按正常顺序进行,或传导时间较正常延长或缩短。严重心律失常可导致心力衰竭、心源性休克、阿-斯综合征甚至猝死。

小儿心律失常不论从病因、临床表现、治疗等各方面都与成人差异较大。

一、窦性心律失常

心脏激动虽起源于窦房结,但其频率或节律有变化的心律。

(一)窦性心动过速

简称窦速,指窦性心律频率超过正常范围上限。

1.心电图特点

(1)P波(指Ⅰ、V₆导联P波直立,aVR导联倒置,Ⅱ、aVF、V₅导联大多直立,同一导联P波形态相同)。JP-P间距缩短,P-R间期不小于正常低限(≥0.10秒,婴儿≥0.08秒)。

(2)心率超出下列范围:1岁以内者>140次/分,1～6岁者>120次/分,>6岁者>100次/分。

(3)心率过快时,P波与T波可重叠,P-R段及ST段可下降,T波平坦甚至倒置。

2.临床意义

(1)可见于运动、兴奋、紧张、疼痛、哭闹或直立调节障碍时。

(2)可见于应用药物(交感神经兴奋药、副交感神经抑制药)或摄入刺激性食物(酒、咖啡等)时。

(3)可见于发热、感染、出血、贫血、休克等全身疾病影响时。

(4)可见于器质性心脏病(如先天性心脏病、心力衰竭、感染性心肌炎、各种心肌病、心内膜弹力纤维增生症、二尖瓣脱垂、川崎病及缺血性心脏病、风湿热及风湿性心脏病、结缔组织病、先天性或获得性Q-T综合征、心导管检查及心脏手术、心脏肿瘤等)、β受体功能亢进、心脏神经官能症、甲状腺功能亢进症等。

3.治疗

针对病因治疗。

(二)窦性心动过缓

窦性心动过缓简称窦缓,指窦性心律频率低于正常范围下限。窦性心动过缓可伴有窦性心律不齐、窦房传导阻滞、窦性静止、交界性或室性逸搏等。

1.心电图特点

(1)P 波呈窦性,P-P 间距延长。

(2)心率低于下列范围:1 岁以内者＜100 次/分,1～6 岁者＜80 次/分,＞6 岁者＜60 次/分。

(3)P-R 间期不小于正常低限。

2.临床意义

(1)迷走神经张力增高,如睡眠、屏气、呕吐、晕厥、胃显著扩张、颅内压增高、高血压、压舌板检查咽部、压迫颈动脉窦、眼球等可使心率变缓。

(2)新生儿吞咽、吸吮、呃逆、咳嗽等动作可兴奋迷走神经使心率减慢。

(3)药物(副交感神经兴奋药、交感神经抑制药、洋地黄等)可使心率减慢。

(4)急性感染恢复期、电解质紊乱、器质性心脏病、病态窦房结综合征、甲状腺功能低下、结缔组织病、心脏手术停搏前或临终前可引起心率变缓。

(5)新生儿窒息可引起窦房结功能不良。

3.治疗

针对病因治疗。

(三)窦性心律不齐

窦性心律不齐简称窦不齐,指窦房结发出的激动不匀齐,使节律快慢不等。心脏听诊应注意与期前收缩鉴别。窦性心律不齐如伴窦缓,临床意义同窦缓。

1.心电图特点

(1)P 波呈窦性。

(2)P-P 间距相差＞0.16 秒。

(3)窦性心律不齐可伴随窦缓。

2.临床意义

多为呼吸性窦性心律不齐,即吸气时心率增快,呼气时心率减慢。与呼吸无关的窦性心律不齐,较少见,可能为自主神经系统张力不平衡所致。亦可见于迷走神经张力增高、应用药物(副交感神经兴奋药、交感神经抑制药、洋地黄等)、器质性心脏病。

3.治疗

针对病因治疗。

(四)游走性心律

游走性心律指起搏点游走于窦房结内或窦房结至房室结之间,发出不规则激动。

1.心电图特点

(1)窦房结内游走性心律:P波呈窦性,但同一导联中P波形态略有不同,P-P间距不等(与呼吸无关);P-R间期不等,>0.10秒。

(2)窦房结至房室结间游走性心律:P波呈窦性,但同一导联中P波形态有明显周期性变化,可从直立转为平坦继而倒置(与呼吸无关);P-R间期不等,≤0.10秒。

2.临床意义

同窦不齐。

3.治疗

针对病因治疗。

(五)窦房传导阻滞

窦房结至心房的传导时间逐渐延长(一度窦房传导阻滞,由于窦房结除极在心电图上无标志,故无法诊断),最后窦性激动完全不能传入心房(为三度窦房传导阻滞,与窦性静止无法鉴别)。心电图只能诊断二度窦房传导阻滞,分为Ⅰ型和Ⅱ型,Ⅰ型很常见。

1.心电图特点

(1)Ⅰ型:P-P间距有"长、短、更长"的特点,即P-P间距逐渐缩短,最短P-P间距后突然P-P间距延长,最长P-P间距小于任何两个P-P间距之和。

(2)Ⅱ型:长间歇中无P波和QRS波,长P-P间距为短P-P间距的简单倍数,多为2倍或3倍。

2.临床意义

见于迷走神经张力增高、洋地黄中毒、病态窦房结综合征、新生儿窦房结功能不良。

3.治疗

针对病因治疗。

(六)窦性静止

窦性静止又称窦性停搏,指窦房结在较长时间内不发出激动,窦性静止 3 秒以上。

1.心电图特点

(1)在窦性心律中出现—个较长间歇,其间无 P-QRS-T 波。

(2)长 P-P 间距与正常 P-P 间距不成倍数关系。

(3)在窦性静止期间,可出现交界性或室性逸搏、逸搏心律等。

2.临床意义

见于迷走神经张力增高、洋地黄中毒、电解质紊乱、病态窦房结综合征、新生儿窦房结功能不良。

3.治疗

针对病因治疗。

(七)病态窦房结综合征(sick sinus syndrome,SSS)

病态窦房结综合征是指由于窦房结及其周围组织器质性病变引起窦房结自律性和/或传导功能发生障碍所引起的一组临床综合征。可见于感染性心肌炎、各种心肌病、先天性心脏病、心脏手术等,也有原因不明者。

1.临床特点

主要是心、脑、肾、胃肠道等各器官供血不足的症状。心肌供血不足症状为苍白、乏力、心悸、胸痛、手足发凉等;脑缺血症状为记忆力减退、头晕、晕厥等,严重者有阿-斯综合征发作,可致猝死;肾缺血引起少尿;胃肠道缺血引起食欲缺乏和消化不良。体格检查为心动过缓或过缓与过速交替出现,心脏扩大,可有心力衰竭或心源性休克。

2.心电图特点

(1)显著而持久的窦性心动过缓,睡眠时<40～50 次/分。应除外药物、迷走神经张力增高及中枢神经系统疾病等因素。

（2）窦性停搏、窦房传导阻滞,多伴交界性逸搏或交界性心律,部分病例有房室或束支传导阻滞。

（3）心动过缓-过速综合征（即慢快综合征）,24 小时动态心电图显示严重窦性心动过缓呈持久性,伴有窦房传导阻滞、窦性静止、交界性逸搏。在缓慢心律基础上常有阵发性室上性心动过速、房扑、房颤等快速心律失常,心动过缓与快速心律失常交替出现。

3.辅助检查

（1）心电图运动试验:常用活动平板运动、踏车运动或二阶梯运动试验,如无条件也可做蹲立运动。运动后患儿心率不增加,或增加不超过原有心率的 25％,或仍＜180 次/分,或诱发上述心电图改变则支持本病。

（2）食管电生理检查:用食管电极进行心房调搏是无创性电生理检查方法,安全可靠。测定窦房结恢复时间（SNRT）、校正窦房结恢复时间（CSNRT）及窦房传导时间（SACT）,以判断窦房结功能。国内检测正常值为:＜3 岁,SNRT 123～623 毫秒,CSNRI 69～255 毫秒,SACT 65～69 毫秒,3 岁以上 SNRT 630～1 045 毫秒,CSNRT 170～282 毫秒,SACT 72～115 毫秒,超过此范围为异常,应考虑窦房结功能不良。成人 SNRT＞1 200 毫秒有诊断意义。

4.治疗要点

（1）针对病因治疗。

（2）心率过缓不伴快速心律失常者可用阿托品、异丙肾上腺素等提高心率（用法见房室传导阻滞）。慢快综合征者应慎用,以免诱发快速心律失常。

（3）如严重心动过缓伴反复阿-斯综合征发作、难于控制的心力衰竭或慢快综合征,药物治疗无效者,应安装人工心脏起搏器。

二、过早搏动

过早搏动简称早搏,又称期前收缩,是指心脏某一起搏点比窦性心律提前发出激动,引起心脏提早除极。根据异位起搏点部位不同,期前收缩分为室上性期前收缩和室性期前收缩;室上性期前收缩又分为房性期前收缩和交界性期前收缩。

(一)心电图特点

1.房性期前收缩(以下简称房早)

(1)提前出现的房性异位 P'波,形态与窦性 P'波不同。

(2)P'-R 间期在正常范围,>0.10 秒(婴儿>0.08 秒)。

(3)异位 P'波后的 QRS 波形态可与窦性 QRS 波相同;如伴室内差异性传导,QRS 波增宽,时间>0.10 秒(婴儿>0.08 秒);如无 QRS 波者为房早未下传。

(4)代偿间期多为不完全性,偶尔为完全性。

(5)多源性房早:同一导联中有 2 个或 2 个以上不同形态的房性异位 P'波,P'-R 间期亦不等,为多源性房早。

2.交界性期前收缩

(1)提前出现的 QRS 波,其前无 P'波,形态与窦性 QRS 波相同;如伴室内差异性传导,QRS 波增宽,时间>0.10 秒(婴儿>0.08 秒)。

(2)提前出现的 QRS 波,其前有逆行 P'波,与窦性 P'波不同(Ⅱ、Ⅲ、aVF 导联倒置,aVR 导联直立)。如 P'波出现在 QRS 波前,P'-R 间期≤0.10 秒;如 P'波埋在 QRS 波中,看不见 P'波;如 P'波出现在 QRS 波后,R-P'间期<0.20 秒。

(3)代偿间期多为完全性。

3.室性期前收缩(以下简称室早)

(1)提前出现的 QRS 波,其前无异位 P'波。

(2)QRS 波宽大畸形,时间>0.10 秒(婴儿>0.08 秒),T 波与 QRS 波的主波方向相反。

(3)代偿间期多为完全性。

(4)插入性室早:指在两个正常窦性心律之间,插入一个室早,其后无代偿间期。

(5)多形性室早:同一导联中有不同形态的室早,其联律间期固定,为多形性室早,表示异位激动是由一个异位起搏点发出,但激动途径不同。

(6)多源性室早:同一导联中有两个或两个以上不同形态的室

早,其联律间期不同定,为多源性室早。

(7)连发性室早:连续发生两个室早为成对室早,由于异位起搏点不同或发生室内差异性传导,第二个室早与第一个可不同。连续发生3个或3个以上室早为短阵性室性心动过速。

(8)联律性室早:每间隔一个窦性搏动出现一个室早为二联律,每间隔两个窦性搏动出现一个室早为三联律,依此类推四、五联律。

(9)室性并行心律:室早形态相同而联律间期不固定(相差>0.06秒);室早相互间的间距是固定的,或成倍数关系,或有一个最大公约数;常出现室性融合波,为室性并行心律。

(10)R重T(RonT)现象:室早可落在窦性搏动的T波顶点附近,为R重T现象,此时恰为心室的易损期,可发生阵发性室性心动过速或心室颤动。

(二)临床意义

健康小儿可因情绪紧张、激动、劳累、刺激性食物(茶、酒、咖啡、烟等)引起期前收缩。胎儿、新生儿、小婴儿心脏传导系统发育不成熟亦可出现期前收缩。有房室旁路(体表心电图正常或有预激综合征)或房室结双径路的小儿可因过期前收缩动诱发室上速。应寻找期前收缩的病因,如感染、器质性心脏病、左室假腱索、窒息、缺氧、酸中毒、电解质紊乱、严重贫血、甲状腺功能亢进症、结缔组织病、药物作用(如洋地黄、交感神经兴奋剂、麻醉剂等)。

(三)鉴别要点

1.功能性期前收缩

(1)经各种检查找不到明确病因,无器质性心脏病,无自觉症状,多在体格检查时偶然发现。

(2)心电图期前收缩为单发、偶发(<6次/分),联律间期固定。

(3)期前收缩在夜间或休息时增多、活动后心率增快时减少。心电图运动试验后期前收缩消失或减少。

(4)不合并其他心电图异常。

2.病理性期前收缩

(1)有心脏病史,体格检查、胸片、超声心动图及其他检查发现器质性心脏病证据。

(2)有全身其他疾病。

(3)期前收缩多为频发(≥6次/分)、成联律、多形性或多源性、成对或一个以上期前收缩连续出现。

(4)运动后心率增快时期前收缩增多,休息或夜间睡眠时期前收缩减少。运动试验后期前收缩增多。

(5)合并"RonT"等其他心电图异常。

(四)治疗要点

(1)应针对病因治疗,避免劳累和感染。

(2)功能性期前收缩不需治疗,需密切随访,每年复查24小时动态心电图和超声心动图。在感冒、发热、腹泻等感染时应检查心电图。

(3)抗心律失常药物:病理性期前收缩、频发、影响心排血量、患儿自觉症状明显,首选普罗帕酮,安全,不良反应小。

三、室上性快速心律失常

室上性快速心律失常包括阵发性室上性心动过速、紊乱性房性心动过速、心房扑动及颤动。

(一)阵发性室上性心动过速

简称室上速,指异位激动起源于希氏束分叉以上的心动过速。

1.心电图特点

(1)3个或3个以上连续的室上性(房性或交界性)期前收缩,频率多为140～300次/分,R-R间距较规则。

(2)QRS波形态与窦性QRS波相同,时间≤0.10秒(婴儿≤0.08秒)。如伴室内差异性传导,QRS波增宽,时间>0.10秒(婴儿>0.08秒)。

(3)继发性ST-T波改变,ST段下降,T波可倒置。

2.临床意义

多数无器质性心脏病,有房室旁路(体表心电图正常或有预激综合征)或房室结双径路的健康小儿可因过期前收缩动诱发室上速。胎儿、新生儿、小婴儿心脏传导系统发育不成熟亦可出现室上速。少数见于感染、器质性心脏病、窒息、缺氧、酸中毒、电解质紊乱、药物作用(如洋地黄、交感神经兴奋剂、麻醉剂等)、甲状腺功能亢进症。年龄愈小,心率愈快,发作时间愈长,愈容易引发心衰竭。

3.鉴别要点

室上速与窦性心动过速鉴别,室上速伴室内差异性传导,应与阵发性室性心动过速(室速)鉴别。

4.治疗要点

(1)采用刺激迷走神经的方法可终止发作,如深吸气后屏住呼吸、压舌板刺激咽部、潜水反射。潜水反射方法:用 4～5 ℃的冰水袋,或以冰水浸湿的毛巾敷整个面部,每次 10～15 秒,一次无效,隔 3～5 分钟可再用,一般≤3 次。

(2)抗心律失常药物首选普罗帕酮,也可用胺碘酮等抗心律失常药物,如发作时间长,有心力衰竭,首选地高辛。药物与潜水反射可交替应用。

(3)经食管心房起搏超速抑制的方法终止发作。

(4)电击复律。

(5)针对病因治疗,房室旁路或房室结双径路如室上速发作频繁,应行射频消融治疗。

(二)紊乱性房性心动过速

紊乱性房性心动过速简称紊乱性房速,为心房内有 3 个或 3 个以上的异位起搏点引起的房速,又称多源性房速或紊乱性房性心律。

1.心电图特点

(1)不规则房性心律,房率一般为 140～250 次/分。

(2)同一导联有 3 种或 3 种以上不同形态的异位 P'波,与窦性不同。

(3)P'-P'波间有等电位线,P'-P'、P'-R、R-R 间隔不等。

(4)常有房室传导阻滞,室率较房率慢。

(5)可有室内差异性传导。

2.临床意义

同室上速。

3.治疗要点

药物治疗同室上速。也可用电击复律,应针对病因治疗。

(三)心房扑动

由于激动在心房内快速环行运动所产生的一种自动性快速而规则的心律失常。

1.心电图特点

(1)P波消失,代之以连续、快速、规则、大小相同的锯齿状的扑动波(F波),各波间无等电位线,频率多为 260～400 次/分,少数可达 450 次/分,平均 300 次/分。

(2)QRS波形态与窦性 QRS 波相同或增宽(伴有室内差异性传导)。

(3)心室律规则(房室传导比例固定,多为 2∶1 或 3∶1、4∶1、5∶1,或呈完全性房室传导阻滞),亦可不规则(房室传导比例不固定)。

2.临床意义

胎儿、新生儿、小婴儿心脏传导系统发育不成熟可出现房扑。房扑亦可见于预激综合征的小儿。1 岁以上的小儿房扑可见于器质性心脏病、电解质紊乱、洋地黄中毒、甲状腺功能亢进症。心室率越快,发作时间越长,越容易发生心力衰竭。

3.治疗要点

(1)药物:应用地高辛、普罗帕酮、胺碘酮等抗心律失常药物。预激综合征如发生房扑,则禁用洋地黄。

(2)经食管心房起搏超速抑制的方法终止发作。

(3)电击复律。

(4)针对病因治疗。

(四)心房颤动(简称房颤)

房颤是一种自动性心房内多个微折返或环行运动所致的极快速的房性心律失常。

1.心电图特点

(1)P波消失,代之以纤细、零乱、快速和形态不同的颤动波,各波间无等电位线,频率为400～700次/分。

(2)QRS波形态与窦性QRS波相同或增宽(伴有室内差异性传导)。

(3)心室律不规则。

2.临床意义

房颤见于器质性心脏病、洋地黄中毒、电解质紊乱、预激综合征、甲状腺功能亢进症。

3.治疗要点

一般首选地高辛治疗,也可用普罗帕酮、胺碘酮等抗心律失常药物。预激综合征如发生房颤,则禁用洋地黄,亦可用电击复律。应针对病因治疗。

四、阵发性室性心动过速

阵发性室性心动过速简称室速,指异位激动起源于希氏束分叉以下的心动过速。室速应与室上速伴室内差异性传导鉴别。

(一)心电图特点

(1)3个或3个以上连续的室性期前收缩,频率多为140～200次/分,亦可<140次/分或>200次/分。

(2)QRS波增宽,时间>0.10秒(婴儿>0.08秒)。

(3)T波与QRS波的主波方向相反,兼有下列之一者方可诊断。①房室脱节:即心房和心室无关,心房由窦房结或室上性异位起搏点控制,心室由室性异位起搏点控制,心房率<心室率。②在发作前后的窦性心律中,有与室速发作时同一形态的室早。③有心室夺获或室性融合波。

(二)临床意义

多数见于器质性心脏病、窒息、缺氧、酸中毒、电解质紊乱、药物作用(如洋地黄、交感神经兴奋剂、麻醉剂等),如伴有严重血流动力学障碍,预后不好,易引起死亡。少数无器质性心脏病,如特发性室速,可行射频消融治疗。

(三)治疗要点

(1)药物:伴血流动力学障碍,首选利多卡因,如无效,再选用普罗帕酮、胺碘酮等。特发性室速首选维拉帕米,β受体阻滞剂亦有效,而利多卡因无效。洋地黄中毒首选苯妥英钠。

(2)电击复律。

(3)如药物和电击复律治疗无效,可床旁置入临时起搏器,经股静脉插管至右室起搏,用超速抑制的方法终止发作。

(4)应针对病因治疗如缺氧、电解质紊乱、酸中毒等,特发性室速可用射频消融治疗。

(5)植入式心内复律除颤器(ICD),但价格昂贵。

五、心室扑动和心室颤动

心室扑动(简称室扑)和心室颤动(简称室颤)是最严重的快速异位性心律失常,心室完全丧失舒缩排血功能呈蠕动状态,血流动力学实为心脏停搏,多发生在临终前,属濒死心电图。

室扑是室速与室颤之间的过渡型,单纯室扑很少见,并且与心室率极快的室速难以鉴别。室颤是由于心室各部分异位兴奋灶的不应期不均衡,引起心室除极混乱。室颤的最后阶段频率变慢,波幅变小,直到电波消失呈一条直线。

(一)心电图特点

1.室扑

连续出现快速、匀齐而波幅较大的扑动波,频率180~250次/分,平均200次/分,QRS波与T波相连无法辨认。

2.室颤

QRS波与T波完全消失,代之以一系列快速而不规则的大小不等、波形不同的颤动波,频率150~500次/分。

(二)临床意义

室扑和室颤多为临终征象,见于器质性心脏病、窒息、缺氧、酸中毒、电解质紊乱、药物作用(如洋地黄、交感神经兴奋剂、麻醉剂等)、体外循环、人工低温。

(三)治疗要点

室扑和室颤患儿应立刻施行电击复律,亦可用利多卡因、普罗帕酮、胺碘酮等药物配合治疗。应针对病因治疗。

六、房室传导阻滞

房室传导阻滞系指由于房室传导系统不应期异常延长,使激动自心房向心室传导异常延缓或部分甚至全部不能下传的现象。

按阻滞程度不同分为三度,一度和二度房室传导阻滞又称为不完全性房室传导阻滞,三度房室传导阻滞又称为完全性房室传导阻滞。一度房室传导阻滞为房室传导时间延长,但每个心房激动都能下传至心室。二度房室传导阻滞为部分心房激动传导受阻,不能下传至心室,分为莫氏Ⅰ型(又称为文氏型)和莫氏Ⅱ型。三度房室传导阻滞为所有心房激动传导受阻,都不能下传至心室,心室由阻滞部位以下的异位起搏点控制。

(一)心电图特点

1.一度房室传导阻滞

(1)P-R间期>各年龄组正常范围上限。各年龄组 P-R 间期正常范围上限:新生儿 0.13 秒,婴幼儿 0.14 秒,学龄前儿童 0.16 秒,学龄儿童 0.18 秒。

(2)P-R 间期虽在正常范围,但 P-R 间期较原来延长>0.04 秒。

2.二度房室传导阻滞

(1)莫氏Ⅰ型:夜间常见。①P-R 间期逐渐延长,同时 R-R 间距逐渐缩短,直至 P 波之后无 QRS 波(发生心室脱落);②发生心室脱落的 R-R 间距<2 个 P-P 间距。

(2)莫氏Ⅱ型:少见。①P-R 间期固定(正常或延长);②P 波按规律出现,部分 P 波之后无 QRS 波,房室传导比例同定,如 2∶1、3∶2、3∶1 等。

(3)高二度房室传导阻滞:少见。指房室传导比例为 3∶1 或更高程度的二度房室传导阻滞,如 4∶1、5∶1、6∶1 等,仅少数 P 波能下传至心室,发生心室夺获,心室率很慢,常出现交界性或室性逸搏或逸搏心律。

3.三度房室传导阻滞(少见)

(1)P 波与 QRS 波无关,P-P 间距和 R-R 间距各有其固定规律。

(2)心房率＞心室率,心房节律多为窦性心律,亦可为房扑或房颤,心室节律为交界性逸搏心律(＞40 次/分)或室性逸搏心律(≤40 次/分)。

(3)QRS 波形态:阻滞部位在希氏束以上者,QRS 波与窦性 QRS 波相同;阻滞部位在希氏束以下者,QRS 波增宽,时间＞0.10 秒(婴儿＞0.08 秒)。异位起搏点来自左束支者,QRS 波呈右束支传导阻滞型;异位起搏点来自右束支者,QRS 波呈左束支传导阻滞型。

(二)临床意义

一度和二度Ⅰ型房室传导阻滞可见于迷走神经张力增高、房室结双径路,亦可见于电解质紊乱、洋地黄中毒、器质性心脏病、SLE 等结缔组织病。

二度Ⅱ型和高二度房室传导阻滞见于电解质紊乱、洋地黄中毒、器质性心脏病、SLE 等结缔组织病。

三度房室传导阻滞见于先天性房室传导阻滞、器质性心脏病、洋地黄中毒、SLE 等结缔组织病。

(三)治疗要点

应针对病因治疗,二度、三度房室传导阻滞应密切监护。暴发性心肌炎引起三度房室传导阻滞如发生惊厥、晕厥或阿-斯综合征者应静脉给予阿托品或异丙基肾上腺素,同时在床边置入心脏临时起搏器。先天性房室传导阻滞或心脏手术后三度房室传导阻滞应安装心脏起搏器。

七、室内传导阻滞

室内传导阻滞又称束支传导阻滞,系指发生在房室束分支以下部位的传导阻滞。根据房室束分支的解剖特点和阻滞部位不同,分为右束支传导阻滞、左束支传导阻滞及左束支分支传导阻滞，左束支分支传导阻滞又分为左前分支传导阻滞和左后分支传导阻滞。左、右束支传导阻滞根据 QRS 波时间是否增宽（即是否≥0.10 秒），分为完全性传导阻滞或不完全性传导阻滞。

右束支可看作是房室束的延伸。右束支传导阻滞，使激动沿左束支下传，室间隔和左室后壁的除极基本正常，由左向右进行。由于右束支较细长，易发生右束支传导阻滞。

左束支传导阻滞，使激动沿右束支下传，室间隔的除极与正常相反，自右向左进行。由于左束支主干较粗大，不易发生左束支传导阻滞。左束支起始后不久，即分出两大分支，即左前分支和左后分支。左前分支细长，易发生左前分支传导阻滞；左后分支粗短，不易发生左后分支传导阻滞。

双束支传导阻滞指同时有两个分支发生阻滞。三束支传导阻滞指同时有 3 个分支发生阻滞。由于阻滞的部位和程度不同，双束支或三束支传导阻滞的心电图可表现为多种类型。完全性三束支传导阻滞形成三度房室传导阻滞，不完全性三束支传导阻滞常是三度房室传导阻滞的先兆。

（一）心电图特点

1.完全性右束支传导阻滞

（1）QRS 波时间≥0.10 秒。

（2）QRS 波形态：V_1 导联呈 rsR 型，或 R 波宽钝、错折，V_5 导联 S 波宽钝、错折而不深。Ⅰ导联 S 波和 aVR 导联 R 波宽钝、错折。

（3）ST-T 波方向与 QRS 波主波方向相反。

（4）电轴右偏多见。

2.完全性左束支传导阻滞

（1）QRS 波时间≥0.10 秒。

（2）QRS 波形态：V_5 导联呈 R 型，R 波宽钝而错折，一般无 Q 波和 S 波；V_1 导联呈 QS 型或 rS 型，r 波极小，S 波宽钝而错折。

（3）ST-T 波方向与 QRS 波主波方向相反。

（4）电轴可轻度左偏：电轴多≤300°。

3.左前分支传导阻滞

（1）电轴左偏：电轴-30°~90°。

（2）QRS波形态：Ⅰ、aVL导联呈qR型，RaVL＞R1，Ⅱ、Ⅲ、aVF导联呈6型，sⅢ＞sⅡ。

（3）QRS波时间正常或略增宽，一般≤0.10秒。

4.左后分支传导阻滞

（1）电轴右偏：一般电轴＞+120°。

（2）QRS波形态：Ⅰ、aVL导联呈rS型，Ⅱ、Ⅲ、aVF导联呈qR型。

（3）QRS波时间正常或略增宽，一般≤0.10秒。

（4）应检查超声心动图，以除外右室肥大等引起电轴右偏因素。

5.双束支传导阻滞

（1）完全性右束支传导阻滞+左前分支传导阻滞：常见心前区导联为完全性右束支传导阻滞，同时肢体导联为左前分支传导阻滞，且电轴左偏为-60°左右。

（2）完全性右束支传导阻滞+左后分支传导阻滞：心前区导联为完全性右束支传导阻滞，同时肢体导联为左后分支传导阻滞，且电轴右偏为+120°左右。应检查超声心动图，以除外右室肥大等引起电轴右偏因素。

（3）左前分支传导阻滞+左后分支传导阻滞：左前分支传导阻滞与左后分支传导阻滞的表现间歇或交替出现。

6.三束支传导阻滞

（1）完全性右束支传导阻滞+左前分支传导阻滞+一度房室传导阻滞。

（2）完全性右束支传导阻滞+左前分支传导阻滞+二度Ⅱ型房室传导阻滞。

（3）完全性右束支传导阻滞+左后分支传导阻滞+一度房室传导阻滞。

（4）完全性右束支传导阻滞+左后分支传导阻滞+二度Ⅱ型房室传导阻滞。

（5）完全性右束支传导阻滞合并间歇或交替出现左前分支传导阻滞与左后分支传导阻滞。

（6）完全性左束支传导阻滞＋一度房室传导阻滞或二度Ⅱ型房室传导阻滞。

（二）临床意义

右束支传导阻滞、左前分支传导阻滞较多见。

小儿正常心电图 V_1 导联可呈 M 型。首都儿科研究所曾统计右心前区导联呈 M 型者占 $5\%\sim11\%$，易随体位和呼吸变化而改变，QRS 波时间多正常。

不完全性右束支传导阻滞亦可为病理性，见于器质性心脏病、洋地黄中毒、电解质紊乱。北京儿童医院曾总结分析小儿不完全性右束支传导阻滞心电图，约有 1/3 考虑可能有病理意义，判断标准可参考以下几点：① V_1 导联 R 波电压 >0.8 mV，$R>r$，R 波时间 >0.04 秒。② Ⅰ、V_5 导联 S 波时间 >0.04 秒。③电轴右偏或左偏。④结合临床情况全面考虑。

完全性右束支传导阻滞、左束支传导阻滞、左前分支传导阻滞、左后分支传导阻滞、双束支传导阻滞见于器质性心脏病、洋地黄中毒、电解质紊乱。

三束支传导阻滞临床意义同三度房室传导阻滞。

（三）治疗要点

应针对病因治疗：三束支传导阻滞治疗同三度房室传导阻滞。

八、预激综合征

预激综合征又称 Wolff-Parkinson-White（W-P-W）综合征，是一种心电图诊断，系指房室之间有附加传导旁路，室上性激动可通过此旁路使部分心室较正常房室传导系统更快地预先除极，由于心室预先激动引起的心电图改变。

目前组织学已证实的附加传导旁路有 3 种：①房室旁路（即 Kent 束），位于房室沟的左侧或右侧，连接心房和心室，引起典型预激综合征；②房束旁路（即 James 束），连接窦房结和房室结远端，引起短 P-R 综合征;③束室旁路(即 Mahaim 束),连接房室结(或房室束)和室间隔顶部,引起异型预激综合征。

(一)心电图特点

1.典型预激综合征

(1)P-R 间期缩短,≤0.10 秒(婴儿≤0.08 秒)。

(2)QRS 波时间增宽,时间>0.10 秒(婴儿>0.08 秒)。

(3)QRS 波起始部分粗钝、错折,形成预激波(即 δ 波)。

(4)P-J 时间正常,≤0.24 秒(婴儿≤0.20 秒)。

(5)继发性 ST-T 波改变,ST 段下降,T 波通常与预激波方向相反。根据心前区导联心电图,将典型预激综合征分为 A、B、C3 型。①A 型:预激波在 $V_1 \sim V_6$ 导联为正向,QRS 波主波都向上(呈 R 或 Rq 型)、QRS 波形态与右束支传导阻滞相似。反映左侧旁路,较多见。②B 型:预激波在 $V_1 \sim V_3$ 导联为负向,QRS 波主波向下(呈 QS 或 rS 型);预激波在 $V_4 \sim V_6$ 导联为正向,QRS 波主波向上(呈 R 或 Rs 型),QRS 波形态与左束支传导阻滞相似。反映右侧旁路,较多见。③C 型:预激波在 $V_1 \sim V_3$ 导联为正向,QRS 波主波向上(呈 R 或 Rs 型);预激波在 $V_4 \sim V_6$ 导联为负向,QRS 波主波向下(呈 QS 或 rS 型)。此型罕见。

2.短 P-R 综合征

(1)P-R 间期缩短,≤0.10 秒(婴儿≤0.08 秒)。

(2)QRS 波时间正常,无预激波。

3.异型预激综合征

(1)P-R 间期在正常范围。

(2)QRS 波时间增宽,时间>0.10 秒(婴儿>0.08 秒)。

(3)QRS 波起始部分粗钝、错折,形成预激波。

(二)临床意义

小儿预激综合征中有 2/3 无器质性心脏病,见于有房室旁路的健康小儿,可因期前收缩诱发室上速、房扑;1/3 见于器质性心脏病。

(三)治疗要点

无器质性心脏病,也无室上速发作,不需治疗。无器质性心脏病,室上速发作频繁,应到有条件的医院行射频消融治疗。室上速发作,应首选普罗帕酮,也可用地高辛、ATP或腺苷、胺碘酮等药物。如发生房扑、房颤,则禁用洋地黄。

有器质性心脏病,应针对病因治疗。

九、Q-T间期延长

Q-Tc(即校正的Q-T间期)＞0.44秒为Q-T间期延长。Q-Tc＝测量的Q-T间期/R-R间期的平方根。

(一)获得性Q-T间期综合征

见于低血钙症、低血钾症、低血镁症等电解质紊乱,用普罗帕酮、胺碘酮等抗心律失常药物。

(二)先天性Q-T间期综合征

少见,为基因突变所致的离子通道病。以心电图Q-Tc间期显著延长,发作性恶性室性心律失常(室速、室颤、心室停搏)——引起反复晕厥、惊厥,甚至心源性猝死为特征。如不查心电图,易误诊为癫痫。

1.诊断要点

(1)一般为幼儿、学龄儿童、青少年发病。

(2)心电图Q-Tc间期显著延长,伴T波振幅、形态改变。

(3)反复晕厥、惊厥,甚至心源性猝死。诱因为运动(跑步、游泳)、情绪激动、大的噪声(闹钟、门铃、电话铃,雷鸣、枪击)。

(4)发作性恶性室性心律失常(室速、室颤、心室停搏),室速常为尖端扭转型(TdP)。

(5)可有Q-Tc间期延长或心源性猝死的家族史。

(6)可有先天性耳聋。

2.治疗要点

治疗主要是纠正电解质紊乱,停用抗心律失常药物等。

(1)非选择性β受体阻滞剂口服普萘洛尔每天2～4 mg/kg。

(2)安装心脏起搏器。

(3)左侧颈、胸交感神经节切断术。

(4)植入式心脏复律除颤器(ICD),价格昂贵。

十、几种特殊类型的心律失常

(一)冠状窦心律和左房心律

1.心电图特点

(1)冠状窦心律：Ⅱ、Ⅲ、aVF 导联 QRS 波前有 P 波倒置，P-R 间期＞0.10 秒；Ⅰ、V_5、V_6 导联 P 波直立；QRS 波时间正常。

(2)左房心律：Ⅰ、V_6 导联 P 波倒置；aVR 导联 P 波直立；Ⅱ、Ⅲ、aVF、V_5 导联 P 波可以倒置。

2.临床意义

属于交界性心律，可见于健康小儿，坐位、立位心电图或心电图平板运动试验可转为窦性心律。也可见于先天性心脏病、风湿性心脏病、洋地黄中毒等。

(二)加速性交界性心动过速

1.心电图特点

交界性心律，P 波为逆行型，频率为 70～130 次/分，常与窦性心律交替出现，可见房性融合波。

2.临床意义

可见于健康小儿，坐位、立位心电图或心电图平板运动试验可转为窦性心律。也可见于器质性心脏病、洋地黄中毒等。

(三)加速性室性自搏心律

1.心电图特点

室性心律，频率≤120 次/分，常与窦性心律交替出现。

2.临床意义

可见于健康小儿，也可见于器质性心脏病、洋地黄中毒等。

十一、小儿心律失常的电击复律治疗

小儿心律失常的非药物治疗包括电击复律、电起搏、射频消融术及外科治疗。

电击复律是利用短暂的电击，使心脏所有起搏点同时除极，从而消除异位起搏点并中断各折返途径，可有效地终止各种快速心律失常，使窦房结重新控制心律。

(一)适应证

(1)室颤。

(2)室速。

(3)室上速伴严重心力衰竭或药物治疗无效者。

(4)心电图无法分辨的快速异位心律,病情危重者。

(5)房扑伴心力衰竭,药物治疗无效者。

(6)房颤伴心力衰竭,药物治疗无效者。

(二)禁忌证

洋地黄或电解质紊乱引起的快速心律失常。

(三)方法

一般采用体外同步直流电击术。除颤器于心电图 R 波(在 R 波顶峰后 20 毫秒内)触发放电,P 避免电刺激落在心室易损期而促发室速或室颤。

(1)应做好复苏准备,检查机器同步性能。

(2)除颤器电极上涂以适量的导电糊,便于导电及预防烧伤。将一个电极置于胸骨右缘第 2 肋间,另一个于左腋中线第 4 肋间。电极直径成人 8 cm,小儿 4.5 cm。

(3)应用最小而有效的能量进行复律,首次 2 J/kg,如无效,可增至 4 J/kg,最大量 6 J/kg。一般婴儿用 20~40 J,儿童用 70 J,少年用 100 J,成人用 150 J。一次治疗中,重复电击不宜超过 2~3 次。

(四)并发症及处理

电击复律可引起心律失常,转复后常立即出现房早、窦缓、交界性心律或室早,约 1~2 分钟自行消失。少数出现室速或心颤,多由于机器同步装置失灵、用电量过大所致,调整机器和用电量后,可再次电击复律;或由于洋地黄中毒、电解质紊乱引起者。应用抗心律失常药物治疗。偶有发生心脏停搏,多为原有窦房结功能阻碍者,应采用电击治疗。

电击复律还可引起一过性心肌损伤及局部皮肤充血、刺痛等并发症。

复律后应密切观察 1~2 小时,并用抗心律失常药物维持治疗数月,以防复发。

第六章

儿童神经系统疾病

第一节 癫 痫

一、概述

癫痫是由于脑功能异常所致的慢性疾病。原发性癫痫大多与遗传因素相关,其基因定位在不同染色体上;继发性癫痫大多由脑发育异常、脑血管疾病、各种原因导致的脑损伤、颅内占位性疾病及脑变性疾病引起。临床上表现为反复发作的惊厥。惊厥发作是由于脑神经元异常过度同步放电所产生的突发性、一过性的行为改变,包括意识、运动、感觉、情感和认知等方面的短暂异常,类型很多;癫痫综合征是以一组症状和体征经常集合在一起表现为特点的癫痫。

二、病因病理

(一)特发性癫痫

与遗传因素有关,常有明显的遗传异质性和基因异质性,而且有明显的年龄依赖性和不同的外显率。

(二)症状性癫痫

(1)常与脑发育畸形、染色体和先天性代谢病引起的脑发育障碍、脑变性病、脱髓鞘病、神经皮肤综合征、脑血管病、颅内感染性疾病脑肿瘤、脑外伤、脑水肿等有关。

（2）窒息、休克、惊厥等各种原因导致的脑缺氧性脑损伤；各种原因导致的代谢紊乱；药物、金属、各种化学物质等中毒。

当前的知识和技术水平还不能找到结构和生化方面的原因。脑神经元异常过度同步放电是癫痫发生的主要机制。

三、诊断

（一）临床表现

1.部分性发作

（1）部分性运动性发作：发作由大脑皮质运动区异常放电引起。半身抽搐，常自一侧口角、拇指或脚趾开始，依次按皮质运动区对神经肌肉支配的顺序有规律的扩展，由远端向近端蔓延至同侧上下肢，多无意识障碍。常提示大脑半球中央前回有局限性病灶。发作过后抽搐肢体常有一过性瘫痪，称为托德（Todd）麻痹。若放电规则的向皮质扩散，可引起全身性运动性发作，伴意识丧失。婴幼儿偏身发作：一侧半身抽搐（肢体及面肌）、也可两侧交替发作，伴意识丧失，无定位意义。转侧性发作：发作时双眼球向一侧偏斜，头及躯干也转向该侧，病灶可能位于对侧额叶中部，意识多不丧失，有时也可丧失，提示异常放电扩散至脑干上部。

（2）部分性感觉性发作：为发作性局部身体感觉或特异性感觉异常，意识存在，也可转变为部分性或全身性运动性发作。

（3）自主神经性发作：为发作性自主神经功能障碍，常有发作性腹痛、呕吐、头痛。

（4）精神运动性发作又称颞叶癫痫：为复杂性部分性发作，以发作性运动障碍及精神异常为特点。多数为继发性，发作时有意识障碍，精神症状表现为情绪、行为、记忆等方面的改变（如不信父母、暴怒、打人、骂人、撕衣、毁物、恐惧、躁动等）。运动性发作主要表现为自动症，即一系列重复、刻板地运动（如咀嚼、吸吮、摸索、搓手、解扣、脱衣、转圈、奔跑、无意识行走等），年长儿发作前常有幻觉、恐惧等先兆。

2.全身性发作

（1）强直-阵挛性发作又称大发作，临床上以意识丧失及全身抽搐为特征。发作时突然意识丧失、发出吼声、颜面发绀,四肢强直后迅速转为阵挛性抽动,可有咬舌、尿失禁及瞳孔散大,历时 5～10 分钟抽搐停止,抽后入睡,醒后对发作无记忆。少数患儿在意识清醒前出现精神错乱和自动行为称为癫痫后状态。

(2)强直发作,类似强直-阵挛发作的强直期。

(3)阵挛发作,类似强直-阵挛发作的阵挛期。

(4)失神发作,以意识障碍为主要表现,又称小发作。不抽搐,发作时意识突然丧失,中断正在进行的活动,茫然凝视(俗称"愣神"),持续数秒,一般不超过 30 秒,意识很快恢复,继续进行发作前的活动,对发作不能记忆。发作可伴肌阵挛及自动症。

(5)阵挛发作,是全身肌肉或某部肌肉突然的短暂的收缩,一次或多次,多双侧对称发作,多见于幼儿期,常伴智能发育迟缓。

(6)失张力发作又称站立不能发作,发作时肌张力突然减低,不能维持姿势,如果为全身肌张力丧失则可猛然倒下,意识丧失极为短暂。

3.小儿时期特有的癫痫综合征

婴儿痉挛症属于肌阵挛发作,是婴儿时期所特有的一种严重的癫痫发作形式,多在 3～8 个月时发病。大多有脑器质性损害,并伴有严重的智能障碍,治疗困难,预后差。本症有痉挛发作、智能障碍、脑电图高峰节律紊乱 3 大特点。

典型发作多表现为全身大肌肉突然强烈痉挛。头及躯干前屈,上肢先前伸而后屈曲内收如鞠躬样,下肢屈曲,眼上翻或发直,瞳孔散大,每次痉挛 1～2 秒。迅速缓解后,经数秒的间歇又发生类似痉挛,成串发作,可重复几次、十几次、几十次,每次痉挛伴有叫声或哭声。部分患儿可有不完全的或不典型的发作如点头痉挛、不对称性痉挛、伸性痉挛等。

(1)小儿良性癫痫:伴中央颞区棘波,起病年龄以 5～10 岁最多,男多于女。发作类型为简单部分性发作,表现为一侧面、唇、舌的抽动,可伴该部位的感觉异常,不能言语及流涎,一般无意识丧失,夜间发作频繁,并可发展为大发作。智力发育正常。神经系统无异常表现，常有家庭癫痫史，20 岁以前发作停止者，预后良好。EEG 在中央区、中颞区一侧或两侧有频率不等的高幅棘波发放，睡眠时棘波明显增多，并扩散到其他部位。

（2）大田原综合征：在新生儿期或婴儿早期起病，表现为短时间的强直发作，也可有成串的肌阵挛发作。常伴有严重智力障碍。脑电图表现为周期性、弥漫性暴发抑制。

（3）伦诺克斯（Lennox）综合征：幼儿期起病，发作形式多样、频繁，常见有强直性、失张力性、肌阵挛和不典型失神，常伴智力低下，可有癫痫持续状态，部分病例由婴儿痉挛症演变而来。脑电图呈暴发的 2～2.5 次/秒棘慢波或多棘慢波。

4.癫痫持续状态

癫痫持续状态分惊厥性与非惊厥性两种。

（1）惊厥性癫痫是以肌肉痉挛为主，常见有大发作、半身发作、局限性运动性发作的持续状态。大发作持续状态指一次发作持续30 分钟以上或为间断发作，在间歇期意识不恢复，反复发作达 30 分钟以上，症状重、昏迷深者属危重症。

（2）非惊厥性癫痫持续状态常见有失神及精神运动性发作，对此种类型的持续状态的诊断脑电图起重要作用。

（二）辅助检查

脑电图是一项极为重要的检查手段，不仅可以明确诊断，还可以帮助鉴别癫痫类型。癫痫发作时可描记出癫痫发作波（如棘波、棘慢波、多棘慢波、尖波、尖慢波、高度失律等），是癫痫确诊的重要依据。癫痫发作间期癫痫波形阳性率仅为 50%～60%，脑电图正常不能排除癫痫。有条件时应做 24 小时动态脑电图，可明显提高癫痫波形的阳性率及与睡眠肌阵挛、夜惊等鉴别。

（三）病因诊断

多数癫痫是症状性的，根据病史、体征并结合 EEG、多种影像学及生化学检查可发现病因和病灶。神经影像学检查包括头部 CT、MRI、磁共振脑血造影（MRA）、正电子发射断层摄影（PET）、单光子发射计算机断层扫描（SPECT）、数字减影脑血管造影（DSA）；生化主要是查血糖、氨基酸及酶学检查等。CT、MRI 可反应脑结构有无异常,SPECT 检查可反应脑局部血流量情况。磁共振波谱(MRS)可以测活体脑组织代谢情况。具备临床表现应高度怀疑本病,加辅助检查并排除其他疾病。即可确诊。

四、鉴别诊断

排除其他发作疾病,如维生素 D 缺乏性手足搐搦症、低镁血症、屏气发作、高热惊厥、癔症性抽搐及情感性交叉擦腿发作等。

(一)屏气发作

该病多见于婴幼儿,常在恐惧、发怒或未满足要求时发生剧烈的情感爆发,哭喊,随即呼吸暂停、青紫,重者可有意识障碍、全身强直或抽搐,持续 1~3 分钟缓解,脑电图正常。

(二)癔症性发作

该病发作常与精神刺激有关,发作性昏厥和四肢抽动,但意识存在,抽搐无规律,有情绪倾向,暗示疗法有效,脑电图正常。

五、治疗

(一)一般治疗

(1)积极治疗原发病、去除病因。

(2)进行整体和综合治疗与患儿及家属密切配合,合理安排患儿的生活、学习,开导患儿正确对待疾病消除不良心理影响,防止因发作造成的意外伤害。

(二)药物治疗

早治,确诊后即开始治疗,避免惊厥性脑损伤。根据发作类型选药见表 6-1,常用抗癫痫药与剂量见表 6-2。

表 6-1 根据发作类型选药

发作类型	药 物
简单部分性	苯巴比妥、卡马西平、丙戊酸钠
复杂部分性	卡马西平、丙戊酸钠
部分性发作泛化成全身性发作	卡马西平、丙戊酸钠、氯硝西泮、苯巴比妥

续表

发作类型	药　　物
失神发作	丙戊酸钠、氯硝西泮
强直-阵挛发作	苯巴比妥、卡马西平、丙戊酸钠
肌阵挛发作	丙戊酸钠、氯硝西泮、促肾上腺皮质激素
失张力发作	丙戊酸钠、氯硝西泮、促肾上腺皮质激素
婴儿痉挛症	促肾上腺皮质激素、泼尼松、氯硝西泮、硝西泮、丙戊酸钠

表 6-2　常用抗癫痫药与剂量

药物	剂量[mg/(kg·d)]	有效血浓度(μg/mL)
丙戊酸钠	30～60	50～100
卡马西平	10～30	4～12
氯硝西泮	0.1～0.15	0.013～0.09

1.单药治疗

原则上选用一种药物治疗,如能完全控制发作就不合用其他药物;如单一药物不能完全控制,需合用其他抗癫痫药时,要注意药物间的相互作用。

2.调整用药量

应从小剂量开始,以后根据病情来调整,注意个体差异性。

3.疗程

要长,停药要慢发作停止后维持用药 2～4 年,然后逐渐减量,在 0.5～1 年中减量完毕,停药。

4.规律服药

每天服用,根据不同药物每天分 2～3 次,应监测药物血浓度。注意药物的不良反应。小儿对抗癫痫药的反应有明显的个体差异,药物代谢率不尽相同,应按体重计算药量,并测定血中药物的实际浓度。故当用一般剂量或超过一般剂量不能控制发作时或开始疗效满意而后出现原因不明的发作频繁及怀疑有药物中毒时应检查血中药浓度。

5.癫痫持续状态的治疗

(1)及时迅速控制惊厥发作。①地西泮:首选药,剂量每次0.3~0.5 mg/kg,婴儿用量不超过 2 mg,幼儿不超过 5 mg,年长儿不超过 10 mg,速度 1 mg/min,不宜过快,静脉注射后 1~3 分钟就可生效,抽搐停止后立即停注,不一定用完全量。本药缺点为作用持续时间短,半衰期只有 15 分钟,必要时 20 分钟后再重复 1 次。地西泮注射液可直接静脉注射,但注射后必须用生理盐水或葡萄糖液冲净血管内药液,以免发生静脉炎,或注射地西泮前将其稀释 1~2 倍再给药。②苯巴比妥:每次 5~10 mg/kg 肌内注射或静脉滴注,本药起效慢,注入后 20~60 分钟才能在脑内达高峰浓度,不能作为迅速止惊的首选药。通常在用地西泮控制惊厥后用作稳定上药的疗效,以免惊厥复发。本药作用持续时间长,是常用的抗惊厥药。③水合氯醛:每次 50 mg/kg,配成 5%的溶液保留灌肠或鼻饲。④氯硝西泮:静脉推注或肌内注射。静脉注射 0.02~0.04 mg/kg,第 1 次用药后 20 分钟还不能控制发作者,可重复原剂量 1 次。⑤苯妥英钠注射液:每次 15~20 mg/kg,溶于 0.9%生理盐水静脉滴注,速度 1 mg/(kg·min)。静脉给药后 15 分钟可在脑内达到药物浓度的高峰。给药时必须有心电监护,以便及时发现心律失常,12 小时后给维持量,按 5 mg/(kg·d)给药。24 小时内给维持量 1 次。⑥硫喷妥钠:如惊厥仍不能控制则给此药,将 0.25 g 用 10 mL 注射用水稀释,按 0.5 mg/(kg·min),缓慢静脉滴注,直到惊厥停止,而后立即停止推注,总量每次 10~20 mg/kg。本药止惊效果虽好,但可引起呼吸抑制,所以每次总量不必用尽。

(2)维持生命功能,预防和控制并发症。密切监护呼吸、血压、脉搏、体温、意识状态;使患儿平卧,头转向一侧,吸净口腔分泌物,保持呼吸道通畅,避免误吸窒息,可放牙垫,以免舌咬伤及舌后坠窒息。吸氧,必须吸湿化的氧。充分供给能量,避免低血糖,可静脉输注葡萄糖液 100~150 mg/(kg·h),使血糖维持在 8.4 mmol/L。癫痫持续状态常发生脑水肿导致颅内压增高,可用甘露醇、呋塞米及地塞米松降低颅内压。病因治疗癫痫持续状态可因癫痫患儿突然停用抗癫痫药引起,也可因感染、中毒、应激反应、睡眠不足、过度疲劳诱发,也可以是癫痫首次发作。癫痫持续状态控制后要长期服药维持治疗。

第二节　脑　性　瘫　痪

一、概述

小儿脑性瘫痪是指发育中的大脑因各种遗传因素或后天性损伤所致的一组儿童神经系统综合征,临床主要表现为肌张力、姿势或运动异常。根据对功能的影响程度不同,脑性瘫痪可在生后的1～2岁得到诊断,轻微异常可至2岁后得以诊断。约50%病例需借助辅助器械维持活动,如矫形器、助步器、轮椅等,2/3可合并其他残障。脑性瘫痪的诊断必须除外感染、缺氧缺血脑病、内分泌疾病和可能的遗传性疾病之后方能诊断。

脑性瘫痪与发育中的大脑在皮质神经网络和皮质下运动控制受损有关,不仅影响到运动功能,同时也会影响到感觉传导功能。在发达国家,脑性瘫痪的发病率为2.5/1 000活产儿,主要影响行走或手的运动,但也可影响语言、眼球运动、吞咽、关节畸形和认知功能,并可伴有癫痫。社会心理与疾病负担有可能影响患儿一生。

脑性瘫痪多因运动中枢、锥体束、桥脑损伤所引起,临床医师可通过临床检查,结合神经影像学和分子遗传学技术发现病因,明确诊断,并予以药物和康复干预。

脑性瘫痪患儿中有70%～80%与产前因素有关,10%与出生后窒息有关,其中半数以上为足月儿;早产儿,特别是26周前早产儿,发生脑性瘫痪的危险性大大增加;遗传性疾病、早期脑发育中大脑的继发性损害、脑发育畸形等通常见于足月儿,继发于窒息和感染所致的脑室周围白质软化常见于 24～34 周早产儿；在足月儿缺氧缺血性脑病，基底核、丘脑、大脑灰质可有不同程度的影响。

已知的病因包括：大脑发育畸形，如无脑回、脑裂畸形、丹迪-沃克(Dandy-Walker 综合征)综合征、TORCH 感染等。重要的前驱病因包括：早产、低出生体重、臀先露、胎膜的炎症、血栓形成、产程异常、窒息和感染。母亲智能低下、癫痫、糖尿病、甲状腺疾病为重要的危险因素。仅 10％～20％的病例有继发性病因，如中枢神经系统感染、创伤、脑血管意外和严重的缺氧缺血脑病。

二、诊断与鉴别诊断

(一)病史采集

详细的病史询问包括产前、产时和出生后的整个过程，产前因素、母亲因素、围生期病因、遗传性疾病、脑发育异常等均是重要的诊断线索和病因。妊娠期胎动减少是产前一个重要的因素，如果没有新生儿脑病的存在，则不考虑围生期因素，家族史有助于排除遗传性疾病的可能，同时需询问视觉、听力、喂养、大小便功能等情况及心肺方面的问题。

(二)体格检查

脑性瘫痪代表着反射-驱动活动缺乏皮质控制，婴儿早期运动发育落后、痉挛和姿势异常是重要的诊断线索，早期包括原始反射持续存在、上运动神经元体征、运动姿势异常、粗大运动与精细运动发育延迟等，如不能抬头、躯干控制不佳、持续或不对称性握拳、过度伸展姿势、伸舌障碍、口部多动等。

详细的神经系统检查对脑性瘫痪的诊断十分重要，首先应明确肌张力情况，肌张力是正常、增高还是减低，张力增高又可分为痉挛、僵直或张力障碍。痉挛性肌张力增高为速度依赖性，可伴有上运动神经元体征，如肌阵挛、反射亢进、巴宾斯基征阳性、痉挛性无力或手部运动欠灵活等。僵直为非速度依赖性，为多组肌群的同时收缩所致，无固定体位或姿势。张力障碍性肌张力增高则表现为不自主地持续或间断性的肌肉收缩，从而出现扭动、重复动作和姿势异常,中枢性张力减退与周围神经肌肉病变所致的张力减退不同,前者肌力存在,而后者肌力及反射均受抑制。共济失调在脑瘫患儿中不常见,如出现应考虑遗传代谢病,如安格尔曼(Angelman)综合征等。

除此之外,还需检查患儿前倾或仰卧位姿势、头部及躯干支撑、手部灵活度等,有助于诊断。另外伴随着其他神经精神症状,如智能低下、认知障碍和行为问题。大规模临床研究显示,脑瘫患儿仅一半在1岁时得到诊断,早期详细全面体格检查有助于早期及时诊断。需要强调的是脑瘫的运动功能评估需和康复医师共同完成。

脑性瘫痪常见的并发症包括癫痫、智能低下、视觉损害和听觉损害。有75%的脑瘫患儿有以上4种并发症中的一种损害,其中近一半患儿伴有癫痫,且常在1岁以内发病,痉挛性四肢瘫和偏瘫更为常见,脑电图有助于诊断,但应注意部分患儿仅表现脑电图异常而并无癫痫发作。半数以上可伴有不同程度的智能低下,也可出现学习障碍、注意力缺陷多动表现,听力或视觉损害、语言发育障碍可见于15%～20%的脑瘫患儿。

其他并发症还包括吞咽或喂养困难、生长延迟、口腔问题、呼吸道问题和行为情绪问题。可产生严重的胃食管反流、吸入窒息或假性延髓性麻痹。另外遗尿、尿失禁亦常见。

(三)辅助检查

1.常规检查

影像学技术包括头颅超声、头颅CT、MRI等,MRI在诊断脑瘫的病因方面有较高的敏感性和特异性,同时排除其他可能的引起运动障碍的疾病(如血管畸形、灰质异位等)。通过MRI技术可以发现70%～90%的病因,弥散加权成像、弥散张量成像和磁共振波谱分析等新技术的应用,对病因学的诊断更有帮助。

影像学诊断常常关系到下一步的诊断选择。例如,锥体外系脑瘫,在MRI上发现有苍白球异常时,需进一步进行遗传代谢性疾病的筛查,对于MRI上提示有大脑发育畸形的表现,如无脑回、脑裂畸形等脑移行异常时,应进一步进行分子生物学检测,以明确病因并预测其再显危险性。

脑电图的异常率为 60% 左右，无特征性改变，主要表现为异常节律的出现，其次为慢波节律及发作波。

诱发电位分为视觉诱发电位、脑干听觉诱发电位和躯体感觉诱发电位，脑干听觉诱发电位较常用，手足徐动型患儿的异常率高。

所有脑瘫患儿还须进行眼科的评估，以及时发现异常。

2.其他检查

对于可疑遗传性疾病者则应做染色体核型分析和基因检测。特别是对于锥体外系表现、张力低下和共济失调型患儿，须考虑遗传代谢性疾病，应检测尿有机酸、血氨基酸、乳酸和染色体检查。对于有原发性锥体外系表现而头颅 MRI 正常的脑瘫患儿，须检测脑脊液生物蝶呤、神经递质和氨基酸代谢等。长期仔细的随访对于除外脂类代谢和糖代谢异常非常重要。

(四)鉴别诊断

需与脑瘫相鉴别的疾病很多，包括各类遗传代谢性疾病和各种继发性损伤，主要的鉴别在于严重神经遗传性疾病，常常为进展性的且早期导致死亡，如脑白质肾上腺萎缩症、异染性脑白质营养不良、神经节苷脂沉积症、神经元蜡样脂褐质沉积症等。反复仔细的神经系统检查有助于发现这类进展性疾病，另外各类智能发育低下、未诊断的或难治性的癫痫、抗惊厥药物的不良反应亦应考虑。

三、治疗

临床研究显示，脑性瘫痪的各种药物及康复治疗的效果不断提高，包括肉毒梭菌毒素、巴氯芬、神经发育治疗、语言训练与康复等。近年来对治疗采用了标准化系统评估，使疗效评估更进一步。

有效的脑瘫治疗需要一组人员的共同参与，再辅以社区网络的有效支持，方能保证，包括提供必要学习和社会活动的机会。制定长期有针对性的治疗康复目标和计划，并需要家长、老师的积极配合。

运动物理治疗在儿童脑瘫的治疗中起很重要的作用，减少抑制性反射、促进粗大运动和精细运动发育、改善和提高语言功能，另外，辅以轮椅、语音电脑辅助及各种运动辅助器材，将会大大改善患儿的社会功能和生活质量，从而树立自信，争取生活自理。对痉挛患儿的相关畸形进行外科矫治十分必要，现已从单一、序贯治疗转向同步治疗，包括对软组织和骨骼的矫治，如肌腱延长术、下肢矫治术、臀部矫治术、脊柱矫治术等，录像带步态分析可用于帮助确定手术方案和术后疗效评估。

肉毒梭菌毒素对于提高痉挛患儿的粗大和精细运动有效且安全，疗效可持续 3～4 个月。口服药物包括地西泮、巴氯芬、丹曲林、盐酸替扎尼定等。地西泮能有效降低肌张力，但有引起流涎和镇静作用；巴氯芬作为 GABA 的拟似剂，可用于痉挛、僵直、张力障碍，缺乏认知功能方面的不良反应，但要注意突然戒断可引起幻觉和惊厥，对小婴儿有促发惊厥发作的报道。丹曲林、盐酸替扎尼定在儿童中较少应用，缺乏经验。

对于锥体外系型脑瘫，药物治疗可有效调节纹状体多巴胺的活性，例如，氯硝西泮、利舍平（利血平）和丁苯喹嗪可用于舞蹈症，苯海索（安坦）、左旋多巴或卡比多巴（α-甲基多巴肼）等，则可用于张力低下、手足徐动症和运动徐缓。

严重的脑瘫患儿对一般干预效果欠佳，往往需要配合康复训练，加上巴氯芬注射、选择性背侧神经根切除术、深部脑刺激等联合治疗。另外有报道称，选用合适病例进行针灸、推拿治疗也可取得良好效果。高压氧治疗目前无充分临床证据，疗效不定。

对并发症的处理也十分关键，包括喂养困难、精神心理发育不良等。胃造口术和胃底折叠术作为吞咽和喂养困难患儿的常用方法，从而改善营养、减少吸入、便于治疗。对患儿和家长的心理与精神疾病应定期治疗和咨询。

四、预后和并发症

病因学评估对判断预后和再显危险率很重要，特别是对于遗传代谢性疾病。不能行走和带管喂养会减少预期寿命，需建立长期的医疗康复随访计划,青少年和成人脑瘫患者面临骨骼肌肉功能和生命质量低下的威胁,特别是脊柱易损、下肢关节挛缩,如锥体外系型脑瘫,至成人可出现进行性颈椎病导致突发的四肢瘫痪。青少年脑瘫伴神经发育低下者,青春期发育也会受到很大影响。

应为脑瘫患儿提供足够的社会支持和生存环境,给予强有力的医疗康复和福利保障,利用社区医疗保障网络进行医疗康复和生活支持。脑瘫患儿病情随年龄增大有不同程度的改善,但其病死率仍高于正常人群。

五、预防

目前大多数脑瘫患儿很难早期预测和预防,尽管产科和新生儿技术近年来发展迅速,但过去 20 年里脑性瘫痪的发生率并无明显改变,提示无论是很好的胎儿监护还是产科干预或增加剖宫产率,均不能减少脑性瘫痪的发生。近来的研究表明,减少母亲产前各类感染将对预防和减少脑瘫的发生至关重要,母亲应用风疹疫苗、嗜血杆菌疫苗能减少由于这类感染所致的脑瘫;治疗母亲 B 族溶血性链球菌,可减少新生儿败血症和脑膜炎的发生;抗 Rhγ 球蛋白、光疗和血浆置换,可明显减少胆红素脑病的发生,从而减少锥体外系型脑瘫的发生。

第三节　病毒性脑炎

一、概述

急性病毒性脑炎是病毒感染引起的急性脑实质炎性疾病。其临床表现轻重不一,轻者预后良好,重者可留有后遗症甚至导致死亡。病原学上绝大多数为肠道病毒,夏秋季多见,大多见于 2～6 岁小儿。单纯疱疹病毒所致的脑炎一年四季散发,可见于所有年龄儿童。

二、诊断与鉴别诊断

(一)病史采集

1.现病史

询问患儿发病前有无呼吸系统或消化系统症状,如发热、流涕、鼻塞、咽痛、咳嗽,或呕吐、腹泻、胸痛、肌痛等。询问患儿有无头痛、呕吐、嗜睡、意识障碍、精神行为异常、抽搐、步态不稳、言语不清、吞咽困难、肢体瘫痪等。

2.过去史

询问有无麻疹、水痘、风疹、流行性腮腺炎患儿的接触史,有无结核病接触史,出生时有无窒息史,有无抽搐史、颅内肿瘤、颅脑外伤史。

3.个人史

询问出生时有无窒息史、喂养史中应注意是否母乳喂养,添加辅食情况,有无服用维生素 D 制剂。预防接种史中注意麻疹、风疹、流行性腮腺炎疫苗的接种。

4.家族史

家族中有无癫痫、遗传性疾病史。

(二)体格检查

1.全身情况及生命体征

注意体温、心率、呼吸、血压、精神反应情况、意识状态、行为的变化。有无发热、皮疹、口唇疱疹、角膜疱疹、腮腺肿大等。

2.神经系统检查

注意有无颈抵抗、脑膜刺激征阳性、前囟饱满或隆起、脑神经病变,检查是否伴失明、失聪、失语、肢体瘫痪、肌力下降。检查各种深浅反射、瞳孔大小与对光反射。轻症脑炎一般意识清楚,部分嗜睡;重症脑炎患儿意识模糊、谵妄,甚至昏迷。精神异常表现为烦躁、兴奋、胡言乱语、哭笑无常、自虐、幻听或幻视。

(三)辅助检查

1.常规检查

(1)血常规:白细胞计数和中性粒细胞比例正常。

(2)脑脊液检查:蛋白质、糖正常,细胞数正常或稍增多,一般不超过 $200×10^6/L$。脑脊液涂片、培养均无细菌发现。可进行脑脊液单纯疱疹病毒、柯萨奇病毒、风疹病毒、埃可病毒等 IgM 抗体测定,或应用免疫学方法检查病毒抗原,或应用分子生物学方法检查病毒核酸。

2.其他检查

(1)血清学检查:可进行柯萨奇病毒、风疹病毒、埃可病毒、EB病毒等 IgM 抗体测定。

(2)脑电图表现为弥漫性 θ 波,重症脑炎出现弥漫性不规则高幅 δ 波,也可表现有局灶性 θ、δ 波或为尖波、尖慢波、棘慢波,与临床的一侧偏瘫或抽搐一致。

(3)可进行头颅 CT 或 MRI 检查,以排除颅内血管性病变或占位性病变,也可显示早期脑水肿和恢复期的低密度改变。

(四)诊断

(1)轻者仅有头痛、呕吐表现而无阳性体征;重者可伴有发热、惊厥、昏迷、脑膜刺激征阳性、局限性神经系统体征。

(2)脑脊液检查可见蛋白质、糖正常,细胞计数正常或稍增多,一般不超过 $200×10^6/L$,脑脊液涂片、培养均无细菌发现。脑脊液细胞学检查病初 1～2 天可有中性粒细胞,然后以淋巴细胞为主。

(3)排除化脓性脑膜炎、结核性脑膜炎等中枢神经系统疾病。

(4)血清特异性病毒抗体 IgM 阳性或 IgG 恢复期时 4 倍增高。脑脊液中分离出病毒或检测到病毒特异性抗原或抗体,或检出病毒核酸。

(5)脑电图有明显弥漫性慢波改变。

具有上述第(1)～(3)项,伴或不伴第(5)项,可临床诊断为本病,如同时具有第(4)项可做病原学确诊。

(五)鉴别诊断

1.经治性化脓性脑膜炎

临床表现可轻可重,脑脊液常规可类似病毒性脑炎,但脑脊液细胞学检查中性粒细胞计数增多可资佐证,抗生素治疗有效。

2.颅内肿瘤

小儿颅内肿瘤好发于脑中线部位及后颅窝。常引起脑脊液循环障碍,颅内压明显增高,但局限性神经系统损害症状较少见。脑脊液细胞学有时可见髓母细胞。头颅 CT 或 MRI 影像学检查有助于诊断。

3.猪囊尾蚴病

脑脊液细胞学检查可有嗜酸性粒细胞出现,血清学检查中寄生虫特异性抗原或抗体阳性有助于明确诊断。

4.其他

根据病毒性脑炎的脑脊液特点,可与化脓性脑膜炎、结核性脑膜炎、真菌性脑膜炎区别。

三、治疗

(一)一般治疗

充分营养供给,保持水电解质平衡,纠正酸碱代谢紊乱,昏迷患儿可鼻饲或静脉营养,要注意压疮的护理。保持呼吸道通畅,维持呼吸、循环功能;必要时气管内插管、机械通气。并积极降低颅内压。不能排除细菌性脑膜炎时,应给予经验性抗生素治疗。

(二)药物治疗

对症治疗,控制惊厥,发作时可予地西泮(安定),每次静脉注射 $0.05\sim0.1$ mg/kg,总量不超过 4 mg,维持量用苯巴比妥,每次 5 mg/kg,每天 $2\sim3$ 次,疗程控制在 1 周内。恢复期可用神经营养药物如脑活素、胞磷胆碱、甲钴胺片(弥可保)、1,6-二磷酸果糖、ATP、辅酶 A、维生素 C、神经生长因子、神经节苷脂等。

(三)抗病毒治疗

一般病毒性脑膜炎和病毒性脑炎有自限性,不必特殊用药。肠道病毒所致中枢神经系统感染可用利巴韦林静脉滴注,剂量宜用足,每天 15 mg/kg。如有单纯疱疹病毒、水痘-带状疱疹病毒感染证据,首选阿昔洛韦,每次 10 mg/kg,每 8 小时静脉滴注一次,每次应在 1 小时内滴完,疗程 $1\sim2$ 周。单纯疱疹病毒、EB 病毒感染可用更昔洛韦每天 6～8 mg/kg,分 2 次静脉滴注,疗程 2 周。巨细胞病毒感染可用更昔洛韦或膦甲酸钠,更昔洛韦每天 10 mg/kg,分 2 次静脉滴注,用 14 天后改为每天 5 mg/kg,每天 1 次静脉滴注,用 6 周。严重巨细胞病毒感染可用膦甲酸钠,每天 180 mg/kg,分 3 次静脉滴注,用 14 天改为每天 90 mg/kg,每天 1 次静脉滴注,用 6 周。其他抗病毒药可用干扰素、阿糖腺苷等。对严重患儿可同时应用免疫球蛋白,每天 400 mg/kg,静脉滴注,用 3～5 天。

(四)恢复期治疗

对恢复期患儿或有后遗症者,可进行康复治疗。根据具体情况及时进行主动或被动功能锻炼、针灸、按摩、高压氧治疗等。

四、预后

病毒性脑炎轻重不一,大多数属轻型,康复后不遗留任何后遗症。少数单纯性疱疹病毒脑炎症状较重,预后差。重型有脑神经或运动神经永久损伤表现,少数有癫痫发作和智力减退。

五、预防

除注意体格锻炼外,注射各种减毒病毒疫苗(麻疹、流行性腮腺炎、风疹疫苗等)是预防病毒性脑炎的根本途径。

第四节　化脓性脑膜炎

一、概述

化脓性脑膜炎简称化脑,是由各种化脓性细菌引起的以脑膜炎症为主的中枢神经系统感染性疾病。以头痛、发热、喷射性呕吐、惊厥、脑膜刺激征阳性等为临床特点。任何年龄均可患病,但绝大多数化脑发生在 5 岁以内儿童。脑膜炎奈瑟菌所致的化脑亦称流行性脑脊髓膜炎(简称流脑),具有流行性,属传染病范畴,其他化脑最常见的致病菌有 B 型流感嗜血杆菌与肺炎链球菌。新生儿化脑致病菌常为大肠埃希菌。本节讨论除脑膜炎奈瑟菌脑膜炎以外的化脑。

二、诊断与鉴别诊断

(一)病史采集

1.现病史

(1)对新生儿及 2 个月以内婴儿,询问有无发热或体温波动、拒乳、吐奶、少动、嗜睡、凝视、尖叫及抽搐,有无呼吸暂停、心率慢、发绀。对 3 个月至 2 岁婴儿询问有无前驱的呼吸道、消化道感染症状,有无发热、呕吐、烦躁、易激惹、抽搐、嗜睡或昏迷。

(2)对 2 岁以上小儿询问有无发热、头痛、呕吐、抽搐、肌肉关节痛、倦怠、无力、嗜睡或昏迷等。

2.过去史

对新生儿及 2 个月以内婴儿,询问出生时有无窒息、新生儿肺炎、尿布疹、脐炎、皮肤疖肿、母亲感染史。对 2 个月以上小儿询问有无抽搐、脑膜炎、颅内肿瘤、颅脑外伤、鼻旁窦炎、中耳炎、乳突炎、头面部软组织感染、颅骨或脊柱骨髓炎、皮毛窦感染、脑脊膜膨出病史。

3.个人史

询问出生时有无窒息史,喂养史中应注意是否母乳喂养、添加辅食,有无服用维生素 D 制剂。预防接种史中注意有无接种流感嗜血杆菌疫苗。

4.家族史

家族中有无癫痫、遗传性疾病史。

(二)体格检查

1.全身情况及生命体征

注意反应情况、体温、意识状态的变化。如有心率减慢、血压升高、瞳孔不等大、对光反应迟钝或消失、呼吸深浅不一或不规则,进而呼吸衰竭,提示有脑疝发生。

2.神经系统检查

检查各种深浅反射、肌张力。前囟饱满、隆起,提示颅内压增高明显。此外,可有颈抵抗、巴宾斯基征、凯尔尼格征阳性、中枢性脑神经麻痹及肢体瘫痪。

(三)辅助检查

1.常规检查

(1)血常规:显示白细胞计数明显增多,中性粒细胞计数明显增高。

(2)脑脊液常规:可见白细胞计数明显增多,可达 $1.0 \times 10^9/L$,以中性粒细胞为主。脑脊液蛋白计数增高,可超过 $1.0\ g/L$,糖含量降低。脑脊液涂片或培养可找到细菌。脑脊液免疫学检查有细菌抗原或分子生物学检查发现细菌核酸。

2.其他检查

(1)血培养:化脑时其不一定获阳性结果,但仍是明确病原菌的重要方法。新生儿化脑的血培养阳性率较高。

(2)皮肤瘀斑涂片找病原菌。

(3)脑脊液特殊检查:免疫学检查有细菌抗原,或分子生物学检查发现细菌核酸。

(4)对有异常定位体征、治疗中持续发热、头围增大、颅内压显著增高而疑有并发症者,可进行颅脑 CT 检查。

(四)诊断

(1)婴儿有凝视、尖叫、前囟饱满、颅缝增宽、抽搐。幼儿有发热、头痛、呕吐,可有惊厥、昏迷,可出现脑疝体征。体检有颈抵抗,巴宾斯基征和凯尔尼格征阳性。

(2)部分患儿可有第Ⅱ、第Ⅲ、第Ⅵ、第Ⅶ、第Ⅷ对脑神经受累表现或肢体瘫痪。如有颅内脓肿、硬膜下积液、脑积水、静脉窦栓塞等并发症,可有视神经盘水肿。

(3)血常规检查:白细胞计数明显增多,中性粒细胞计数明显增高。严重者有时可不增多。

(4)脑脊液中白细胞计数明显增多,常超过 $500 \times 10^6/L$,中性粒细胞占优势,潘氏试验阳性,蛋白质含量明显增高,葡萄糖减少。

（5）脑脊液涂片或培养找到细菌，或免疫学检查有细菌抗原，或分子生物学检查发现细菌核酸。

（6）排除结核性脑膜炎、病毒性脑膜炎、真菌性脑膜炎等。

具有上述第（1）项、第（4）项、第（6）项，伴或不伴第（2）项、第（3）项，可临床诊断为化脑，如同时具有第（5）项则可做病原学确诊。

（五）鉴别诊断

1.病毒性脑膜炎

感染中毒症状不及化脑重，CRP不高，脑脊液细胞学检查细胞计数超过 $200 \times 10^6/L$，以淋巴细胞和单核细胞为主，蛋白正常、糖正常或接近正常。病毒分离，血清病毒抗原、抗体动态检测有助于诊断。

2.结核性脑膜炎

多缓慢起病，病史中有结核感染和接触史。脑脊液外观呈毛玻璃状，细胞计数增多，但多不超过 $500 \times 10^6/L$，糖含量明显减少，蛋白质含量明显增高。脑脊液细胞学检查仅在早期渗出期可有中性粒细胞占优势，其他均以淋巴细胞和单核细胞为主。脑脊液薄膜抗酸染色、培养找到结核分枝杆菌均有助于诊断。PCR检查脑脊液结核分枝杆菌DNA可阳性。

3.流行性脑脊髓膜炎

具有流行趋势，见于冬春季。起病急骤，进展快，早期皮肤可有出血点或瘀斑，重症可有华-弗综合征表现。咽拭子、血液、皮肤瘀点涂片找到脑膜炎奈瑟菌可确诊。

4.莫拉雷（Mollaret）

脑膜炎病程迁延，可反复多次发生脑脊液类似化脑改变，但无细菌学、血清学方面的感染证据。有的病例脑脊液内可见莫拉雷细胞（一种大单核细胞）。抗生素治疗效果不佳，激素治疗有效。

5.隐球菌脑膜炎

多缓慢起病，反复剧烈头痛，不同程度发热、呕吐，常可间歇性自然缓解。脑脊液改变与结核性脑膜炎相似，脑脊液涂片墨汁染色可见隐球菌孢子，真菌培养阳性。

三、治疗

(一)一般治疗

卧床休息,加强营养。病初数天应严密观察各项生命体征、意识、瞳孔和血电解质浓度,维持水、电解质平衡。

(二)药物治疗

1.抗生素治疗

(1)用药原则:①尽早采用抗生素静脉注射治疗;②选用可穿透血-脑屏障、脑脊液浓度高的抗生素;③脑脊液细菌培养阳性时,根据药敏试验选用抗生素;④剂量、疗程应足够。

(2)病原菌不明时的初始治疗:①青霉素+氯霉素疗法,青霉素,每天 40 万~80 万 U/kg,分 4 次静脉快速滴入,氯霉素,每天 50~100 mg/kg,每天 1 次;疗程为 2~3 周。应用氯霉素应注意不良反应,如灰婴综合征和骨髓抑制。②头孢曲松,每天 100 mg/kg,分 2 次静脉滴注,12 小时 1 次,疗程为 2~3 周。原则是全疗程抗生素剂量不减。③其他抗生素有头孢呋辛或头孢噻肟,剂量为 200 mg/(kg·d),分 2~3 次静脉滴注,疗程同上。

(3)病原菌明确后的治疗:应参照细菌药物敏感试验结果选用抗生素。

2.糖皮质激素治疗

抗生素开始治疗的同时应用地塞米松,0.4~0.6 mg/(kg·d),分 3~4 次静脉推注,可在抗生素应用前 15~30 分钟或同时给予。疗程 3~5 天。

(三)降低颅内压治疗

早期应用脱水剂,20%甘露醇,首剂可 0.5~1.0 g/kg,以后每次 0.25~0.5 g/kg 为佳,可根据颅内压增高程度增加注射次数。但不增加每次的剂量,以免造成脑膜粘连、脑积水等并发症。疗程 5~7 天。

(四)对症治疗

包括处理高热、惊厥、休克等。脑性低钠血症者限制液体入量,适当补充钠盐。

(五)并发症治疗

1.硬膜下积液

积液不多,无颅内压增高的病例不需要穿刺。有颅内压增高症状时,应穿刺放液,每次不超过 30 mL/侧。穿刺放液后可注射庆大霉素(1 000~3 000 U/次),防止感染。每天或隔天 1 次。1~2 周后再酌情延长穿刺间隔。个别患儿虽经反复穿刺放液,积液量仍不减少且有颅内压增高症状存在时,可考虑外科手术摘除囊膜。

2.脑室管膜炎

疑有脑室管膜炎,特别影像学上有脑室扩大病例应及早脑室穿刺,控制性引流并每天注入抗生素。

3.脑性低钠血症

限制液体入量,适当补充钠盐。

四、预后

对化脑患儿如能早期诊断和正规治疗,大多能治愈;如未能早期诊断和正规治疗,预后较差,可产生并发症及后遗症。

五、预防

加强体格锻炼,提高机体抵抗力,流感嗜血杆菌脑膜炎患儿痊愈出院前应服用利福平 4 天,每天 20 mg/kg。凡家中有 4 岁小儿接触者,则全家成员均应同样服用;脑膜炎奈瑟菌脑膜炎患儿的全部接触者均应使用利福平(每天 20 mg/kg)或磺胺类药物 2 天。目前,国内已有脑膜炎奈瑟菌荚膜多糖疫苗,可在流行地区接种。

第五节　脑　积　水

脑积水是指过多的脑脊液在脑室和蛛网膜下腔内积聚。其原因是脑脊液的产生和吸收之间失去平衡所致的脑室系统或蛛网膜下腔扩大而积聚大量脑脊液。通常是由于脑脊液循环通道上的阻塞,使脑脊液不能达到其吸收部位或吸收部位发生障碍,极为罕见的是由于脉络丛乳头状瘤等所引起的脑脊液分泌过多所致。如果大量脑脊液积聚在大脑半球表面蛛网膜下腔,则称为硬膜下积液。脑室系统内过多的液体积聚称为脑室内脑积水。儿童脑积水多见于新生儿及婴儿,常伴有脑室系统扩大,颅内压增高及头围增大。

一、分类

(一)按颅内压高低分类

按照颅内压高低可分为高压力性脑积水及正常压力性脑积水。前者又称进行性脑积水,是指伴有颅内压增高的脑积水;后者又称低压力性脑积水或脑积水性痴呆,虽有脑脊液在脑室内积聚过多或脑室扩大,但颅内压正常。

(二)按脑积水发生机制分类

按照脑积水发生机制分为梗阻性脑积水及交通性脑积水两类。前者又称非交通性脑积水,是由于脑脊液循环通路发生障碍,即脑室系统及蛛网膜下腔不通畅引起的脑积水;后者又称特发性脑积水,脑室系统与蛛网膜下腔通畅,而是由于脑脊液的产生与吸收平衡障碍所致。

(三)按脑积水发生的速度分类

按照脑积水发生的速度分为急性和慢性脑积水两类。急性脑积水是由突发的脑脊液吸收和回流障碍引起,急性脑积水常见于脑出血、脑室内出血、感染或颅内占位性病变所致中脑导水管及第三、第四脑室的迅速梗阻。慢性脑积水是最常见的脑积水形式,当引起脑积水的因素为缓慢发生且逐渐加重时,均可发生慢性脑积水。在梗阻引起脑积水数周后,急性脑积水可转变为慢性脑积水。

二、发病率

据 WHO 在 24 个国家的统计结果,新生儿脑积水的发病率为0.087%,在有脊髓脊膜膨出史的儿童中,脑积水的发病率为 30%左右。

三、病因

脑积水可以由下列 3 个因素引起:脑脊液过度产生、脑脊液的循环通路梗阻及脑脊液的吸收障碍。先天性脑积水的发病原因目前多认为是脑脊液循环通路的梗阻。造成梗阻的原因可分为先天性发育异常与非发育性病因两大类。在先天性脑积水中,先天性发育异常约占 2/5,而非发育性病因则占 3/5。

(一)先天性发育异常

1.大脑导水管狭窄、胶质增生及中隔形成

以上病变均可导致大脑导水管的梗死,这是先天性脑积水最常见的原因,通常为散发性,性连锁遗传性导水管狭窄在所有先天性脑积水中仅占 2%。

2.Arnold-Chiari 畸形

因小脑扁桃体、延髓及第四脑室疝入椎管内,使脑脊液循环受阻引起脑积水,常并发脊椎裂和脊膜膨出。

3.Dandy-Walker 畸形

由于第四脑室中孔及侧孔先天性闭塞而引起脑积水。

4.扁平颅底

通常合并 Arnold-Chiari 畸形,阻塞第四脑室出口及环池,引起脑积水。

5.其他

无脑回畸形、脑穿通畸形、软骨发育不良、Dandy-Walker 综合征及第五、第六脑室囊肿等均可引起脑积水。

(二)非发育性病因

(1)新生儿缺氧和产伤所致的颅内出血、脑膜炎继发粘连是非发育性先天性脑积水的常见原因。

(2)新生儿颅内肿瘤和囊肿,尤其是颅后窝肿瘤常导致脑积水。

(3)各类颅脑损伤导致的颅内出血都有可能使脑脊液的循环通路阻塞,从而出现继发性脑积水。

(三)脉络丛乳头状瘤

脉络丛乳头状瘤可使脑脊液分泌异常增多,也可产生脑积水。

(四)脑脊液吸收障碍

由于脑脊液吸收障碍而形成的脑积水在儿童较为罕见。

四、病理

主要表现为脑室系统由于脑脊液的积聚而扩张,室管膜细胞的侧突肿胀,伸长,随着脑室壁的进一步受牵拉,室管膜逐渐消失,脑室周围呈星形细胞化或胶质瘢痕形成。脑室进一步扩大,可使脑脊液进入室周组织而引起白质水肿。这时即使行脑脊液分流术,使脑室恢复到正常大小,脑组织在组的织学上的改变已不能恢复。

在大体解剖上,当脑脊液容量增加时,脑组织的弹性减少。若脑积水进一步发展,大脑皮层受压变薄,继发脑萎缩。第三脑室的扩张可使下丘脑受压而萎缩,中脑受压则使眼球垂直运动发生障碍,出现临床所见的"日落"征。第四脑室受阻的病例,可出现脊髓中央管扩大,脑脊液可经终池流入脊髓蛛网膜下腔。

五、症状

(一)婴儿期表现

1.头颅形态的改变

表现为在婴儿出生后数周或数月内头颅进行性增大,前囟也随之扩大和膨隆。头颅的外形与脑脊液循环的阻塞部位紧密相关。中脑导水管阻塞时,头颅的穹隆扩张而后颅窝窄小,蛛网膜下腔阻塞时,整个头颅对称性扩大,第四脑室的出口阻塞,常引起后颅窝的选择性扩大。头颅与躯干的生长比例失调,由于头颅过大过重而垂落在胸前。颅骨菲薄,头皮有光泽,浅静脉怒张。头颅与脸面不相称,头大面小,前额突出,下颌尖细。

2.神经功能缺失

随着脑积水的进一步发展,可使第三脑室后部的松果体上隐窝显著扩张,压迫中脑顶盖部或由于脑干的轴性移位,产生类似帕里诺(Parizlaud)眼肌麻痹综合征,即上凝视麻痹,使婴儿的眼球上视不能,出现所谓的"日落"征。第Ⅵ对脑神经的麻痹常使婴儿的眼球不能外展。由于脑室系统的进行性扩大,使多数病例出现明显的脑萎缩,在早期尚能保持完善的神经功能,到了晚期则可出现锥体束征、运挛性瘫痪,去脑强直等。智力发育也明显比同龄的正常婴儿差。

3.颅内压增高

随着脑积水的进行性发展,颅内压增高的症状逐渐出现,尽管婴儿期的颅缝具有缓冲颅内压力的作用,但仍然是有限度的。婴儿期颅内压力增高的主要表现是呕吐,由于婴儿尚不会说话,常以抓头、摇头、哭叫等表示头部的不适和疼痛,病情加重时可出现嗜睡或昏睡。

(二)儿童期表现

儿童期由于骨缝的闭合,脑积水的临床表现与婴儿期迥然不同,根据脑积水发生的速度,可分为急性脑积水、慢性脑积水、正常颅内压脑积水和静止性脑积水 4 种。

1.急性脑积水

脑脊液循环通路的任一部位一旦发生梗阻,最快者可在数小时内出现颅内压增高的症状,主要表现为双侧额部疼痛、恶心、呕吐等。有的可出现短暂或持久性视力障碍。由于患儿颅缝已经闭合,且处于急性发作期,颅内的代偿能力差,较易出现意识障碍,若不及时抢救可发生脑疝而死亡。

2.慢性脑积水

脑积水发生的速度较缓慢颅内尚有一定的代偿能力,例如通过骨缝分离、脑组织的退缩和脑室系统的扩大,使颅内能容纳更多未被吸收的脑脊液,因此,临床表现以慢性颅内压增高为其主要特征,可出现双侧颞部或全颅疼痛、恶心。呕吐、视神经盘水肿或视神经萎缩,智力发育障碍等。随着脑室的进行性扩张,使脑室周围的皮质脊髓束的传导纤维牵拉受损,出现步态和运动功能障碍。若第三脑室过度膨胀扩张,可使垂体、下丘脑及松果体受压,因而出现内分泌异常,包括幼稚型、脑性肥胖症和性早熟等。

3.正常颅内压脑积水

正常颅内压脑积水属于慢性脑积水的一种状态。其特点是脑脊液压力已恢复至正常的范围,但脑室和脑实质之间继续存在着轻度的压力梯度(压力差),这种压力梯度可使脑室继续扩大并导致神经元及神经纤维的损害。临床的主要表现:①头围在正常值的局限或略超过正常值;②精神运动发育迟缓;③智力下降、学习能力差;④轻度痉挛性瘫痪。

4.静止性脑积水

静止性脑积水是脑积水发展到一定程度之后自动静息的一种状态。主要特点是脑脊液的分泌与吸收趋于平衡已恢复正常,脑室和脑实质之间的压力梯度已消失,脑室的容积保持稳定或缩小,未再出现新的神经功能损害,精神运动发育随年龄增长而不断改善。

六、体征

小儿脑积水的临床特点是头围增大,正常新生儿头周围径 33～35 cm,6 个月为 44 cm,1 岁为 46 cm,2 岁为 48 cm,6 岁为 50 cm。当头围明显超出其正常范围或头围生长速度过快时应高度怀疑脑积水的可能。头围测量的方法是取前额平眉与枕外隆突之间的周边长度。若出生后一年中的任何一个月内,头围增长的速度超过 2 cm 者,应高度怀疑脑积水。头部叩诊常可听到破壶音(Macewea 征),头颅透光试验可见广泛的透光区。若头围迅速增大,头与脸面不相称,前囟隆起,并出现"日落"征者,诊断即可成立。对于较大的儿童,若出现视神经盘(视乳头)水肿,同时伴有头痛和呕吐等颅内压增高的症状时,也应高度怀疑脑积水,但必须与颅内肿瘤引起的颅内压增高鉴别,后者常可出现定位体征。

较大患儿可表现为精神不振、易激惹、抽风,眼球震颤,共济失调、四肢肌张力高或四肢轻瘫等。重度脑积水中,视力多减退,甚至失明,眼底可见视神经继发性萎缩。晚期可见生长停顿、智力下降、锥体束征、痉挛性瘫痪、去脑强直、痴呆等。

部分患儿由于极度脑积水大脑皮质萎缩到相当严重的程度,但其精神状态较好,呼吸、脉搏、吞咽活动等延髓功能无障碍,视力听力及运动也良好。

少数患儿在脑积水发展到一定时期可自行停止,头颅不再继续增大,颅内压也不继续增高,称为"静止性脑积水"。但自然停止的机会较少,大多数是症状逐渐加重,只不过是有急缓之差。最终往往由于营养不良全身衰竭合并呼吸道感染等并发症而死亡。

先天性脑积水可合并身体其他部位的畸形,如脊柱裂、脊膜膨出及颅底凹陷症等。

七、辅助检查

脑积水的辅助检查有许多种,包括头颅 X 线片、前囟穿刺、侧脑室-腰穿双重穿刺试验,脑脊液酚红试验、脑室或气脑造影、颈动脉造影、放射性核素扫描等。但是,由于上述检查的局限性和有创性,自从 CT 问世以来,已逐步为临床医师所放弃。特别是对于儿童,更加不主张进行有创检查。所以,在临床上脑积水的辅助检查首选头颅 CT,有条件的行头颅 MRI 检查更好。

(一)颅脑 CT

颅脑 CT 能准确地观察有无脑积水、脑积水的程度、梗阻部位、脑室周围水肿等,且可反复进行动态观察脑积水的进展情况。为判断疗效及预后提供必要的客观指标。颅脑 CT 判断有无脑积水及脑积水的程度目前尚无统一的可靠指标。1979 年 Vassilouthis 提出采用脑室-颅比率为侧脑室前角后部(尾状核头部之间)的宽度与同为正常,若脑室-颅比率在 $0.15\sim0.23$ 为轻度脑积水,若脑室-颅比率大于 0.23 为重度脑积水。颅脑 CT 能够明确许多后天性梗阻病因。

1.脑室内梗阻性脑积水

一侧室间孔阻塞(室间孔闭锁)而引起单侧脑积水或不对称性脑积水时,则导致该侧脑室扩张。当双侧室间孔或三脑室孔阻塞而引起对称性脑积水时,则双侧脑室扩张。

2.导水管阻塞

若导水管阻塞(导水管狭窄)可引起侧脑室和第三脑室扩张,而第四脑室的大小和位置一般正常。

3.第四脑室出口处梗阻

第四脑室出口处梗阻(侧孔和正中孔闭锁)则引起全脑室系统特别是第四脑室扩张,如第四脑室囊性变及 Dandy-Walker 囊肿。

(二)颅脑 MRI 检查

磁共振检查是目前最理想的诊断方法。除具备 CT 检查的一切优点和功能外,还可看颅内一切结构的清晰图像,使一些脑积水的病因和病理状态一目了然。

脑积水的 MRI 表现为脑室系统扩大,其标准与 CT 相同。在 MRI 上可根据以下表现来判断有无脑积水:①脑室扩大程度与蛛网膜下腔的大小不成比例;②脑室额或颞角膨出或呈圆形;③第三脑室呈气球状,压迫丘脑并使下丘脑下移;④胼胝体升高与上延;⑤脑脊液透入室管膜的重吸收征等。

八、诊断

诊断典型的先天性脑积水,根据病史、临床表现、头颅增大快速等特点结合头颅 CT 或 MRI 等影像学表现,一般诊断不难。但对于早期不典型脑积水,需要与下列病症相鉴别。

(一)慢性硬膜下积液或血肿

常有产伤史,病变可为单侧或双侧,常有视盘水肿,落日征阴性。前囟穿刺硬膜下腔吸出血性或淡黄色液体即可明确诊断。

(二)新生儿颅内肿瘤

新生儿颅内肿瘤常有头围增大或继发性脑积水,头颅 CT 扫描及 MRI 可确诊。

(三)佝偻病

头围可增大呈方形颅,前囟扩大,张力不高。

(四)先天性巨颅症

无脑积水征,"日落"征阴性,脑室系统不扩大,无颅内压增高,CT 扫描可确诊。

九、治疗

脑积水的治疗主要是手术治疗。除了少数病例是因肿瘤阻塞脑脊液通路需行肿瘤切除外,国内外历来的手术方法都是针对脑脊液的循环而设计的。

先天性脑积水的手术适应证目前尚无统一标准,但多数学者都认为应早期采取手术治疗。患儿大脑皮质厚度不应小于 1 cm,合并其他脑与脊髓严重先天畸形者应谨慎手术。术前应明确脑积水的类型、梗阻部位等。脑积水的外科治疗迄今已超过一个世纪,手术方法各种各样,大致可分为以下 3 种类型。

(一)病因手术治疗

针对引起脑积水的病因手术,例如大脑导水管狭窄或形成扩张术。Dandy-Walker 畸形行第四脑室正中孔切开术,扁平颅底和 Arnold Chiari 畸形行后颅窝和上颈髓减压术,脉络丛乳头状瘤切除术等。

(二)脉络丛电灼术

1922 年 Dandy 提出应用脑室内镜行脉络丛电灼术,然后 Puteman、Stkey、Scarff 和北京儿童医院的张金哲等都应用过此术式,并有相应的改良。但因总的效果不稳定,到 20 世纪 50 年代后即不再应用。

(三)脑脊液分流术

即将脑脊液通路改变或利用各种分流装置将脑脊液分流到颅内或颅外其他部位去。脑脊液分流术又分为颅内分流术和颅外分流术两类。颅内分流主要用于脑室系统内阻塞引起的脑积水,颅外分流术适用于阻塞性或交通性脑积水。

十、脑脊液分流手术

脑脊液分流手术是治疗各种类型脑积水的有效方法。100 余年来,各国学者尝试了许多种分流方法,如侧脑室-枕大池分流术、第三脑室造瘘术。大脑导水管成形术或扩张术,侧脑室-环池造瘘术、侧脑室-胼胝体周围脑池分流术、侧脑室-腹腔分流术、侧脑室-蛛网膜下限分流术、侧脑室-输卵管分流术或腰蛛网膜下腔-输卵管分流术。腰蛛网膜-大网膜囊分流术、侧脑室/腰蛛网膜下腔-右心房/上腔静脉分流术、侧脑室-淋巴管分流术、侧脑室-胸膜腔分流术、侧脑室-静脉窦分流术等。但是，由于许多种分流方式在理论上可行，而应用到临床则面临着手术打击大、成功率低、并发症多、手术死亡率高等问题，难为广大临床医师所接受。

目前，实际效果最佳，死亡率及并发症发生率都最低的为"侧脑室-腹腔分流术"。随着分流装置及手术的改进，国内外临床医师已普遍采用侧脑室-腹腔分流手术治疗各种类型的脑积水。

十一、侧脑室-腹腔分流术

1905 年 Kamek 首先施行侧脑室-腹腔分流术，但未成功。1908 年 Cushing 对 12 例脑积水患儿进行腰蛛网膜下腔-腹腔分流术，其中 2 例发生肠套叠而死亡。1910 年 Hartwell 首先报道 1 例侧脑室-腹腔分流术治疗脑积水获得成功。1914 年 Heile 首先报道采用静脉和橡胶管作为分流材料，但未获成功。1929 年 Davidoff 在实验中采用自体移植皮管作腰蛛网膜下腔-腹腔分流术，但未应用于临床。

半个多世纪前由于缺乏单向引流的分流装置，手术效果均不佳，直到 50 年后高分子医用材料研制成功，才使脑室-腹腔分流术取得成功。1963 年 Scarff 总结 230 例此类手术，55%脑积水得以控制，但58%的患儿分流管阻塞，死亡率为 13%。近年来侧脑室-腹腔分流术1 年以上良好效果者达 70%以上。手术死亡率已降至 0%～4.7%。

随着分流管及手术技术的改进，如抗虹吸阀门的设计能防止颅内压过度下降；腹腔导管置于肝脏上以防止导管被大网膜和小肠阻塞；微孔过滤器的应用以防止肿瘤通过脑脊液播散等，使手术死亡率大大降低，近年来已降低近于零。

侧脑室-腹腔分流术是将带有活瓣分流装置的脑室管插入侧脑室枕角或额角，腹腔管的插入借助于隧道套管探针，经头皮切口皮下由头、颈、胸，最后到达腹部的皮下隧道，将导管末端置于腹腔的肝脏表面或直肠膀胱凹内。

侧脑室-腹腔分流术的并发症发生率为 24%～52%，其中各种并发症如下。

(一)分流管阻塞

发生率为14%～58%,是分流失败的最常见的原因,脑室端阻塞多为脑组织、血块及脉络丛引起。腹腔端阻塞主要因大网膜包绕管端周围炎症及异物等,在这种情况下,多需要再次手术更换分流管。

(二)感染

发生率12%,包括腹膜炎、分流管皮下通道感染,脑脊液漏继发感染等。1975年Leibrock曾报道1例在分流术后,发生表现极似阑尾炎的腹膜炎。文献报道的大多数致病菌为表皮葡萄球菌和金黄色葡萄球菌。目前,对于分流感染尚未令人满意的处理方法,大多数神经外科医师承认必须除去已经感染的分流装置。常见公认的治疗方法包括除去感染的分流装置,并立即重新插入新的分流装置或除去感染的分流装置,施行脑室引流,感染控制后随即插入新的分流装置。

(三)分流装置移位

最常见的是腹腔导管自腹部切口外脱出其次有分流装置进入胸部、头皮下,硬膜内或脑室内。

(四)腹部并发症

侧脑室-腹腔分流术的腹部并发症较多。据文献报道有导管脐孔穿出、腹水、脐孔漏、导管进入阴囊内、胸膜积液、腹痛、大网膜囊肿扭转、腹腔假性囊肿、假性肿瘤、阴道穿孔,小肠穿孔、结肠穿孔、肠扭转、肌内囊肿、导管散落、肠套叠等。

(五)颅内血肿

Aodi报告120例脑室-腹腔分流术中,发生大块颅内血肿及脑室内出血3例(2.5%),慢性硬膜下血肿(1.7%),硬膜下血肿在带阀门分流管的病例中,发生率为5%,无阀门者更高。

(六)裂隙脑室综合征

发生率为1.6%,多发生在没有抗虹吸装置的分流病例中,因直立时脑室内压低于大气压,导致分流过度,造成引流管周围脑室塌陷,其结果造成分流系统不可逆的梗阻,使颅内压急剧升高。裂隙状脑室没有满意的处理办法,调换中等压的分流瓣膜为高压分流瓣膜,或颜下减压可有帮助。

(七)颅脑不称(比例失调)

分流术后脑室缩小,致使膨隆的颅盖和脑的凸面之间形成无效腔,该腔常常由脑脊液填充。由颅脑不对称面构成的无效腔,随着颅缝和囟门及脑的逐渐增长,此腔逐渐缩小。

(八)孤立性第四脑室

当脑室系统邻近的导水管萎陷,而四脑室仍保持扩张,孤立性的扩张被认为是由导水管和第四脑室出口的炎性梗阻所致。脑脊液引流只来自幕上的分隔间隙,形成双分隔间隙的脑积水,可出现小脑上蚓部突然向上涌入小脑幕切迹的危险。在这种情况下,或者另外插入一个分流管进入第四脑室(双分流),或者第四脑室开口,用强制性的措施对孤立性第四脑室减压。

(九)分流后颅缝早闭

在分流术后几个月之后,头围减少,直到脑生长充满由颅脑不称引起的无效腔。如在脑生长到最大之前行分流术,可发生颅缝早闭,特别是矢状缝的骨性联合和增厚。

十二、预后

脑积水的预后和手术治疗的效果取决于有否合并其他异常。单纯性脑积水(不存在其他畸形的脑积水)比伴有其他畸形的脑积水(复杂性脑积水)的预后要好。通常伴有脑积水的畸形包括:脑穿通畸形,胼胝体发育不全、脑叶发育不全、积水性无脑畸形、小脑幕发育不全、Chiari 畸形、Dandy-Walker 畸形、前脑无裂畸形、蛛网膜囊肿、Galen 静脉的动脉瘤等。患单纯性脑积水的婴儿,如果在生后3～6 个月内进行分流手术,一般效果较好。近年来,随着分流装置的不断发展及手术技术的不断提高,越来越多的先天性脑积水患儿已经能够和健康儿童一样正常地学习、生活。

第六节　脑　脓　肿

　　脑脓肿是中枢神经系统局灶性化脓感染相对常见的类型之一，特别是对于社会经济状况欠佳的人群，仍然是一个严重问题。脑脓肿在任何年龄均可发病，以青壮年最常见。脑脓肿中1/4发生于儿童，发病高峰为4～7岁。新生儿革兰氏阴性菌和B组溶血性链球菌脑膜炎伴发脑脓肿较多见，婴幼儿脑脓肿相对少见。在某些高危群体发病率明显增加，如先天性心脏病，免疫缺陷或邻近感染者。随着影像诊断技术的进步，临床对这类局灶感染的认识越来越深入。本病治疗虽很困难，但经过及时而恰当的治疗，仍可能获得较好的预后。而诊断或治疗不当会导致严重的不良后果，甚至死亡。

一、病因

　　大多数微生物（如细菌、真菌或寄生虫）均可引起中枢神经系统局灶性化脓性感染。引起脑脓肿的最常见的细菌是链球菌、葡萄球菌、肠道细菌和厌氧菌。多数脑脓肿为混合性感染。链球菌和革兰氏阴性细菌，例如枸橼酸杆菌、沙门菌、沙雷菌属、变形杆菌、肠菌属和脆弱类杆菌属等，是引起新生儿脑脓肿的常见细菌。新生儿B组溶血性链球菌和枸橼酸杆菌脑膜炎时伴发脑脓肿的可能性非常高，故对于治疗不顺利的病例一定要常规进行CT、MRI或B超检查，以除外脑脓肿。在慢性中耳炎或粒细胞缺乏症的患儿，铜绿假单胞菌感染的发病率增加。

　　在先天性或获得性中性粒细胞缺陷、骨髓移植术后或HIV感染的患儿，脑脓肿的发生率明显增加，大多数由真菌引起。常见的真菌是念珠菌和曲霉。隐球菌通常引起脑膜炎，但也可引起脑脓肿。芽生菌、组织脑浆菌和球孢子菌等也偶可引起脑脓肿。其他可引起脑脓肿的致病微生物包括溶组织阿米巴、棘阿米巴、血吸虫、并殖吸虫和弓形体。各种蠕虫蚴体，如粪性圆线虫、旋毛虫及豚囊虫等也偶可移行至中枢神经系统引起脑脓肿。

不同部位和类型的脑脓肿病原体有所不同。额叶脑脓肿常见病原是微需氧葡萄球菌、厌氧菌和肠杆菌。头颅创伤引起的脑脓肿常见的病原是金黄色葡萄球菌和链球菌。中耳乳突炎并发的颞叶脑脓肿，以及隐源性脑内小脓肿（直径在 1.0～1.5 cm 以下，常见于顶叶），常见病原体包括厌氧菌、需氧链球菌和肠杆菌。先天性青紫型心脏病、心内膜炎、化脓性血栓性静脉炎、败血症及骨髓炎等血行播散引起的脑脓肿大多沿大脑中动脉分布，致病菌包括微需氧链球菌、厌氧菌及金黄色葡萄球菌等。

二、发病机制

脑脓肿的形成按其机制，可分为血行播散、邻近感染灶蔓延和隐源性感染几类。

（一）血行弥散

血行弥散是儿童脑脓肿的常见原因。心、肺及皮肤等部位的感染灶均可通过血循环波及脑部。青紫型先天性心脏病常伴血液浓缩，易发生血栓或脓栓，是小儿血源性脑脓肿的最常见诱因，尤以法洛四联症引起的多见。感染性心内膜炎患儿也易于发生血源性脑脓肿。慢性化脓性肺部疾病，如肺脓肿、脓胸和支气管扩张症也是重要的诱因。菌血症的严重程度和持续时间是是否发生脑脓肿的重要因素。脑脓肿可作为外周化脓性感染（如骨髓炎、牙齿、皮肤及消化道等）引起的菌血症或败血症的转移灶出现。隐源性脑脓肿找不到原发感染灶，实际上也多属于血源性。

（二）邻近组织感染灶的直接蔓延

邻近感染灶（常见如中耳、鼻窦、眼眶和头面皮肤）的蔓延是脑脓肿的第二个常见诱因。中耳、乳突炎和鼻窦感染是邻近蔓延的最常见感染部位，以耳源性脑脓肿尤为多见。大多数病例的邻近感染蔓延是通过早已存在的解剖通道蔓延，但也可通过血栓性静脉炎或骨髓炎扩散。细菌性脑膜炎患儿在发生严重的组织损伤时也可能导致脑脓肿的形成。脑部手术或脑室内引流偶可并发脑脓肿。头颅穿通伤可因骨碎片或异物进入脑部可引起局部感染。

(三)隐源性感染

实质上是血源性脑脓肿的隐匿型,原发感染灶不明显,机体抵抗力弱时,脑实质内隐伏的细菌逐渐发展为脑脓肿。

成人脑脓肿以邻近组织感染灶的直接蔓延为主,尤以耳源性最多见,约占 2/3。继发于慢性化脓性中耳炎及乳突炎。脓肿多见于额叶前部或底部。血源性脑脓肿约占脑脓肿的 1/4。多由于身体其他部位感染,细菌栓子经动脉血行播散到脑内而形成脑脓肿。脑脓肿多分布于大脑中动脉供应区、额叶及顶叶,有的为多发性小脓肿。外伤也是成人脑脓肿常见原因。多继发于开放性脑损伤。

脑脓肿的发生过程大致可分 3 期。①急性脑炎期:感染波及脑部引起局灶性化脓性脑炎,局部脑组织出现水肿、坏死或软化灶。②化脓期:炎性坏死和软化灶逐渐扩大、融合,形成较大的脓肿,脓腔外周形成不规则肉芽组织,伴大量中性粒细胞浸润,脓肿周围脑组织重度水肿。③包膜形成期:病变逐渐局限形成包膜,一般在病程 1～2 周即可初步形成,3～8 周形成较完整。在婴幼儿由于对感染的局限能力差,脓肿常较大面缺乏完整的包膜。脑脓肿如破入脑室则形成化脓性脑室炎,引起病情突然恶化,高热、昏迷,甚至死亡。

三、临床表现

脑脓肿临床症状受许多因素影响。脓肿的部位不同可出现不同的症状和体征。通常额叶或顶叶脓肿可长时间无症状,只有在脓肿增大产生明显占位效应或波及关键脑功能区(如感觉及运动皮质)时才会出现症状和体征。致病菌的致病力和宿主机体的免疫状态也可影响脑脓肿临床表现的急缓和轻重。

四、辅助检查

(一)常规检查

血常规检查对中枢神经系统局灶性化脓性感染的诊断通常无特殊意义。大约 50% 的脑脓肿患儿外周血白细胞计数轻度增多,伴发脑膜炎的患儿白细胞计数明显增高($>20\times10^9$/L),可有核左移

（杆状核超过7%）。C反应蛋白对于鉴别颅内化脓性疾病（如脑脓肿）和非感染性疾病（如肿瘤）有一定的价值。C反应蛋白升高较白细胞增多或血沉加快对颅内脓肿的提示更敏感，但无特异性。血培养阳性率较低（约10%），但如阳性则对诊断有特异性意义。

（二）脑脊液检查

稳定期脑脓肿脑脊液多无明显异常，可有蛋白轻度升高，白细胞计数稍高或正常，糖轻度降低，压力多数升高。在病程早期，特别是并发脑膜炎症明显者，脑脊液可有显著异常。由于脑脓肿大多并发颅内压增高，腰椎穿刺引起的并发症明显增加；因此不应将腰椎穿刺列为脑脓肿的常规检查。如临床怀疑脑脓肿，应首先行神经影像学检查确诊。在除外颅内压增高之前，禁忌腰椎穿刺。脑脊液培养阳性率不高，在同时存在脑膜炎或脑脓肿破溃至蛛网膜下腔时培养的阳性率增高。

（三）神经影像学检查

CT和MRI是诊断脑脓肿的首选检查。可使病变早期诊断，准确定位并直接用于指导治疗。随着CT和MRI的应用，脑脓肿的病死率下降了90%。一般脑脓肿的典型CT表现是①脓腔呈圆形或类圆形低密度区；②脓肿壁可呈等密度或稍高密度环状影，增强扫描呈环状强化，壁厚一般5～6 mm；③脓肿周围脑组织水肿，呈广泛低密度区，多表现为不规则指状或树叶状；④脓肿较大者见占位效应。脓肿直径一般为2～5 cm。值得注意的是尽管上述表现可高度怀疑脑脓肿，但其他病变（如肿瘤、肉芽肿、吸收中的血肿或梗死）也可有类似的CT表现。此外，CT异常一般在出现临床症状后数天表现，病初CT正常并不能排除脑脓肿，对高度怀疑者应复查。

MRI比CT更敏感，更特异，病变可更早被检出，有些CT检测不到的微小病灶MRI亦可清晰显示，并可准确地鉴别脑脊液和脓液，可协助判断脓肿破裂。因此MRI被认为是鉴别颅内化脓性感染的首选诊断性检查。此外，MRI对随诊治疗效果也能提供帮助，获得脑脓肿治疗是否有效的CT信息需1年时间，而MRI的变化在2个月内即可确定。

五、诊断与鉴别诊断

如患儿有外周化脓性病灶,特别是中耳炎、乳突炎、皮肤感染或败血症,或有青紫型先天性心脏病或感染性心内膜炎,或有开放性颅脑损伤等病史,一旦出现中枢神经系统症状,即应考虑脑脓肿的可能性,及时进行 CT 或 MRI 检查可明确诊断。隐源性脑脓肿由于缺少上述外周感染史,临床诊断较为困难,确诊仍依赖神经影像学检查。

脑内小脓肿多表现为局灶性癫痫发作,因此对于原因不明的局灶性癫痫患儿,应常规进行增强 CT 扫描,有条件者行 MRI 检查,以排除脑内小脓肿的可能性。脑内小脓肿的诊断要点:①隐匿起病,多无明确感染史;②无明显感染中毒症状;③以局灶性癫痫发作为首发及主要症状,常无明显局灶体征;④脑脊液化验多属正常,或仅有压力或蛋白轻度升高;⑤CT 平扫脓腔显示不清,脓腔与周围脑水肿界限模糊,表现为 2~5 cm 大小的不规则低密度区,CT 值 5~27 HU,增强扫描后呈团块状强化,少数呈环状,强化影直径<1.5 cm,多数居于低密度区周边;⑥多数位于幕上近皮层区,以顶叶最为多见,大多为单发。

需要与脑脓肿鉴别的疾病很多,包括感染性和非感染性两类疾病。许多颅内感染性疾病的临床和实验室表现与脑脓肿相似,例如脑膜炎、脑炎(大多由病毒引起)、脑外脓肿(如硬膜下或硬膜外脓肿),以及颅内静脉窦感染。颅骨骨髓炎的症状和体征也可与脑脓肿相似。结核性脑膜炎、结核瘤或结核性脓肿。中枢神经系统内多发性结核瘤可无症状,也可仅表现为局灶性癫病发作,与脑内小脓肿相似。偶见结核瘤液化形成脓肿,此时很难与脑脓肿鉴别。单发或多发团块状病变的另一病因是脑囊虫病,酷似脑脓肿或小脓肿,应予鉴别。应与脑脓肿鉴别的非感染性疾病包括脑血管意外、静脉窦血栓及中枢神经系统肿瘤等。

六、治疗

脑脓肿的治疗包括内科或外科疗法,确诊后应尽快决定治疗方案。多数病例需行内、外科联合的治疗方法。

(一)内科治疗

单纯内科治疗的适应证包括：①病情稳定，无严重颅压增高的体征；②脓肿大小在 2~3 cm 以内；③病程在 2 周以内，CT 或 MRI 检查提示脓肿包膜尚未形成；④多发性脓肿；⑤有手术禁忌证，如脓肿深在或位于危险区，或患儿身体状况不适合手术等。

内科治疗系指以抗生素应用为核心，包括对症治疗、支持治疗和病情监护等措施在内的综合性疗法。治疗原则与其他类型的中枢神经系统感染相同，以下重点介绍抗生素的应用。

治疗脑脓肿的抗生素选择主要依据可能的致病菌及其对所采用的抗生素是否敏感，以及抗生素在感染部位是否能达到有效浓度等因素。既往青霉素（氨苄西林）加氯霉素或甲硝唑常用于治疗与青紫型先天性心脏病，中耳炎及鼻窦炎有关的脑脓肿。近年临床经验表明，头孢曲松或头孢噻肟加甲硝唑可能是治疗与中耳炎、乳突炎、鼻窦炎或青紫型先天性心脏病有关的脑脓肿的最好的经验性联合用药。如果怀疑葡萄球菌（如头颅穿透伤、脑室腹膜分流术及瓣膜修复术并发心内膜炎引起的脑脓肿），主张选用万古霉素加第三代头孢菌素（也可用甲硝唑）。对于证实有铜绿假单胞菌感染或有免疫功能缺陷的患儿，建议使用头孢噻甲羧肟加万古霉素作为初始的经验治疗。如果原发病是脑膜炎，由于抗青霉素的肺炎球菌的增多，一般使用万古霉素加头孢曲松治疗。

在新生儿，由于肺炎球菌感染很少见，建议首选头孢曲松加氨苄西林。

抗生素治疗的疗程个体差异很大。如为单发性脓肿，经外科完全切除或引流效果较好，大多数病例经 3~4 周治疗即可。如果临床和放射学检查示病情改善较慢，建议全身应用抗生素至少 4~6 周。

(二)外科治疗

对不符合上述单纯内科治疗标准的患儿应进行外科治疗以取得尽可能好的结果。外科治疗常用两种方法：脑立体定向穿刺抽脓或脓肿切除。在 CT 引导下穿刺抽脓一般安全、准确、快速且有效，并发症和死亡率低。引流脓液病原学检查可快速明确致病菌并进行药敏试验,从而避免经验选用抗生素的潜在危险。缺点是某些病例需要反复吸脓,这样会造成更多的组织损伤和出血。手术切除脑脓肿的适应证:①真菌或蠕虫脓肿,患儿对药物治疗无效;②后颅窝脓肿;③多腔性脓肿;④穿刺吸脓效果不佳。

虽然脑脓肿最经典的治疗是单纯的抗生素治疗或外科手术切除,但临床有很多选择,应根据脓肿的部位、大小、分期、囊壁厚度及全身情况等综合考虑,确定最适宜的治疗方案。在外科治疗方面,多数专家认为手术切除治疗较穿刺和引流术的平均死亡率和并发症(尤其是继发性癫痫)明显降低。对于一般状况良好并能安全地度过脑脓肿的脑炎期、化脓期和包膜形成早期者,主张行显微外科切除术,包括那些位于功能区和多发的脑脓肿患儿。综合评价、定位准确、选择适当的手术入路、精细操作,能安全、完全的切除病灶,达到治愈的目的。

七、预后

由于早期诊断和治疗水平的提高,儿童脑脓肿的病死率由既往的 30% 下降至 5%～15%。大约 2/3 的脑脓肿患儿可完全恢复而不留后遗症,存活者中 10%～30% 并发癫痫发作。其他神经后遗症包括偏瘫、脑神经麻痹(5%～10%)、脑积水、智力或行为异常等。

第七章

儿童内分泌系统疾病

第一节 性 早 熟

男童9岁、女童8岁之前呈现第二性征，即为性早熟。临床分为真性性早熟和假性性早熟两大类。真性性早熟是在第二性征发育的同时，性腺（睾丸或卵巢）也发育和成熟；假性性早熟则只有第二性征的发育而无性腺的发育。性征与其真实性别一致者为同性性早熟，否则为异性性早熟。临床较常见的是特发性性早熟。

一、临床表现

（一）特发性性早熟
患儿性发育过程遵循正常的性发育规律。

（1）女性开始症状为乳房发育；男性开始症状为睾丸和阴茎的发育。

（2）随后阴毛生长，外生殖器发育，最后女孩出现月经；男孩睾丸容积、阴茎增大，后出现腋毛、阴毛，同时体格发育加速。

（3）生长速率加快。

（4）骨龄增快，超过实际年龄，骨骺提前闭合，影响最终身高。

（5）智力发育正常，可能有精神心理变化。

（6）颅内肿瘤所致性早熟，后期出现视野缺损和头痛、呕吐等颅压增高症状。

(二)假性性早熟

患儿性发育过程不按正常的性发育规律,常有部分第二性征缺乏。

(1)肾上腺皮质增生症、肾上腺肿瘤等,在男性为阴茎增大而无相应睾丸容积增大,女性为男性化表型。

(2)性腺肿瘤:如女性卵巢肿瘤所致性早熟,不出现阴毛。

(3)含雌激素药物、食物或化妆品所致性早熟,可致乳房增大,乳头、乳晕及会阴部有明显色素沉着,甚至女孩阴道出血。

(三)部分性性早熟

仅有一种第二性征出现,如单纯乳房早发育、单纯阴毛出现或单纯阴道出血等,无骨骼早熟。

二、诊断要点

(1)女孩在 8 岁前,男孩在 9 岁前出现第二性征。

(2)生长速率>6 cm/年。

(3)实验室检查:①血浆黄体生成素(LH)、尿促卵泡激素(FSH)、雌二醇(E2)、催乳素(PRL)、17α-羟孕酮(17α-OHP)及 17 酮(17KS)等的基础值可能增高。②促性腺素释放激素(GnRH)刺激试验:GnRH 剂量 2.5 μg/kg,最大剂量 100 μg 肌内注射。刺激后 LH、FSH 明显增高,LH/FSH 峰值比>1,LH 峰值/基础值>3 时,支持中枢性性早熟。

(4)X 线:骨龄超前;颅骨正侧位 X 线片。

(5)B 超:卵巢、子宫发育增大,可见 4 个以上的成熟卵泡。

(6)CT 及 MRI 检查:颅内或肾上腺部位。

三、治疗

(一)药物治疗

1.甲羟孕酮

剂量为 10~30 mg/d,每天 2 次口服,可使乳腺发育停止,增大的乳房缩小。有致高血压、抑制生长等不良反应。

2.促性腺素释放激素类似物(GnRHa)

常用长效制剂,80~100 μg/kg,每 4 周肌内注射一次(或每 6 周皮下注射一次)。

3.环丙孕酮

剂量 $70 \sim 100$ mg/(m² · d),具有较强的抗雄性激素作用,抑制垂体促性腺激素的分泌,降低睾酮水平,不良反应较小。

(二)对因治疗

由肿瘤所致者,采用手术切除、放疗或化疗。

第二节 生长激素缺乏症

各种原因造成的儿童矮身材是指身高低于同种族、同性别、同年龄正常儿童生长曲线第三百分位数以下,或低于其身高均数减两个标准差者。其中部分患儿是因下丘脑或垂体前叶功能减低、分泌生长激素不足所致身材矮小,称为生长激素缺乏症。

一、临床表现

(1)出生时身长和体重正常。少数患儿曾有臀位产、产钳助产致生后窒息等病史。

(2)一般在一岁后开始出现生长减慢,生长速度常<4 cm/年。随着年龄增长,身高落后日益明显。

(3)一般智力正常。

(4)面容幼稚,呈娃娃脸,腹部皮下脂肪相对丰满。

(5)男孩多数有青春期发育延迟或小阴茎,小睾丸。

(6)牙齿萌出及换牙延迟。

(7)当患儿同时伴有其他垂体激素缺乏时,临床出现相应激素分泌不足的症状和体征。

二、诊断要点

(一)仔细采集病史

包括出生时身长、体重,出生时状况,出生后生长发育、运动和智力发育情况；母亲妊娠及生产史，孕期健康状况；父母及家族其他成员的身高等。

(二)认真全面体检

排除其他导致生长障碍的疾病。

(三)实验室检查

(1)生长激素(GH)刺激试验：由于 GH 的释放呈脉冲性，其正常基值仅为 0～3 μg/L，故不能依靠此值做出诊断，必须进行两种药物刺激试验(表 7-1)，根据 GH 峰值判断：分泌峰值＜5 μg/L 确诊为完全性生长激素缺乏症；分泌峰值 5～10 μg/L 则为部分缺乏。

(2)血清胰岛素样生长因子-1(IGF-1)及胰岛素样生长因子结合蛋白-3(IG-FBP-3)浓度常降低。

(3)血清甲状腺激素(T_4、T_3)及促甲状腺素(TSH)、肾上腺及性腺激素的测定，用以判断有无全垂体功能减退。

(4)骨龄常落后于实际年龄 2 岁以上。

(5)染色体检查：排除 Turner 综合征。

表 7-1　生长激素分泌功能试验

刺激试验	药物剂量及方法	采血测 GH 时间	备　注
运动试验	禁食 4 小时后，剧烈运动 15～20 分钟	开始运动前及运动后 20 分钟	可疑病例筛查试验
胰岛素试验	RI0,075 U/kg，静脉注入	给药前及给药后 30、60、90、120 分钟	同时测血糖，血糖值应低于给药前的 50%或＜50 mg/dL
精氨酸试验	0.5 g/kg 用注射用水配成 5%～10% 精氨酸溶液，30 分钟内静脉注入	给药前及给药后 30、60、90、120 分钟	最大用量为 30 g
左旋多巴试验	10 mg/m² ，1 次口服	给药前及给药后 30、60、90、120 分钟	少数人有轻度头痛、恶心、呕吐
可乐定试验	4 μg/m² ，1 次口服	给药前及给药后 30、60、90、120 分钟	轻度血压下降

(6)生长激素释放激素(GHRH)兴奋试验：用于鉴别病变位于下丘脑或垂体。结果判断：GH 峰值＞10 μg/L 为下丘脑性生长激素缺乏，GH 峰值＜10 μg/L 为垂体性生长激素缺乏。

(7)必要时作垂体 CT 或 MRI 的检查，以排除肿瘤等情况。

三、治疗

治疗目的：尽可能恢复正常生长速率，延长生长时间，以期达到较满意的最终身高。

(一)基因重组人生长激素替代治疗

剂量为 0.1 U/(kg·d)，每天睡前皮下注射，每周 6～7 次，开始治疗时年龄愈小者，疗效愈显著，以第一年效果最佳，治疗应持续至骨骺融合。

(二)若伴有甲状腺功能减退者

必须加服甲状腺片 40～60 mg/d，若伴促性腺激素不足，可于青春期时给予雄激素或雌激素类药物联合治疗，如十一酸睾酮或妊马雌酮等。

(三)合成代谢激素

司坦唑醇：剂量为每天 0.05 mg/kg，分 2 次口服。6～12 个月为 1 个疗程。

第三节　甲状腺功能亢进症

甲状腺功能亢进症(简称甲亢)是由于各种原因造成甲状腺激素分泌过多、导致全身各系统代谢率增高的一种临床症候群。儿童时期甲亢的主要病因是毒性弥散性甲状腺肿，又称 Graves 病，是自身免疫性甲状腺疾病中的一种。其发病与遗传、环境因素密切相关。由于免疫功能紊乱，体内产生抗 TSH 受体的自身抗体(TR-Ab)而发病。仅有少数患儿是由毒性结节性甲状腺肿、甲状腺癌、甲状腺炎等罕见疾病所造成。

一、临床表现

(一)基础代谢率增高

情绪不稳定,易激动,脾气急躁;怕热,多汗,低热;食欲亢进,易饥饿,大便次数增多;心悸,心率增快,脉压增大,心尖部可闻收缩期杂音,严重者心律失常,在儿童期甲亢心脏病罕见。

(二)眼球突出

可单侧或双侧,多为轻、中度突眼,眼裂增宽,眼睑不能闭合,瞬目减少、辐辏能力差。恶性突眼及眼肌麻痹少见。

(三)甲状腺肿大

多呈弥散性轻、中度肿大,表而光滑,质地中等,严重者可触及震颤,并可闻及血管杂音。

(四)甲亢危象

常由急性感染、手术、创伤等应激情况诱发;起病突然,病情急剧进展;主要表现高热,烦躁不安,呕吐,腹泻,多汗,心动过速等。重者血压下降,末梢循环障碍,出现休克,危及生命。

二、诊断要点

(1)部分患儿有家族遗传史。

(2)任何年龄均可发病,起病缓慢,以学龄儿童多见。

(3)有以上临床表现。

(4)进行实验室检查。①血清甲状腺素水平:总 T_4、T_3,游离 T_4、T_3 增高;TSH 降低。②吸^{131}I 试验:可见高峰前移。③甲状腺自身免疫性抗体测定:TG-Ab、TPO-Ab 及 TR-Ab 均有助于鉴别慢性淋巴细胞性甲状腺炎所致的甲亢。④促甲状腺素释放激素(TRH)兴奋试验:本病患儿的 TSH 无反应或减低。

(5)进行甲状腺 B 型超声和扫描,了解甲状腺大小,结节大小、多少,肿瘤或囊肿等,有利于鉴别诊断。对囊肿诊断更好。

三、治疗

目的:减少甲状腺激素的分泌,维持正常甲状腺功能,恢复机体正常代谢,消除临床症状,防止复发。

(一)抗甲状腺药物治疗

(1)甲巯咪唑(他巴唑):剂量 $0.5\sim1.0$ mg/(kg·d),分 2 次口服,最大量为 30 mg/d。

(2)丙硫氧嘧啶或甲硫氧嘧啶:剂量为 $5\sim10$ mg/(kg·d),分 $2\sim3$ 次口服,最大量 300 mg/d。

(3)治疗包括足量治疗期和减药期,总疗程 $3\sim5$ 年,对青春发育期和治疗经过不顺利者其疗程应适当延长。治疗过程中应定期随访、复查血清总 T_4、T_3,游离 T_4、T_3 及 TSH。

(4)β肾上腺素受体阻滞剂:普萘洛尔,剂量 $0.5\sim1.0$ mg/(kg·d),分 3 次口服。

(5)注意药物不良反应,偶有皮肤变态反应,可酌情更换药物;用药后最初 2 周应查血常规,定期复查肝功能,必要时查肾功能。

(二)一般治疗

急期应卧床休息,加强营养。

(三)甲亢危象的治疗

(1)丙硫氧嘧啶:每次剂量 $200\sim300$ mg,鼻饲,每 6 小时一次。1 小时后静脉输入碘化钠 $0.25\sim0.50$ g/d。

(2)地塞米松:每次剂量 $1\sim2$ mg,每 6 小时一次。

(3)普萘洛尔:每次 0.1 mg/kg,最大量 5 mg,静脉注射,每10分钟一次,共 4 次。

(4)利舍平(利血平):每次剂量 0.07 mg/kg,最大量 1 mg,必要时 $4\sim6$ 小时重复。

(5)纠正脱水,补充电解质。

(6)抗生素:用以控制感染。

(7)对症治疗:如降温、给氧。

第四节　甲状腺功能减退症

甲状腺功能减退症(简称甲减)是由多种原因影响下丘脑垂体甲状腺轴功能、导致甲状腺激素的合成或分泌不足;或因甲状腺激素受体缺陷所造成的临床综合征。根据病因和发病年龄可分为先天性甲减和获得性甲减两类,小儿时期多数为先天性甲状腺功能减退症。

一、先天性甲状腺功能减退症

先天性甲状腺功能减退症以往曾称为呆小症或克汀病。本病分为两类:散发性甲减是由于胚胎过程中甲状腺组织发育异常,缺如或异位,或是甲状腺激素合成过程中酶缺陷所造成;地方性甲低是由于水土或食物中缺碘所致,多见于甲状腺肿流行地区。

(一)临床表现

1.新生儿期表现

(1)常为过期产,出生体重超过正常新生儿。

(2)喂养困难,哭声低,声音嘶哑。

(3)胎便排出延迟,腹胀,便秘。

(4)低体温,末梢循环差。

(5)生理性黄疸期延长。

2.典型表现

(1)特殊面容:头大颈短,表情淡漠,眼距增宽,眼裂小,鼻梁塌平,舌体宽厚、伸于口外,皮肤粗糙,头发稀疏干燥,声音嘶哑。

(2)特殊体态:身材矮小,上部量大于下部量,腹大,脐疝,脊柱弯曲,腰椎前凸,假性肌肥大。

(3)运动和智力发育落后。

(4)生理功能低下:怕冷少动,低体温,嗜睡,对外界事物反应少,心率缓慢,心音低钝,食欲差、肠蠕动减慢。

3.迟发性甲减

(1)发病年龄晚,逐渐出现上列症状。

(2)食欲减退,少动,嗜睡,怕冷,便秘,皮肤粗糙,黏液性水肿。

(3)表情淡漠,面色苍黄,疲乏无力,学习成绩下降。

(4)病程长者可有生长落后。

4.地方性甲减

(1)神经性综合征:以聋哑,智力低下,共济失调,痉挛性瘫痪为特征,身材正常。

(2)黏液水肿性综合征:以生长发育明显落后,黏液性水肿,智力低下,性发育延迟为特点。

(二)诊断要点

1.根据发病年龄

患儿是否来自甲状腺肿流行地区;符合以上临床表现者。

2.实验室检查

(1)血清 T_3、T_4 及 TSH 浓度测定:T_3、T_4降低,TSH 水平增高,若>20 mU/L 可确诊。必要时测游离 T_3 和游离 T_4 及甲状腺素结合球蛋白。

(2)甲状腺自身免疫性抗体:甲状腺球蛋白抗体(TG-Ab)和甲状腺过氧化物酶抗体(TPO-Ab)测定,以除外慢性淋巴性甲状腺炎所致甲减。

(3)基础代谢率:降低,能合作的较大患儿可进行此项检查。

(4)血胆固醇、肌酸激酶和甘油三酯常增高。

3.X 线检查

骨化中心出现延迟,骨龄落后于实际年龄(1 岁以下者应拍膝关节),骨质疏松。

4.甲状腺核素扫描

有助于甲状腺发育不全、缺如或异位的诊断。

(三)治疗

1.治疗原则

早期诊断,早期治疗,终身服药;用药应从小剂量开始,注意剂量个体化,根据年龄逐渐加至维持剂量,以维持正常生理功能。

2.替代治疗

(1)1-甲状腺素钠维持剂量:新生儿 10 μg/(kg・d);婴幼儿 8 μg/(kg・d);儿童 6 μg/(kg・d),每天一次口服,必须依据血清 T_3、T_4、TSH 测定值进行调整。

(2)甲状腺片维持剂量:2~6 mg/(kg・d),每天一次口服,亦须依据血清 T_3、T_4、TSH 测定值进行调整。

3.定期随访

开始治疗后,每 2 周随访一次,当血清 T_3、T_4、TSH 正常后可每 3 个月一次,服药 1~2 年后可每 6 个月一次。每次随访均应测量身高、体重、甲状腺功能;每年测定骨龄一次。

二、获得性甲状腺功能减退症

获得性甲减的主要原因是淋巴细胞性甲状腺炎(又称桥本甲状腺炎),是一种器官特异性自身免疫性疾病。近年发病率有所增加,发病年龄多在 6 岁以后,以青春期女孩多见;其次为误将异位甲状腺作为甲状舌骨囊肿切除及颈部接受放射治疗后;并发于胱氨酸尿症和 Langerhans 组织细胞增生症等少见。

(一)临床表现

1.起病较缓慢

多数无主观症状,也有初发病时颈部疼痛,吞咽困难,声音嘶哑,颈部压迫感。

2.甲亢症状

少数患儿有一过性甲亢症状,如情绪激动,易怒,多动,多汗等。

3.甲减症状

多见于病程较长者,如食欲缺乏,便秘,学习成绩下降,皮肤黏液性水肿,生长迟缓或停滞等。

4.甲状腺不同程度的弥散性肿大

质地中等,有时可触及分叶状。

(二)诊断要点

1.临床表现

起病较缓慢,有甲亢、甲减症状,甲状腺有不同程度的弥散性肿大。

2.实验室检查

(1)血清 T_3,T_4,FT_3,FT_4,及 TSH:病初甲状腺激素水平稍高,TSH 正常,随病情发展甲状腺激素水平降低,TSH 增高。

(2)甲状腺自身免疫性抗体:TPO-Ab 及 TG-Ab 滴度明显高。

(3)促甲状腺激素受体抗体(TR-Ab):有助于判断自身免疫性甲状腺炎与 Graves 病是否同时存在。

(4)细胞学检查:细针穿刺甲状腺组织进行细胞学检查有助于桥本甲状腺炎的诊断。成功率与穿刺部位有关,有时需多次进行,必须选择好适应证。

3.甲状腺 B 型超声影像学扫描检查

可作为桥本甲状腺炎的辅助诊断。

(三)治疗

(1)同先天性甲状腺功能减退症的治疗。

(2)治疗原发疾病。

第八章

儿童免疫系统疾病

第一节　过敏性鼻炎

儿童变应性鼻炎也称儿童过敏性鼻炎,在我国的患病率约为10％,且呈继续增加趋势。由于儿童变应性鼻炎对下呼吸道炎性疾病(如支气管哮喘)的发生发展、严重程度及临床转归均有重要影响,规范临床诊疗及哮喘防控均具有重要意义。

一、定义和分类

(一)定义

儿童变应性鼻炎是指易感患儿接触变应原后主要由特异性 IgE 介导的鼻黏膜非感染性炎性疾病。

(二)分类

根据症状持续时间分为间歇性变应性鼻炎和持续性变应性鼻炎两类。

1.间歇性

症状表现少于 4 天/周,或少于连续 4 周。

2.持续性

症状表现不少于 4 天/周,且不少于连续 4 周。

(三)病情分度

依据症状的严重程度和对生活质量的影响分为轻度和中-重度。

1.轻度

症状较轻,对学习、文体活动和睡眠无明显影响。

2.中、重度

症状明显,对学习、文体活动和睡眠造成影响。

二、病因

(一)遗传因素

患儿家庭多有哮喘、荨麻疹、过敏性结膜炎或药物过敏史。变态反应必须具备3个条件:变应原、特应性个体、变应原与特应性个体相遇。某些对正常人无害的抗原物质,一旦作用于特应性个体,则会发病。

(二)鼻黏膜易感性

过敏性鼻炎患儿的鼻黏膜中肥大细胞、嗜碱性粒细胞的数量不仅比正常人高,而且还有较强的释放化学介质能力。

(三)常见的抗原物质

有2 000~3 000种。

三、诊断

(一)症状

清水样涕、鼻痒、鼻塞、打喷嚏等症状出现2项以上(含2项),每天症状持续或累计约1小时以上。可伴有眼痒、结膜充血等眼部症状。症状严重的患儿可有所谓的"变应性敬礼"动作,即为减轻鼻痒和使鼻腔通畅而用手掌或手指向上揉鼻。

(二)体征

常见鼻黏膜苍白、水肿,鼻腔水样分泌物。症状严重可出现:①变应性黑眼圈,由于下眼睑肿胀而出现的下睑暗影;②变应性皱褶,由于经常向上揉搓鼻尖而在鼻部皮肤表面出现横行皱纹。

(三)皮肤点刺试验(SPT)

在停用抗组胺药物至少7天后进行。使用标准化变应原试剂,在前臂掌侧皮肤点刺,20分钟后观察结果。每次试验均应进行阳性和阴性对照,阳性对照采用组胺,阴性对照采用变应原溶媒。按相应的标准化变应原试剂说明书判定结果。

（四）血清特异性 IgE 检测

适用于任何年龄，是诊断儿童变应性鼻炎重要的实验室指标之一。

具有上述临床表现（症状、体征），并同时具备皮肤点刺试验或血清特异性 IgE 检测 2 项中任何一项的阳性结果，方能确诊儿童变应性鼻炎。

四、药物治疗

（一）抗组胺药物

推荐口服或鼻用第二代或新型 H_1 抗组胺药，可有效缓解鼻痒、打喷嚏和流涕等症状，是轻度间歇性和轻度持续性变应性鼻炎的首选治疗药物。口服 H_1 抗组胺药对缓解眼部症状也有效。疗程一般不少于 2 周，5 岁以下推荐使用糖浆制剂，5 岁以上可口服片剂，剂量按年龄和体重计算。

（二）鼻用糖皮质激素

鼻用糖皮质激素是治疗中-重度持续性变应性鼻炎的首选药物，也可应用于轻度患儿，对改善鼻塞、流涕、打喷嚏及鼻痒等症状均有作用，疗程至少 4 周。对不同年龄段的儿童应按照各类药物说明书推荐的方法使用。

（三）抗白三烯药物

抗白三烯药物是中、重度变应性鼻炎治疗的重要药物，特别适用于伴有下呼吸道症状的患儿，常与鼻喷或吸入糖皮质激素联合使用。如合并支气管哮喘，应与儿科医师协同治疗。

（四）色酮类药物

对缓解鼻部症状有一定效果，但起效较慢。也可用于对花粉过敏者的花粉播散季节前预防用药。滴眼液对缓解眼部症状有效。

上述各类药物在足够疗程、症状得到基本控制后，可根据病情程度减少剂量或使用次数。

（五）减充血剂

鼻塞严重时可适当应用低浓度的鼻用减充血剂，连续应用不超过 7 天。推荐使用羟甲唑啉类、赛洛唑啉类儿童制剂,禁用含有萘甲唑啉的制剂。

(六)鼻腔盐水冲洗

鼻腔盐水冲洗是改善症状、清洁鼻腔、恢复鼻黏膜功能的辅助治疗方法,推荐使用生理盐水或 1%~2%高渗盐水。

五、免疫治疗

通过应用逐渐增加剂量的特异性变应原疫苗,减轻由于变应原暴露引发的症状,使患儿实现临床和免疫耐受,具备远期疗效,可提高患儿的生活质量,阻止变应性疾病的进展,是目前唯一有可能通过免疫调节机制改变疾病自然进程的治疗方式。应采用标准化变应原疫苗。

(一)适应证

5 岁以上、对常规药物治疗无效、主要由尘螨过敏导致的变应性鼻炎。诊断明确,合并其他变应原数量少(1~2 个),患儿家长理解治疗的风险性和局限性。

(二)禁忌证

患儿出现下列情况之一:①变应性鼻炎合并持续性支气管哮喘同时发作;②正在使用 β 受体阻断剂;③合并有其他免疫性疾病;④5 岁以下儿童;⑤患儿家长无法理解治疗的风险性和局限性,或无法接受治疗方案。

(三)不良反应

免疫治疗的不良反应可分为局部反应和全身反应。全身反应分为速发性全身反应(注射后 30 分钟内发生)和迟发性全身反应(注射后 30 分钟后发生)。

六、疗效评定

根据儿童合作和理解的程度,尽可能采用视觉模拟量表对治疗前后的总体症状和鼻部分类症状分别进行临床疗效评定。免疫治疗的远期疗效评定应在疗程结束 2 年后进行。

七、预防和教育

做好与患儿及家长的沟通,让家长了解该病的慢性和反复发作的特点,以及对生活质量学习能力和下呼吸道的影响(尤其是可诱发支气管哮喘),以提高治疗的依从性。尽量避免接触已知的变应原,如宠物、羽毛、花粉等;做好室内环境控制,如经常通风、被褥衣物保持干燥,不使用地毯等。对季节性发病的患儿,需提示家长在季节前2～3周预防性用药。

八、伴发疾病

(一)支气管哮喘

变应性鼻炎是支气管哮喘的发病危险因素。变应性鼻炎的治疗可以改善支气管哮喘的症状,因此在制定支气管哮喘的治疗计划时应该考虑两者共同治疗。当同时使用鼻喷和吸入糖皮质激素时,初始治疗应使用针对各自疾病的常规推荐剂量,注意联合用药可能带来的不良反应。应根据患儿临床症状的改善情况及时调整剂量。

(二)上气道咳嗽综合征

鼻部炎性疾病引起鼻腔分泌物倒流至鼻后和咽喉等部位,直接或间接刺激咳嗽感受器,可以导致以咳嗽为主要临床表现的综合征,称为上气道咳嗽综合征(upper airway cough syndrome,UACS),是儿童慢性咳嗽的常见病因之一。治疗时应注意控制鼻部症状。

(三)分泌性中耳炎

变应性鼻炎可能是儿童分泌性中耳炎的发病原因之一。如伴发分泌性中耳炎,可参照《儿童中耳炎诊断和治疗指南(草案)》进行治疗。

(四)睡眠呼吸障碍

变应性鼻炎与儿童睡眠呼吸障碍有一定关联,治疗时应综合考虑。

第二节 过敏性紫癜

过敏性紫癜(HSP)是以小血管炎为主要病变的系统性血管炎。其临床特点是非血小板减少性紫癜、关节肿痛、腹痛、便血、血尿和蛋白尿。HSP 为儿科常见病、多发病,多发生于 2～8 岁的儿童,好发于冬、春两季。

一、诊断要点

(一)诊断标准

1990 年美国风湿病协会制订的过敏性紫癜诊断标准如下。

(1)可触性皮疹:微突出可触及的出血性皮疹,非血小板减少性皮疹。

(2)发病年龄不超过 20 岁。

(3)急性腹痛,为饭后加剧弥散性腹痛,或诊断包括血性腹泻在内的肠缺血。

(4)活检在小静脉或小动脉周围有中性粒细胞浸润。

符合上述标准 4 条中的 2 条或 2 条以上,可诊断为 HSP。

(二)临床分型

1.单纯型(紫癜型)

为最常见的类型,表现为非血小板减少性皮肤紫癜,皮疹多见于四肢、臀部,呈对称分布,分批出现。

2.腹型

约见于 2/3 病例。除皮肤紫癜外,出现脐周或下腹部阵发性剧烈腹痛,伴呕吐,部分患儿可有消化道出血,偶可见肠套叠、肠梗阻或肠穿孔。多与皮肤紫癜同时出现,少部分患儿的消化道症状出现在皮肤紫癜之前。

3.关节型

约见于 1/3 病例。除皮肤紫癜外,主要表现为关节肿痛,活动受限,膝和距小腿关节易受累。

4.肾型

在 HSP 病程中(6 个月内),出现肾脏损害,称为紫癜性肾炎。其表现轻重不一,可表现为无症状性血尿、蛋白尿;亦可表现为肾炎综合征和肾病综合征;少数可表现为急进性肾小球肾炎表现,出现高血压、ARF。紫癜性肾炎依据临床表现可分为 6 型:①单纯血尿或单纯蛋白尿型;②血尿＋蛋白尿型;③急性肾炎综合征型;④肾病综合征型;⑤急进性肾炎型;⑥慢性肾炎型。

5.混合型

皮肤紫癜合并上述两种以上的临床表现。

6.其他

偶有中枢神经系统受累的表现,出现惊厥、昏迷,称之为过敏性紫癜脑型;此外还可累及呼吸系统、心血管系统。

(三)相关检查

(1)血常规:白细胞计数正常或偏高,中性或嗜酸性粒细胞计数增高,血小板计数正常。

(2)凝血机制检查正常。

(3)急性期毛细血管脆性增加。

(4)免疫学检查:红细胞沉降率增快,血清 IgA 和冷球蛋白含量增高;血中狼疮细胞、类风湿因子、抗核抗体均阴性。

(5)尿液检查:有肾损害者,可见蛋白、红细胞、管型,重症有肉眼血尿。

(6)大便检查:有消化道损害者,大便潜血多为阳性。

(7)变应原检测:部分患儿可检测到部分食物或吸入性变应原阳性。

(8)组织病理:病理变化为广泛的白细胞碎裂性小血管炎,以毛细血管炎为主,亦可波及小动脉和小静脉。皮肤和肾组织在荧光显微镜下可见以 IgA 为主的免疫复合物沉积。

二、鉴别诊断

(一)特发性血小板减少性紫癜

(1)为散在针尖大小出血点,不高出皮面,无血管神经性水肿。

(2)血常规示血小板计数减少。

(二)外科急腹症

皮疹出现前如出现腹痛者应与急腹症鉴别。

(1)HSP的腹痛较剧烈,但疼痛位置不固定,压痛轻,无腹肌紧张和反跳痛,可与外科急腹症鉴别。

(2)出现血便时应与肠套叠进行鉴别。

(三)其他肾脏疾病

当 HSP 出现较严重的肾脏损害时,应与急性肾小球肾炎、肾病综合征、急进性肾炎等进行鉴别。紫癜性肾炎除了肾脏损害症状外,常伴有皮疹、消化道症状、关节症状等表现,可资鉴别。

三、治疗方案

(一)治疗原则

目前尚无特效治疗,主要采取支持和对症治疗。

(二)一般治疗

急性期需卧床休息,注意水、电解质平衡及营养,积极寻找和去除可能存在的变应原;消化道症状严重者禁食;若有明确感染,应用抗生素治疗;还可使用抗凝药物,如肝素钠、低分子肝素或尿激酶等。

(三)药物治疗

1.抗过敏药物的治疗

(1)氯雷他定:剂量 5 mg(体重＜30 kg)或 10 mg(体重＞30 kg),每天 1 次。

(2)H_2受体阻滞剂:剂量 20～40 mg/(kg·d),分 2 次静脉滴注,1～2 周后改为口服,15～20 mg/(kg·d),分 3 次,持续 1～2 周。

(3)白三烯受体拮抗剂:孟鲁司特,剂量≥10 岁,10 mg/d,＜10 岁,5 mg/d,疗程为 1 个月。

(4)钙剂:10％葡萄糖酸钙注射液 10 mL 加入 5％葡萄糖注射液 50 mL,中静脉滴注,5～7 天为 1 个疗程。

2.肾上腺皮质激素

明显腹痛和/或胃肠道出血时,应使用糖皮质激素,一般予口服泼尼松 0.5～1 mg/(kg·d),第 2 周开始减量,疗程 2 周左右;消化道症状较重时,推荐静脉途径使用甲泼尼龙或地塞米松,症状控制后改用口服泼尼松。

3.免疫抑制剂

一般在有较重的肾脏损害时应用。

(四)血液灌流

血液灌流可以非特异性地清除细胞因子、炎性介质及部分免疫复合物,从而达到减少儿童 HSP 的复发率,加快皮肤紫癜消退,更快缓解腹痛效果,减轻患儿痛苦,缩短病程的目的,临床上一般用于治疗重症 HSP(紫癜严重或反复发作、腹痛剧烈或消化道出血、肾损害严重者)。

四、临床经验

(一)观察病情方面

1.严重的肾脏损害

肾脏损害在 HSP 很常见,大部分预后好。但有部分患儿在病理上可表现为肾小球大量新月体形成,临床上出现恶性高血压、少尿、肾衰竭等急进性肾炎表现,临床上应注意监测、及时处理。

2.肠穿孔、肠坏死、肠套叠

腹型 HSP 患儿严重者可以出现肠穿孔、肠坏死、肠套叠,故对于腹部症状很重的 HSP 患儿,不能仅满足于 HSP 的诊断,要注意病情的演变,及早发现需要外科处理的急腹症。

(二)诊断方面

(1)部分腹型紫癜患儿可以腹痛为首发症状,疼痛发作时出现腹部压痛、肠鸣音亢进,很容易误诊为外科急腹症,甚至行不必要的剖腹探查手术。

(2)大部分 HSP 患儿的肾脏损害发生于病程的 1～4 周,但是当肾脏损害发生较早,尤其是肾脏损害发生于皮肤紫癜前时,患儿具有水肿、血尿、蛋白尿等急性肾炎综合征的临床表现,很容易误诊为急性肾小球肾炎。

（3）当 HSP 患儿以腹痛、腹泻、恶心、呕吐、便血等消化道症状为首发或为主要表现时,临床容易误诊为出血性肠炎。

（4）当患儿以游走性关节肿痛、关节功能障碍为首发临床表现时,很容易误诊为幼年特发性关节炎、风湿热等结缔组织疾病。

(三)治疗方面

（1）单纯的皮肤紫癜应用抗组胺药和钙剂,最常用者为 H_1 受体阻滞剂氯雷他定、H_2 受体阻滞剂西咪替丁。

（2）关节肿痛症状较重时可选用解热镇痛药,如口服对乙酰氨基酚或布洛芬。对严重关节肿痛可选用糖皮质激素,一般用药后24 小时内关节症状好转。

（3）较轻的胃肠道损害症状时,在选用抗组胺药基础上,加用解痉药物,如山莨菪碱;当有明显腹痛和/或胃肠道出血时,糖皮质激素可以缓解腹部疼痛、胃肠道出血及有利于预防肠套叠的发生。

（4）对于临床表现为大量蛋白尿的患儿,应该早期联用免疫抑制剂和糖皮质激素治疗;对于临床表现为急进性肾炎,肾脏病理有较多新月体的患儿,应该早期应用大剂量糖皮质激素和免疫抑制剂冲击治疗。

（5）对于紫癜严重、频繁反复发作、腹痛剧烈或消化道出血、肾损害严重者,可以应用血液灌流技术清除患儿体内细胞因子、炎性介质及部分免疫复合物,可减少 HSP 的复发,加快皮肤紫癜消退,更快缓解腹痛,减轻患儿痛苦,缩短病程。

第九章

儿童常见传染病

第一节 水 痘

一、概述

水痘是由水痘、带状疱疹病毒所引起。原发感染为水痘,潜伏再发则为带状疱疹。水痘是小儿常见的急性传染病,具有高度传染性。

二、诊断

(一)流行病学

水痘或带状疱疹患者是唯一传染源。水痘传染性极强,主要由飞沫传播。本病冬、春季发病多见,多见于1~6岁儿童。发病前有2~3周有接触过患水痘的患儿。

(二)症状

1.发热

发病较急,出现低热或中等度发热,可伴咽痛、鼻塞、流涕等上呼吸道症状。发热持续到新疹停止出现时逐渐下降。

2.皮疹和疱疹

发病数小时或1~2天内即迅速出现皮疹。首先是面部、胸部、腹部,逐渐蔓延到四肢及全身。开始为红斑疹,数小时后变为深红色丘疹,很快变为疱疹。如继发化脓性感染则成脓疱,常伴瘙痒。

疱疹在3～5天分批出现,各型皮疹常同时存在。疱疹也可见于头部及黏膜(口腔、眼结膜、外阴),黏膜疱疹易破溃成溃疡,常有疼痛。

3.脱痂

1周后开始脱痂。2周内痂皮脱尽,短期内留椭圆形浅瘢。但如果水痘被抓破,则可能继发感染,有时形成大片的溃疡,愈后可留下色素和瘢痕。

三、治疗

(一)对症治疗

1.止痒

局部瘙痒可用5%碳酸氢钠溶液湿敷或炉甘石洗剂外涂。口服氯苯那敏(扑尔敏)或阿司咪唑(息斯敏)也可止痒。

2.抗感染

如局部被抓破感染,可局部涂2%甲紫或抗生素软膏。

3.维生素

肌内注射维生素B_{12} 500 μg,每天一次,连用3天,可以减轻出疹的程度,促进出疹过程完成。

4.重症病例

重症病例可用丙种球蛋白肌内注射。

(二)抗病毒治疗

(1)首选阿昔洛韦,每天10～20 mg/kg,静脉滴注,每8小时一次,每次持续1小时以上,连续1～2周。

(2)阿糖腺苷每天用量5～10 mg/kg,静脉滴注,连续5天。

(3)干扰素每天100万U肌内注射,共用6天,可迅速控制皮疹发展,加速病情恢复。因价格昂贵,一般不用,病情严重可考虑应用。

(三)做好护理

保持皮肤和手指清洁,避免搔抓;注意合理饮食,饮食清淡,多喝水、果汁等。

第二节 手 足 口 病

手足口病是由肠道病毒(EV)71 型或柯萨奇病毒 A6 型引起的传染病,可引起发热和手、足、口腔等部位的皮疹、溃疡。个别患儿可引起心肌炎、无菌性脑膜脑炎及神经源性肺水肿等并发症。

一、临床表现

(1)潜伏期一般 3~7 天。

(2)没有明显的前驱症状,多数患儿急性起病。发病前 1~2 天或发病的同时有发热,多在 38 ℃左右。

(3)主要侵犯手、足、口、臀等部位;疱疹呈圆形或椭圆形扁平凸起,内有混浊液体,有不痛、不痒、不结瘢的特征。由于口腔溃疡疼痛,患儿流涎拒食。

(4)并发症:病毒侵犯心、脑、肺等重要器官。如出现高热、白细胞不明原因增多而查不出其他感染灶时,应警惕重症病例如暴发性心肌炎、无菌性脑膜脑炎合并神经源性肺水肿的发生。

二、诊断

(1)好发于夏、秋季节。

(2)常在婴幼儿聚集的场所发生,呈流行趋势。

(3)临床主要表现为发热,口腔、手、足等部位黏膜、皮肤出现斑丘疹及疱疹样损害。

(4)实验室检查:外周血白细胞总数正常,淋巴细胞和单核细胞相对增加。急性期患儿血清中柯萨奇病毒中和抗体滴度增高。

三、治疗

(一)对症处理

加强护理,做好口腔卫生,口腔溃疡可选用金达液、蒙脱石散外涂。食物以流质及半流质等为宜。给予充分营养和维生素 C 及 B 族维生素。

(二)抗病毒

可用抗病毒药物如利巴韦林、吗啉胍、干扰素等。

(三)并发症处理

合并脑炎、脑膜炎、心肌炎、肺水肿、循环衰竭等,应及时给予相应处理。

第三节 流行性腮腺炎

一、概述

流行性腮腺炎是腮腺炎病毒引起的急性呼吸道传染病,其特点为腮腺非化脓性肿胀、疼痛,发热伴咀嚼受限,并可累及各种腺体组织或脏器。

二、诊断

(一)流行病学

患儿和隐性感染者是主要传染源,主要通过飞沫传播。全年均可发病,但以冬、春季为高峰,呈流行或散发。患病后有持久的免疫力。发病者以 5~9 岁发病率最高。发病前 7~10 天常有与腮腺炎患儿接触史。

(二)症状和体征

1.发热

常有低热,伴有畏寒、食欲下降和全身不适等症状。

2.腮腺肿大

咀嚼时耳下(腮腺部)疼痛,食欲减退。病程 1~2 天内出现腮腺肿大,通常先发于一侧,以耳垂为中心,向前、后、下发展,边缘不清,同时伴周围水肿,表面灼热并有触痛。因腮腺管发炎部分阻塞,故进酸性食物促使腺体分泌而疼痛加剧。1~4 天后对侧也可肿大,也有仅限于一侧者。

3.腮腺管口(颊黏膜上颌第二磨牙处)红肿

压之无脓液分泌。腮腺肿大多在 1～3 天达高峰,持续 4～5 天后逐渐消退,全程 10～14 天。

4.颌下腺、舌下腺肿大

可见舌及颈部肿胀,可触及肿大的颌下腺。少数仅有颌下腺或舌下腺肿大而无腮腺肿大,易被误诊。

(三)并发症

流行性腮腺炎预后好,但注意并发症的发生。

1.脑膜炎(占 20%～30%)

腮腺肿大后 7～10 天发生,表现为头痛、嗜睡、频繁呕吐,可有脑膜刺激征,严重者抽搐、昏迷。

2.胰腺炎

较少见,常发生在腮腺肿大后 3～7 天,以中上腹剧痛和压痛为主要症状,伴发热、恶心、呕吐、腹泻或便秘。血清淀粉酶升高可作为参考。

3.睾丸炎

双侧睾丸炎可能是将来男性不育症原因之一,所以对男性患儿注意睾丸查体及询问病史。

(四)实验室检查

1.血常规

白细胞计数正常或稍有增加,淋巴细胞相对增多。有并发症时白细胞计数增高。

2.血清和尿淀粉酶测定

患儿在疾病早期即有血清和尿淀粉酶增高。淀粉酶增高程度往往与腮腺肿胀程度成正比。

3.血清学检查

特异性 IgM 抗体阳性,可做早期诊断。

三、治疗

(一)一般治疗

因其为自限性疾病,一般不需特殊处理,大多数患儿在门诊进行治疗。丙种球蛋白及胎盘球蛋白预防均无效。注意卧床休息,进食易消化食物,避免酸性食物,保持口腔清洁,补充维生素,多喝水,促进毒素的排出和有利于降温。口服板蓝根冲剂。

(二)抗病毒治疗

对重症患儿可选用以下药物。

1.利巴韦林

10 mg/(kg·d),肌内注射或加葡萄糖液静脉滴注。

2.阿昔洛韦

5～10 mg/(kg·d),分2～3次口服。

3.α-干扰素

100万～300万U,肌内注射,隔天一次。

(三)对症治疗

(1)退热:可给予退热药口服阿司匹林或肌内注射柴胡注射液。

(2)必要时可用镇静药,并加用肾上腺皮质激素。

(3)腮腺炎局部疼痛明显可以外敷消炎拔毒膏,应用去刺的仙人掌外敷,芦荟汁外敷等。

(4)并发症的治疗:脑膜炎、脑膜脑炎时可短期使用肾上腺皮质激素,应用脱水药等。并发胰腺炎时应禁食,静脉补充液体及电解质。睾丸炎时用丁字带将阴囊托起,局部间歇冷敷可减少疼痛。

第十章

儿童常见危重症

第一节 昏 迷

昏迷是指脑的高级神经活动严重抑制和衰竭的一种特殊病理状态,是意识障碍的最严重阶段,临床表现为短暂性或持续性的意识活动丧失、觉醒状态丧失及运动、感觉和反射等功能障碍。

一、病因

昏迷的病因很多,既可由中枢神经系统病变引起(占 70%),又可以是全身性疾病的后果,如急性感染性疾病、内分泌及代谢障碍、心血管疾病、中毒、电击、中暑、缺氧、高原病等。一般可分为全身性疾病和中枢神经系统疾病,亦可分为感染性疾病或非感染性疾病。儿童昏迷以中枢神经系统感染最多见。

(一)按病变部位分类

1.中枢神经系统疾病

(1)中枢神经系统感染性疾病:最常见,如细菌、病毒、真菌、寄生虫等病原微生物所致的各种脑炎、脑膜炎、脑膜脑炎、脑脓肿等。

(2)中枢神经系统非感染性疾病:脑血管疾病,如脑出血、脑栓塞等;颅脑损伤,如新生儿缺血缺氧性脑病、颅内出血、新生儿胆红素脑病、脑外伤等;脑占位性病变,如脑肿瘤、脑水肿、脑疝等;癫痫大发作。

2.全身性疾病

(1)急性重症感染:脓毒症、重症肺炎、斑疹伤寒等引起的中毒性脑病。

(2)内分泌代谢性疾病:低血糖症、高血糖症、糖尿病酮症酸中毒、甲状腺功能减退症及甲状腺危象等;尿毒症、高氨酸血症、肝性脑病、肺性脑病、胰性脑病等;严重缺氧,如窒息、阿-斯综合征、高山性昏迷等;水、电解质和酸碱平衡紊乱,如高钠血症、低钠血症、严重高氯性酸中毒、严重低碱性碱中毒、低钙血症等。

(3)中毒及意外:中毒包括镇静药、解热镇痛药、抗精神病药、阿托品、颠茄类、吗啡、酒精等过量或误服;工业毒物,如一氧化碳、氰化物、苯中毒等;杀虫剂,如有机磷、有机氯等;植物及其种子,如曼陀罗、白果、苦杏仁等中毒;蜂蜇、蛇咬中毒等。意外包括热射病、溺水、触电、雷击、异物窒息等。

(4)其他:高血压、瑞氏综合征、惊厥后昏迷、法洛四联症等。

(二)按发生方式分类

1.突然发生的昏迷

(1)暴发性感染:中毒性菌痢、暴发性流行性脑脊髓膜炎等。

(2)头部外伤:脑震荡、颅骨骨折、颅内出血等。

(3)脑血管意外:脑血管栓塞、血栓形成、脑出血等。

(4)急性中毒:镇静药、麻醉药、有机磷、一氧化碳、食物中毒等。

(5)气温改变:中暑或寒冻。

(6)其他:心律失常、心源性脑缺氧综合征。

2.逐渐发生的昏迷

(1)中枢神经系统疾病:各种原因的脑炎、脑膜炎、脑脓肿、癫痫等。

(2)代谢性疾病:糖尿病、低血糖等。

(3)肝肾功能不全、尿毒症、肝性脑病、电解质紊乱等。

(4)其他疾病晚期:白血病、恶性肿瘤等。

(三)按发病年龄分类

不同年龄昏迷常见病因见表10-1。

表 10-1　不同年龄昏迷常见病因

婴儿	幼儿	学龄期儿童
中枢神经系统感染	脑外伤	脑外伤
急性中毒性脑病	惊厥后	急性中毒性脑病
瑞氏综合征	中枢神经系统感染	瑞氏综合征
脑外伤	急性中毒性脑病	中枢神经系统感染
惊厥后	瑞氏综合征	代谢性脑病
代谢性脑病	代谢性脑病	各种中毒
各种中毒	各种中毒	

二、发病机制

人体觉醒状态的维持主要依靠大脑皮质的正常意识活动及位于延髓、脑桥、中脑及丘脑网状结构的上行性网状激活系统的正常运行。研究证实,大脑一侧或局限性大脑病变一般不会引起昏迷,只有严重的广泛的大脑受损,颅内外各种病变累及上行网状激活系统的任何环节才可引起意识障碍,严重者导致昏迷。在昏迷早期,中枢神经系统可能仅有生化改变,随病情进展,结构性损害则愈加明显,出现明显脑充血和水肿,颅内压增高,甚至发生脑疝。各种病因导致脑细胞能量代谢障碍和神经元细胞膜通透性障碍在昏迷的发生、发展中具有重要影响。

三、临床表现和诊断

(一)判断昏迷程度

1.意识障碍

(1)嗜睡是最轻的意识障碍,是一种病理性倦睡,患儿陷入持续的睡眠状态,可被唤醒,并能正确回答和做出各种反应,但当刺激去除后很快又再入睡。

(2)意识模糊:是意识水平轻度下降,较嗜睡为深的一种意识障碍。患儿能保持简单的精神活动,但对时间、地点、人物的定向能力发生障碍。

（3）昏睡：是接近人事不省的意识状态。患儿处于熟睡状态，不易唤醒。虽在强烈刺激下（如压迫眶上神经、摇动患儿身体等）可被唤醒，但很快又再入睡。醒时答话含糊或答非所问。

2.浅昏迷

浅昏迷是指意识大部分丧失，无自主运动，对声、光刺激无反应，但对疼痛刺激可出现退缩反应或痛苦表情，角膜反射、瞳孔对光反射、眼球运动、吞咽、咳嗽反射等可存在。

3.中昏迷

中昏迷是指对周围事物及各种刺激均无反应，对于剧烈刺激可出现防御反射及角膜反射减弱，瞳孔对光反射迟钝，眼球无转动。

4.深昏迷

深昏迷是指全身肌肉松弛，对任何刺激均无反应，深、浅反射均消失。

昏迷程度判断见表 10-2。

表 10-2　昏迷程度判断

昏迷程度	对外界的刺激反应	自发动作	生理反射	生命体征
浅昏迷	对周围事物及声、光等刺激反应，对强烈疼痛刺激可有回避动作及痛苦表情，但不能觉醒	有较少无意识自发动作	角膜反射、瞳孔对光反射、眼球运动、吞咽、咳嗽反射等可存在	无明显改变
中昏迷	对外界的正常刺激均无反应，对强烈刺激的防御减弱	自发动作很少	角膜反射、瞳孔对光反射减弱，大小便潴留或失禁	稍有改变
深昏迷	对任何刺激均无反应	全身肌肉松弛，无任何自主运动	眼球固定，瞳孔散大，各种反射消失，大小便则多失禁	明显改变，呼吸不规则，血压或有下降

(二)进行昏迷分期

临床上,根据上述标准诊断颇为困难,美国耶鲁大学制定的小儿昏迷分期标准(4期)对评定患儿昏迷程度更为简便实用。①Ⅰ期:轻刺激时自发运动增多,但对简单命令无任何发言。②Ⅱ期:对疼痛刺激有躲避动作,虽不能唤醒,但有自发动作。③Ⅲ期:自发性或剧痛时出现去大脑(伸展)姿势,对光反射仍然可保持。④Ⅳ期:四肢松软,对疼痛刺激无反应,无深腱反射及瞳孔对光反射,无自主呼吸。

(三)对昏迷进行评分

国内儿科临床常根据改良的格拉斯哥(Clasgow)昏迷评分法分度。按照评分标准:15分,正常;低于7分,昏迷;低于3分,脑死亡。13～14分,轻度昏迷;9～12分,中度昏迷;<8分,重度昏迷(表10-3、表10-4)。

表 10-3　改良的格拉斯哥昏迷评分法

功能测定	<1岁	≥1岁	评分
睁眼	自发	自发	4
	声音刺激时	语言刺激时	3
	疼痛刺激时	疼痛刺激时	2
	刺激后无反应	刺激后无反应	1
最佳运动反应	自发	服从命令运动	6
	因局部疼痛而动	因局部疼痛而动	5
	因痛而屈曲回缩	因痛而屈曲回缩	4
	因疼痛而呈屈曲反应(似去皮质强直)	因疼痛而呈屈曲反应(似去皮质强直)	3
	因疼痛面呈伸展反应(似去大脑强直)	因疼痛面呈伸展反应(似去大脑强直)	2
	无运动反应	无运动反应	1

表 10-4　改良的格拉斯哥昏迷评分法

功能测定	0～23 个月	2～5 岁	5 岁	评分
	微笑,发声	适当的单词,短语	能定向说话	5
	哭闹,可安慰	词语不当	不能定向	4
最佳语言反应	持续哭闹,尖叫	持续哭闹,尖叫	语言不当	3
	呻吟,不安	呻吟	语言难以理解	2
	无反应	无反应	无反应	1

四、鉴别诊断

昏迷的鉴别诊断,首先应判断是不是昏迷,昏迷的病因是什么,故昏迷的鉴别诊断包括了昏迷状态的鉴别和病因的鉴别。

(一)昏迷状态的鉴别

1.假性昏迷

假性昏迷是意识并非真正丧失,但不能表达和反应的一种精神状态。它包括癔症性不反应状态、木僵状态、闭锁综合征。

(1)癔症性不反应状态:①患儿常伴有眼睑眨动,对突然较强的刺激可有瞬目反应甚至睁眼反应,拉开眼睑有明显抵抗感,并见眼球向上翻动,放开后双眼迅速紧闭。②感觉障碍与神经分布区域不符,如暴露部位的感觉消失,而隐蔽部位的感觉存在。③脑干反射如瞳孔对光反射等存在,无病理反射。④脑电图呈觉醒反应;⑤暗示治疗可恢复常态。

(2)木僵状态:①睁眼存在;②可伴有蜡样屈曲、违拗症等,或谈及患儿有关忧伤事情时,可见眼角噙泪等情感反应;③夜深人静时可稍有活动或自进饮食,询问时可低声回答;④脑干反射存在;⑤脑电图正常。

(3)闭锁综合征:①睁眼反应存在,能以睁眼或闭眼表示"是"或"否"和周围人交流。②第Ⅴ对脑神经以上的脑干反射存在,如垂直性眼球运动、瞳孔对光反射存在。③脑电图多数正常。

2.醒状昏迷

醒状昏迷是觉醒状态存在、意识内容丧失的一种特殊的意识障碍。临床表现为语言和运动反应严重丧失,而皮质下的大多数功能和延髓植物功能保存或业已恢复,自发性睁眼反应及觉醒-睡眠周期等都存在。可见于去皮质状态、无动性缄默及植物状态。

(1)去皮质状态:临床表现为意识内容完全丧失,患儿对自身及外界环境毫不理解,对言语刺激无任何意识性反应,常伴有去皮质强直、大小便失禁。觉醒-睡眠周期保存或紊乱,觉醒时患儿睁眼若视,视线固定或眼球无目的转动,茫无所知。皮质下植物功能的无意识活动存在,咀嚼、吞咽动作、呼吸、循环功能正常,角膜反射、瞳孔对光反射不受影响。可伴有不自主哭叫,对疼痛刺激有痛苦表情及逃避反应。

(2)无动性缄默症:主要表现为缄默不语,四肢不能运动,疼痛刺激多无逃避反应,貌似四肢瘫痪。可有无目的睁眼或眼球运动,睡眠-觉醒周期可保留或有改变,如呈睡眠过渡状态。伴有自主神经功能紊乱,如体温高、心搏或呼吸节律不规则、多汗、皮脂腺分泌旺盛、尿便潴留或失禁等,无锥体束征。一般肢体并无瘫痪及感觉障碍,缄默、不动均由意识内容丧失所致。

(3)植物状态:①对自身或环境毫无感知,且不能与周围人接触;②对视、听、触或有害刺激,无持久的、重复的、有目的或自主的行为反应;③不能理解和表达语言;④睡眠-觉醒周期存在;⑤丘脑下部和脑干功能保存;⑥大小便失禁;⑦脑神经(瞳孔、眼脑、角膜、眼-前庭、咽)和脊髓反射保存。

3.晕厥

晕厥是一种急起而短暂的意识丧失,常有先兆症状,如视觉模糊、全身无力、头昏眼花、出冷汗等,然后晕倒,持续时间很短,一般数秒钟至1分钟即可完全恢复。

4.失语

完全性失语尤其伴有四肢瘫痪时,对外界的刺激均失去反应能力。如同时伴有嗜睡,更易误认为昏迷。失语患儿给予声光及疼痛刺激时能睁开眼睛,能以表情等来示意其仍可理解和领悟,表明其意识内容存在,或可见到喃喃发声,欲语不能。

5.发作性睡病

通常不易入睡的场合下,如行走、进食、上课或某些操作过程中,发生小可抗拒的睡眠,每次发作持续数秒钟至数小时。发作时瞳孔对光反射存在,且多数可被唤醒。

(二)综合判断

昏迷的病因诊断与鉴别诊断有赖于充分的病史询问、详细的体格检查及结合准确的实验室数据、影像学检查综合分析与判断。通常根据昏迷患儿病史、伴发症状、体征等可做出昏迷程度的评定和原发病诊断,然后根据意识障碍功能定位生理解剖知识按照定位诊断步骤,综合分析可以观察到的体征来确定昏迷患儿的病灶所在,再结合实验室检查诊断可明确。

1.病史

询问详细询问患儿家属现病史非常重要,包括:①昏迷起始及被发现时间;②昏迷的现场所见;③昏迷发生年龄与季节;④既往史(有无癫痫及其他慢性病或目前正在治疗的其他疾病);⑤有无药物过敏史或中毒(药物品种、剂量及误服等);⑥有无颅脑外伤。

2.伴随症状和体征

应注意体温(低体温、超低体温或发热),呼吸形式、脉搏(快慢、节律、强弱等),皮肤(苍白、发绀、黄疸、出血点、瘀斑、皮疹、外伤等),血压,瞳孔(大小、形状及对光反射),眼底改变等。常见疾病伴随症状可见:①昏迷伴发热,先发热后意识障碍见于重症感染性疾病;先意识障碍后发热,见于脑出血、蛛网膜下腔出血、巴比妥类药物中毒等。②昏迷伴有肢体瘫痪、瞳孔不等大及病理反射阳性,多为脑血管疾病、颅内血肿等。③昏迷伴有瞳孔缩小,见于有机磷中毒、脑干出血、巴比妥类药物及吗啡、海洛因等中毒;昏迷伴有瞳孔扩大,见于颠茄类、酒精、氰化物等中毒及癫痫、低血糖、颅内高压、脑疝晚期或阿托品类中毒。④昏迷伴有脑膜刺激征,见于脑膜炎、蛛网膜下腔出血等。⑤昏迷伴有低血压、心律失常,多见于休克、内脏出血、心肌梗死等。⑥昏迷伴有口腔异味,如糖尿病酮症酸中毒有烂苹果味,尿毒症有尿味,肝性脑病有肝臭味,有机磷中毒为大蒜味,酒精中毒为酒味。⑦昏迷伴皮肤黏膜改变,出血点、瘀斑和紫癜等可见于严重感染和出血性疾病;口唇呈樱桃红色提示一氧化碳中毒。患儿肌张力、颅内压改变、神经系统定位体征、反射等可鉴别原发性颅内疾病与全身性疾病所致昏迷(表 10-5)。还可根据症状与体征对颅内疾病导致昏迷的患儿做进一步的水平定位(表 10-6)。

表 10-5　原发性颅内疾病与全身性疾病昏迷的判断

项目	原发性颅内疾病	全身性疾病
神经定位体征	有	无
肌张力、腱反射	异常	减弱
病理反射	存在	不明确
颅内高压症	存在	早期无,晚期可出现

表 10-6　昏迷的水平定位

项目	大脑	皮质下	中脑	脑桥	延髓
意识	正常或无动性缄默(双侧扣带回)	昏睡(丘脑)	昏迷	昏迷	清醒
呼吸	正常或过度换气后呼吸暂停	嗜睡(下丘脑)	中枢性过度换气	深长吸气、丛状呼吸	呼吸节律失调
瞳孔	正常	小,有反应	核性:中位固定单侧扩大,固定	针尖大	霍纳综合征
静止时眼球运动	眼球漂动或凝视麻痹(向病灶侧)	眼球漂动或凝视麻痹(向对侧)	眼球向下向外	凝视麻痹(向对侧)	
玩偶眼和有热刺激	有	有	无或异常反应	无或异常反应	
运动	偏瘫	去皮质大脑强直	去大脑强直	去大脑(脑桥旋转)强直	四肢瘫痪

3.实验室检查

根据病史、体格检查提供的线索,进行必要的相关实验室检查,如血常规、尿液分析、大便常规、CRP、PCT、脑脊液检查、血气分析、血糖、血氨、电解质、尿素氮、肝功能、凝血功能、串联质谱、气相色谱一质谱检查血、尿代谢产物、心脏彩超、脑电图、头颅 CT、MRI、脑血管造影等。

五、治疗

昏迷时常有生命体征的急剧变化,生命已危在旦夕,必须分秒必争地进行急救。多种生理参数(心、肺功能、体温、脑电图、肾功能及各种生理反射等)的监测是必不可少的。首要的是针对病因积极治疗,预防并发症,保护心、肺、肾及中枢神经系统功能,有的患儿需先进行心肺复苏。随时记录体温、呼吸、脉搏、血压、瞳孔反应、出入量等,以便有针对性地进行治疗。

(一)对症治疗

(1)保持气道通畅,吸氧,有呼吸衰竭者给予气管插管和呼吸支持治疗。

(2)颅压高者给予降颅压药物,控制脑水肿,给予 20%甘露醇、呋塞米、甘油果糖,必要时使用侧脑室穿刺引流。惊厥发作时用地西泮、苯妥英钠、苯巴比妥等。

(3)有休克者维持有效血容量,动态监测血压。根据引起高血压的原因选择合适的降血压药物。

(4)高热给予积极物理及药物降温处理。

(5)纠正水、电解质紊乱,及时补充营养。

(二)病因治疗

(1)考虑感染者给予针对全身感染或颅内感染的抗感染治疗。

(2)糖尿病酮症酸中毒积极控制血糖,积极补液及适当纠正酸中毒。

(3)中毒采取对症及解毒、血液净化治疗。

(4)肿瘤、脓肿和某些出血者及时施行外科手术治疗。

（5）促进脑细胞功能恢复和促醒。

（6）根据不同病因和治疗监测，有脑死亡可能时，可以按照儿童脑死亡标准进行判断，开展器官捐赠。

（三）护理

1.体位及肢体护理

平卧位、头转向一侧以免呕吐物误入气管。翻身采用低幅度、操作轻柔、使肌肉处于松弛状态，以免肢体肌关节挛缩，以利功能恢复。适当的保护性约束。

2.呼吸道护理

患儿肩下垫高，使颈部伸展，防止舌根后坠，保持呼吸道通畅。准备好吸痰器、吸氧用具等。

3.口腔护理

每天清洁口腔与牙齿 2 次，防止因吞咽反射差、分泌物聚积引起感染。黏膜破溃处可涂溃疡膏，口唇干裂有痂皮者涂液体石蜡，张口者应将消毒纱布沾湿温水盖在口鼻上防止呼吸道感染。鼻饲富有营养的流质。

4.眼睛护理

有分泌物时用热毛巾或 1%～2%温硼酸脱脂棉擦净。眼闭合不全者每天用生理盐水洗眼 1 次，并涂抗生素眼膏，再用消毒凡士林纱条覆盖加以保护。

5.泌尿道护理

尿失禁者酌情留置导尿管，定期开放和更换。保持会阴部清洁、干燥，防止尿路感染和压疮发生。

6.皮肤护理

定时翻身、按摩防止发生褥疮，每 2 小时 1 次。保持皮肤清洁干燥，有大小便失禁、呕吐及出汗等应及时擦洗干净，保持床铺清洁干燥、平整、无碎屑，被褥应随湿随换。

六、常见问题和误区防范

（一）可引起昏迷的疾病

昏迷可以由神经系统疾病引起，也可由非神经系统疾病引起。

可以引起昏迷的非神经系统疾病如下。

1.内源性代谢性脑病

包括缺氧、尿毒症、低血糖、糖尿病酸中毒、肝衰竭、二氧化碳麻醉、电解质失衡、高血压脑病、内分泌性脑病和低体温,患儿常无脑局灶性体征。

2.外源性中毒性脑病

包括有机磷农药、酒精、镇静药、麻醉药、水杨酸过量引起的脑昏迷。特点是检查患儿时多数可见到肌痉挛性跳动,分布不一的肌束急速收缩,可引起关节的活动,瞳孔对光反应存在。

3.系统性疾病

包括肝性脑病、肺性脑病、肾性脑病(尿毒症及透析性脑病)、糖尿病高渗性昏迷、糖尿病酮症酸中毒、低血糖、甲状腺危象、垂体性昏迷、肾上腺危象等。

4.感染

中毒性菌痢、伤寒、败血症等。

5.物理性缺氧性损伤

中暑、一氧化碳中毒、溺水等。

6.其他

心脏停搏、严重心律失常、休克、水、电解质与酸碱平衡失调等。

(二)昏迷的脱水治疗

昏迷的治疗主要包括病因治疗和对症治疗,不是所有昏迷患儿均需要脱水降颅压治疗。只有对因各种原因所致脑水肿、颅内压增高者需给予脱水、降颅压治疗,如为脑出血或其他颅内占位性病变所致颅内压增高应积极予以外科手术治疗。

七、脑电检测

脑电监测在昏迷患儿诊治中的作用如下。

脑电监测是一种非侵入性、动态评估脑功能状态的方法,是昏迷患儿常用脑功能监测方法之一,近年已越来越多的用于儿科 ICU 危重患儿,尤其是昏迷患儿的监测。通过持续脑电监测可以:①了解脑功能损害程度。②实时判定昏迷深度及昏迷动态演变过程,客观的指导临床救治。③有助于发现非惊厥性癫痫持续状态,并确定意识障碍患儿的发作特征。据报道8%～48%的ICU昏迷患儿可有非惊厥性癫痫持续状态,单纯临床观察不能发现。由于隐性惊厥的间断发作特征,持续性脑电监测的检出率高于常规脑电图,及时发现非惊厥性癫痫持续状态并给予相应处理,可以避免或减轻继发性脑损害。④协助判断镇痛镇静深度,双频指数(BIS)操作简便,更多用于镇痛镇静深度的监测。⑤有助于发现缺血、出血等局灶病变。⑥协助临床判断预后,包括脑死亡的诊断。

第二节 感染性休克

感染性休克是细菌、病毒、立克次体等感染引起的急性微循环障碍、组织灌注量不足和有效循环血量减少,造成组织缺氧缺血、细胞代谢及功能失常,进而导致器官功能衰竭的病理-临床综合征,主要表现面色苍白、四肢厥冷、尿量减少、血压下降、脉搏细速、呼吸深快、烦躁不安或淡漠、神志不清、惊厥等。感染性休克是小儿时期常见的急症,起病急、变化快,不及时救治常危及生命。

一、病因

感染性休克的主要病原体是细菌,其中以革兰氏阴性菌多见,如痢疾志贺菌、脑膜炎奈瑟菌、铜绿假单胞菌、大肠埃希菌、克雷伯杆菌、沙门菌属及变形杆菌等,其次为金黄色葡萄球菌、溶血性链球菌、肺炎链球菌等。原发疾病多为重症肺炎、败血症、中毒性细菌性痢疾、爆发性流行性脑脊髓膜炎、急性坏死性小肠炎等。因广谱抗生素的大量应用,耐药菌株增加,近年由革兰氏阳性菌引起的感染性休克明显增加;新近认为危重患儿的肠源性感染和肠源性毒素血症也是感染性休克的原因。

二、发病机制

感染是休克的重要外因。感染性休克是由神经-体液、内分泌、免疫、凝血等多个系统参与、共同作用而引起的全身微循环障碍和多脏器功能衰竭。

(一)微循环障碍

致病微生物及其毒素刺激,首先引起交感-肾上腺髓质系统兴奋,产生大量儿茶酚胺,引起微循环痉挛,组织缺氧缺血;随之,肾素-血管紧张素系统活动,加重微循环缺氧缺血、冠状动脉供血不足,但回心血量尚不减少,血压基本正常。随着组织缺氧缺血加重,酸性代谢产物聚集,出现微循环扩张,血液淤滞于微循环内,导致血浆大量外渗,有效循环血量明显减少,血压下降。进而引发弥散性血管内凝血(DIC)及继发性纤维蛋白溶解,发生广泛性出血,加重微循环障碍,组织细胞重缺氧缺血。

(二)免疫反应和神经内分泌失控

在致病微生物及其毒素作用于交感-肾上腺髓质系统引起微循环障碍的同时,也引起机体免疫系统的反应,使多种免疫细胞参与并产生白介素,肿瘤坏死因子、血小板活化因子、血栓素等炎症介质。

此外,缺氧、酸中毒和机体的应激反应还可引起 5-羟色胺、缓激肽、β-内啡肽、内皮素、心肌抑制因子、肠因子、氧自由基等体液介质产生增加。各种介质通过不同的机制作用于心肌、血管和组织细胞,造成心肌抑制、血管收缩或扩张、血管壁通透性增加而渗出等,加重循环功能障碍,加重休克。

(三)多脏器功能衰竭

随着休克进展、微循环障碍加重,缺氧、酸中毒导致组织细胞能量代谢障碍,细胞内 Na^+、Ca^{2+} 超载,溶酶体酶释放、氧自由基大量生成;再加上细菌毒素和上述多种体液介质的直接损伤作用,引起细胞膜破坏,组织细胞坏死、溶解,从而使维持生命的重要脏器(心、脑、肺、肝、胃肠、肾及凝血等)功能发生不可逆性损伤。若两个或两个以上脏器同时或相继发生衰竭,称多脏器功能衰竭(MSOF)。

三、临床表现

(一)感染中毒表现

起病常有寒战、高热,体温达 40 ℃以上或体温不升;烦躁或嗜睡,重者惊厥、昏迷;心音低钝、心率快;有时呕吐、腹胀。患儿可有感染灶及相应临床表现,如肺炎常伴明显呼吸困难、发绀及肺部湿啰音,中毒型菌痢可有脓血便等。

(二)休克的征象

1.休克代偿期

以脏器低灌注为主要表现,患儿意识清醒,但烦躁焦虑,皮肤苍白,口唇和甲床轻度发绀,肢端湿冷;呼吸、心率代偿性增快,血压正常或略低。

2.休克失代偿期

脏器低灌注进一步加重,患儿烦躁或意识不清,面色灰暗,四肢厥冷,唇、指(趾)端明显发绀,皮肤毛细血管再充盈时间>3 秒,心音低钝,血压下降。

3.休克不可逆期

表现为血压明显下降,心音极度低钝,常合并肺水肿或急性呼吸窘迫综合征、肾衰竭、脑水肿、DIC 等多脏器功能衰竭。

四、临床分型

(一)病情分型

根据病情常分为轻型和重型两种,见表 10-7。

表 10-7　感染性休克的病情分型

项目	轻型	重型
意识	清楚,但有烦躁或萎靡	嗜睡或昏迷
面色、肤色	面色苍白,皮肤干冷、轻度花纹	面色灰暗,皮肤湿冷、明显花纹
四肢	四肢发凉,甲床轻度发绀	四肢厥冷,甲床明显发绀
毛细血管再充盈时间	1~3 秒	>3 秒

续表

项目	轻型	重型
心率、脉率	心率快、脉细速	心音低钝、脉细弱或摸不到
血压	正常或偏低	降低或测不到
脉压	2.67～4.0 kPa	<2.67 kPa
呼吸	增快	深快、节律不齐或呼吸困难
尿量	略减少	少尿或无尿

重型感染性休克患儿常伴多脏器功能衰竭,如心力衰竭、呼吸窘迫综合征、ARF 及 DIC 等。

(二)血流动力学分型

根据血流动力学变化特点,将休克分为低动力型(低排高阻型)和高动力型(高排低阻型)两种,实质上两种类型均有组织灌流不足和缺氧。

1.高动力型

心排血量不减少,总外周阻力低,面色潮红、四肢温暖、脉搏无明显减弱,毛细血管再充盈时间无明显延长,称为温休克。

2.低动力型

心排血量减少,总外周阻力增高,皮肤苍白、花纹,四肢凉,脉搏细弱,毛细血管再充盈时间延长,称为冷休克。患儿此型居多。

五、诊断

感染中毒表现和休克征象并存是诊断的主要依据。

(一)感染的诊断

依据病史、体格检查,结合血白细胞计数和血培养结果等,发现感染病灶、确定感染的性质与程度。必要时取分泌物、排泄物等检查,明确病原学诊断。

(二)休克的诊断

在原发病基础上出现以下表现。

(1)面色苍白或口唇、指、趾发绀,皮肤发花。

（2）手足发凉，毛细血管再充盈时间延长（>2秒）。

（3）脉搏增快或不能触及。

（4）血压降低或正常，脉压差缩小（<4.0 kPa 或 30 mmHg）；并排除寒冷、高热、脱水、哭闹、药物等引起者，即可诊断休克。同时根据上述表现的轻重，结合尿量、心率、心音、呼吸、肛趾温差、眼底检查及甲皱观察等，区分轻、重型休克。

六、治疗

关键是控制感染、补充有效循环血量、疏通微循环、纠正酸中毒、增强心肌收缩力、防止多脏器功能衰竭。治疗中要建立两条静脉通路，短时间内输入液体及各种药物，尽快恢复内环境平衡、纠正休克。

（一）扩充有效循环血量

扩充有效循环血量是治疗感染性休克最有效的措施。

1.首批快速输液

用2：1液或1.4%碳酸氢钠液 10~20 mL/kg，于 30~60 分钟内静脉注射或快速静脉滴入。重症休克也可将血浆、清蛋白、葡萄糖苷或低分子葡萄糖苷等胶体液与晶体液按 1：1 或 1：2 比例联合应用，提高血浆胶体渗透压，扩充血容量，疏通微循环。但必须是先用晶体液，后用胶体液，否则血液更加黏稠。快速扩容总液量控制在 200~300 mL，最多不超过 400 mL，以免发生心力衰竭。

2.继续输液

首批输液之后，根据病情用 1/2~3/4 张含钠液，依照"先浓后淡、先快后慢"的原则，以 5~10 mU/(kg·h) 的速度分批静脉输入，至休克基本纠正。面色转红、安静入睡或神志清楚、四肢温暖、脉搏充实有力、血压稳定、收缩压>12.0 kPa(90 mmHg)、脉压>4.0 kPa(30 mmHg)、尿量>1 mL(kg·h)。本阶段 6~8 小时，给予液体总量 30~60 mL/kg，最多可达 80~100 mL/kg，并见尿补钾。

3.维持输液

休克基本纠正之后，用 1/4~1/5 张含钾维持液 50~80 mL/kg，24 小时内匀速输入，补充生理需要液体。如有异常丢失，酌情增加液体和电解质入量。

(二)纠正酸中毒

纠酸多与扩容同时进行,首批快速输液阶段即要适当输入碳酸氢钠液,而后按血气分析结果调整输液方案,使血液 pH 维持于 7.25 以上。但是,纠正酸中毒重在改善微循环、缓解组织缺氧,不可过多使用碱性液体。

(三)血管活性药物应用

休克早期主要是扩血管、解痉,晚期则应适当缩血管,减轻微循环内血液淤滞。理想的血管活性药物应是既能兴奋心肌,也能选择性改善外周血管阻力。

1.血管扩张剂

在扩充血容量基础上,以应用血管扩张剂为主。

(1)多巴胺:抗休克一般用中小剂量 $2\sim5$ μg/(kg·min),最大不宜超过 10 μg/(kg·min),持续静脉点滴。以兴奋多巴胺和 β 受体,扩张血管,增强心肌收缩力。

(2)多巴酚丁胺:$β_1$ 效应较多巴胺强,可加强心肌收缩力,常规剂量几乎不引起血管收缩。多用于休克伴心功能不全者,剂量为 $2\sim8$ μg/(kg·min),持续静脉点滴。

(3)异丙基肾上腺素:兴奋 β 受体,增加心率与心肌收缩力,扩张外周血管,适用于低排高阻性休克,剂量为 $2\sim4$ μg/(kg·min),静脉点滴,按心率、血压调整滴速。

(4)莨菪类药物:既能解除儿茶酚胺引起的血管痉挛,也能对抗乙酰胆碱的扩血管作用,调节微循环血管舒缩紊乱。一般首选山莨菪碱(654-2),剂量为每次 $0.5\sim1.0$ mg/kg,重者增加至 $2\sim3$ mg/kg,静脉注射,每 $10\sim15$ 分钟一次,直至面色转红、四肢温暖、血压回升、尿量增多;此后延长给药间隔时间,每 $30\sim60$ 分钟给药一次,病情稳定后再逐渐减量,每 $2\sim4$ 小时给药一次,维持 24 小时。若使用 $8\sim10$ 次病情不见好转,应分析原因,加用或换用其他血管活性药物。东莨菪碱抗惊厥、兴奋呼吸中枢的作用强于 654-2,适用于休克合并脑水肿或呼吸衰竭者,剂量为每次 $0.01\sim0.10$ mg/kg,用法同 654-2。

（5）酚妥拉明（苄胺唑啉）：为 α 受体阻断剂，可解除小血管痉挛，改善微循环，增强心肌收缩力，增加心搏出量。用 5～10 mg 加入 10％的葡萄糖液 50～100 mL 中，以 1～4 $\mu g/(kg \cdot min)$ 的速度静脉点滴。为避免血压骤降，可与间羟胺合用。

2.血管收缩剂

用于晚期休克、用血管扩张药无效或持续低血压者，也可用于血压急剧下降、心脏停搏等应急情况，或小剂量与血管扩张剂联合应用。

（1）间羟胺（阿拉明）：主要兴奋 α 受体，收缩血管、升高血压，可与酚安拉明或多巴胺合用，用与二者相同的剂量静脉点滴，并根据血压调整滴速。

（2）去甲基肾上腺素：具有强力的缩血管效应，小剂量可兴奋心肌。一般用量为 0.02～0.20 $\mu g/(kg \cdot min)$，静脉点滴，血压稳定后逐渐减量、停用。应选用较大血管点滴，避免药液外漏致组织坏死。

（四）强心

首批输液之后，适当应用正性肌力药物，增强心肌收缩功能。最安全的药物是多巴酚丁胺，心力衰竭者可用毛花苷 C（西地兰）。近年应用磷酸二酯酶抑制剂氨力农、米力农效果较佳，既有正性肌力作用，增快心率，也能扩张血管。氨力农首剂给予1.5～5.0 mg/kg（20 分钟内），后续予 5～10 $\mu g/(kg \cdot min)$ 维持；米力农负荷量为 50～75 $\mu g/kg$，维持量 0.50～0.75 $\mu g/(kg \cdot min)$。

（五）肾上腺皮质激素

对重症休克，可早期、大量、短程应用肾上腺皮质激素。常用氢化可的松 25～50 $mg/(kg \cdot d)$ 或地塞米松 0.5～3.0 $mg/(kg \cdot d)$，分次静脉点滴，1～2 天停用。

（六）呼吸支持

保持呼吸道通畅，早期给氧。轻度缺氧可用鼻导管吸氧，重度缺氧应用持续气道正压给氧，呼吸衰竭者宜气管插管，应用呼吸机辅助呼吸。

（七）控制感染

感染是休克的基本原因，控制感染是防治感染性休克最基本的措施，应选择敏感、有效的抗生素迅速控制感染。病原菌明确者针对病原菌应用有效抗生素,病原菌不明者选择广谱,兼顾抗革兰氏阳性与阴性菌的抗生素。用药原则是早期、足量、2～3种联合,并静脉给药,坚持足够的疗程,以迅速彻底控制感染。

(八)防治脑水肿

重症休克发生脑水肿者,及时用渗透性利尿剂,降低颅内压。常用20%甘露醇,每次2.5～5.0 mL/kg,静脉注射,依病情4～6小时应用一次,尿量增多后适当增加液体和电解质入量,维持患儿于轻度脱水、无明显电解质紊乱状态。

(九)抗凝及抗纤溶治疗

重型休克合并DIC者,应用抗凝和/或抗纤溶亢进治疗。早期、高凝阶段应用肝素,每次100 U/kg,加入30～40 mL生理盐水中,静脉点滴,每4～6小时一次,直至高凝状态消失;晚期应用6-氨基己酸或对氨甲苯酸抗纤溶亢进治疗,剂量均为每次0.1 g/kg,每4～6小时一次。

(十)抗自由基和钙拮抗剂应用

常用的抗自由基药物有超氧化物歧化酶、过氧化氢酶、维生素C、维生素E、辅酶Q_{10}、别嘌呤醇等。此外,纳洛酮既能降低自由基损伤,也能增加心搏出量和左心室收缩功能,对重症患儿及时应用可取得良好效果。钙离子拮抗剂常用的有尼莫地平等。

(十一)支持疗法

根据病情采用肠内、肠外多种方法与途径,保证167～210 kJ(40～50 kcal)/(kg·d)的能量供给,满足危重患儿能量和蛋白质需要增多的要求。必要时酌情输新鲜全血或血浆。

第三节 急性呼吸衰竭

急性呼吸衰竭(ARF)是儿科危重症抢救的主要问题。有调查表明儿童急性呼吸衰竭病死率达40%～75%,并占住院儿童病死率的 33%。由于直接或间接原因导致呼吸功能异常,使肺不能满足气体交换需要,引起动脉血氧下降和/或二氧化碳潴留称呼吸衰竭。其血气诊断标准为动脉血氧分压(PaO_2)<6.7 kPa(50 mmHg)和/或动脉血二氧化碳分压($PaCO_2$)>6.7 kPa(50 mmHg)。

一、病因

引起呼吸衰竭的原因有很多,根据其病理可分为三大类。

(一)呼吸道梗阻

上呼吸道梗阻在婴幼儿较多见,可因感染、神经体液因素(喉痉挛)、异物、先天因素(喉软骨软化、后鼻孔闭锁等)引起。下呼吸道梗阻包括支气管哮喘、毛细支气管炎等引起。重症肺部感染时的分泌物、病毒性肺炎的坏死物阻塞细支气管、造成下呼吸道梗阻等。

(二)肺实质疾病

1.肺实质疾病

各种肺部感染如肺炎、毛细支气管炎、间质性肺疾病、肺水肿,先天性疾病如气管、支气管发育不良及肺发育不全等。

2.新生儿呼吸窘迫综合征(RDS)

主要由于早产儿肺发育不成熟,肺表面活性物质缺乏引起广泛肺不张所致。

3.急性呼吸窘迫综合征(ARDS)

常在严重感染、外伤、大手术或其他严重疾病时出现,其特征为严重肺损伤。

(三)呼吸泵异常

呼吸泵异常包括呼吸中枢、脊髓、呼吸肌和胸廓各部位的病变,如严重感染引起的中毒性脑病和脑水肿,颅内出血及占位性病变导致的颅内高压、颅内感染等,均可影响呼吸中枢。呼吸泵异常还可导致排痰无力,造成呼吸道梗阻,肺不张和感染。

二、发病机制

缺氧与二氧化碳潴留,是呼吸衰竭最基本的病理生理改变。

(一)通气功能障碍

通气功能障碍即肺泡与外界新鲜空气气体交换有障碍。从呼吸中枢至呼吸效应器官的任何部位发生病变,均可通过以下机制造成缺氧及二氧化碳潴留。

1.呼吸动力减弱

药物、脑炎和脑水肿等使呼吸中枢受抑制。呼吸中枢包括控制随意呼吸动作的大脑皮层、脑干(间脑、脑桥、延髓)和脊髓。呼吸节律起源于延髓(吸气和呼气中枢),脑桥使呼吸节律更完善,脊髓是脑和呼吸肌间联络的通路。上述任一部位病变都可减弱呼吸动力,发生通气功能障碍。

2.生理无效腔气量增加

肺泡通气量＝潮气量－生理无效腔气量。在潮气量不变的情况下,生理无效腔气量增加,必然引起肺泡通气量下降。生理无效腔(包括解剖无效腔和肺泡无效腔)与潮气量的比值十分重要,成人约为 0.3,新生儿及早产儿 0.4～0.5。因此,后者容易发生急性呼吸衰竭。此外,在肺炎及肺水肿时呼吸浅快,可使生理无效腔加大,肺泡通气量减小,呼吸效率降低。

3.胸廓和肺扩张受限

见于呼吸肌麻痹(感染性多发性神经根炎最常见)、肺炎、胸腔积液、肥胖、硬肿症时,广义地说这也属于呼吸动力问题,由于肺泡不能正常膨胀,潮气量下降致使通气量降低。

4.气道阻力增加

肺炎、毛细支气管炎、哮喘时,气道痉挛、狭窄或阻塞,通气量减少。

肺泡通气不足导致的后果有以下特点:$PaCO_2$ 升高,PaO_2 下降,但不会太低,此种低氧血症容易被吸氧纠正。

(二)换气功能障碍

换气功能障碍指肺泡内气体与流经肺泡血液内气体的交换发生障碍,此时主要导致 PaO_2 降低。

1.通气/血流比率(V/Q)失衡

这是低氧血症最常见的原因。正常 V/Q 平均为 0.8,V/Q 比增加呈无效腔样通气,即肺泡有通气但血流不足,见于局部血流灌注减少时。可用无效腔量(VD)与潮气量(VT)比值(VD/VT)表示,正常为0.3。肺栓塞、急性肺损伤、ARDS时,VD/VT明显增加,ARDS可增至0.75。V/Q下降即病理性肺内动静脉分流,指血流经过无通气或通气不良的肺泡,为严重低氧血症的原因,主要表现为PaO_2显著降低,增加吸氧浓度不能提高动脉血氧分压。多见于局部通气异常,如肺炎、肺不张、肺水肿等。用分流分数来表示,正常仅5%,大于15%将会严重影响氧合作用。

2.弥散障碍

指氧通过肺泡毛细血管膜进行弥散时存在异常。凡弥散面积减少(如肺炎、肺不张)或弥散膜增厚(如肺水肿、肺纤维化)均导致弥散障碍。由于二氧化碳的弥散能力比氧约大20倍,因此弥散障碍主要指氧而言,其特点是导致PaO_2下降,但无二氧化碳潴留。

总之,急性呼吸衰竭使PaO_2下降最常见的原因是V/Q失衡,最严重的原因为肺内动静脉分流增加。

而引起$PaCO_2$增高最根本的原因为肺泡通气不足。小儿患呼吸系统疾病时,可有不同原因所致的换气障碍。ARDS以肺内分流增加较著;V/Q失调,则是一般肺病变时较普遍存在的情况。

三、分型

急性呼吸衰竭分类方法很多,常依据血气、原发病、呼吸功能做以下分类。

(一)根据血气分类

1.Ⅰ型呼吸衰竭

即低氧血症型呼吸衰竭,$PaO_2 < 6.7$ kPa(50 mmHg)。$PaCO_2$不正常或降低,多因肺实质病变引起,主要为换气功能不足。

2.Ⅱ型呼吸衰竭

即高碳酸低氧血症型呼吸衰竭,$PaCO_2 > 6.7$ kPa(50 mmHg),同时有不同程度低氧血症。多因呼吸泵功能异常及气道梗阻所致,主要为肺泡通气功能不足。小儿许多急性呼吸衰竭常是两种类型混合存在。

(二)根据原发病分类

1.中枢性呼吸衰竭

主要表现为限制性通气功能障碍。

2.周围性呼吸衰竭

限制性通气障碍、阻塞性通气障碍、换气障碍均可导致。

(三)根据呼吸功能分类

可分为通气功能衰竭和换气功能衰竭。

四、临床表现

小儿急性呼吸衰竭时,临床表现除原发病症状外,主要是缺氧和二氧化碳潴留引起的多脏器功能紊乱。

(一)原发病的临床表现

根据原发病不同而异,如吸气性喉鸣为上气道梗阻的征象,儿科最常见的疾病有喉气管支气管炎、喉软化、会厌炎、异物吸入及先天性气道异常;呼气延长伴喘鸣是下气道梗阻的征象,最常见的疾病是病毒性毛细支气管炎及支气管哮喘。

(二)呼吸困难的临床表现

1.周围性急性呼吸衰竭

呼吸增快经常是婴儿呼吸衰竭最早期的表现。早期呼吸多为浅速,节律整齐;后出现呼吸无力及缓慢。用力呼吸的征象是三凹征及鼻翼翕动。呼气性呻吟是婴儿及儿童呼吸衰竭的另一个临床征象。周围性呼吸衰竭严重时往往伴有中枢性呼吸衰竭。

2.中枢性急性呼吸衰竭

其表现为呼吸节律不齐,早期多为潮式呼吸,晚期出现抽泣样呼吸、叹息样呼吸、呼吸暂停及下颌呼吸等。

(三)低氧血症的临床表现

1.发绀

一般血氧饱和度(SO_2)降至80%以下时出现发绀。发绀是相对较晚出现的呼吸衰竭的体征。发绀的出现与血中还原血红蛋白的百分比有关。贫血患儿可有严重缺氧而发绀不明显。休克时由于末梢循环不良,氧饱和度低于 80% 时即有发绀出现。

2.神经系统表现

烦躁、意识模糊甚至昏迷、惊厥。

3.循环系统表现

心率增快,后可减慢,心音低钝,轻度低氧血症时心排血量增加,严重时减少,血压先增高后期则降低,严重缺氧可致心律失常。

4.消化系统表现

可有消化道出血,亦可有肝功能损害,谷丙转氨酶增高。

5.肾功能损害

尿中出现蛋白、白细胞及管型,少尿或无尿。因严重缺氧可引起肾小管坏死,出现肾衰竭。

(四)高碳酸血症的临床表现

(1)早期可有头痛、烦躁、摇头、多汗、肌震颤。

(2)神经精神异常表现淡漠、嗜睡,严重者可有昏迷、抽搐,视盘水肿(视乳头水肿)。

(3)循环系统表现:心率增快,心排血量增加,血压上升。严重时心率减慢,血压下降,心律不齐。

(4)毛细血管扩张症状:四肢湿,皮肤潮红,唇红,眼结膜充血及水肿。

(五)水、电解质与酸碱紊乱

血钾多偏高,但饥饿、入量少、脱水剂与利尿剂的应用,又常可引起低血钾、低血钠。酸中毒时肾排酸增多,同时二氧化碳潴留时,碳酸氢根离子代偿保留,而使血氯相应减少。急性呼吸衰竭时可见各种酸碱平衡紊乱,Ⅱ型时以呼吸性酸中毒或混合性酸中毒多见。

(六)呼吸功能障碍

临床上呼吸功能障碍分为 3 个阶段。

1.呼吸功能不全代偿期

安静状态下无呼吸困难,血气大致正常,只是在负荷增加时出现异常,通气功能检查已有异常。

2.呼吸功能不全

血氧分压在 10.7 kPa(80 mmHg)以下为轻度低氧血症。开始时由于代偿缺氧而过度通气,$PaCO_2$可偏低。病情进展,患儿代偿能力逐渐下降,通气量由高转为低,低氧血症加重,二氧化碳潴留亦由轻变重。

3.呼吸衰竭

出现相应的临床表现及血气结果。

五、诊断

(一)病史

不但有助于了解病情发生的基础,还便于有针对性地治疗。应重点了解目前患何种疾病,有无感染或大手术,有无肺、心、神经系统及代谢性疾病,有无突发意外情况和外伤史。新生儿要注意围生期病史,如母亲用药情况,分娩是否顺利,有无早产,是否有宫内窒息,有无引起呼吸窘迫的先天畸形(如横膈疝、食管闭锁)等。

(二)临床表现

因低氧血症或高碳酸血症,导致以呼吸系统功能紊乱为主伴其他各系统功能紊乱的症状和体征。呼吸频率持续超过 60 次/分或低于 20 次/分,伴有节律异常或呼吸暂停、三凹征和明显发绀。

(三)血气分析指标

1. Ⅰ 型呼吸衰竭

$PaO_2 < 6.7$ kPa(50 mmHg),$PaCO_2$可正常或稍降低。

2. Ⅱ 型呼吸衰竭

$PaO_2 < 6.7$ kPa(50 mmHg),$PaCO_2 > 6.7$ kPa(50 mmHg)。轻症:$PaCO_2$ 6.7~9.3 kPa(50~70 mmHg);重症:$PaCO_2 > 9.3$ kPa(70 mmHg)。

六、治疗

呼吸衰竭的治疗原则在于积极治疗原发病,改善呼吸功能,保持气道通畅,纠正水电解质及酸碱紊乱,维持脑、心、肺等器官功能,争取时间渡过危机,更好地对原发病进行治疗。

(一)呼吸管理

1.保持呼吸道通畅

清除呼吸道分泌物及其他可能引起呼吸道梗阻的因素,以保持呼吸道通畅。昏迷患儿头部应尽量后仰,以免舌根后坠,阻碍呼吸。可能呕吐的患儿应侧卧,以免发生误吸和窒息。

2.给氧

发绀和呼吸困难都是给氧的临床指征。心率快和烦躁不安是早期缺氧的重要表现,在排除缺氧以外的其他原因后,亦可作为给氧的指征。常用给氧方法如下。

(1)鼻导管给氧:氧流量儿童为 1～2 L/min,婴幼儿为 0.5～1 L/min,新生儿为 0.3～0.5 L/min,氧浓度为 30%～40%。

(2)口罩给氧:氧流量儿童为 3～5 L/min,婴幼儿为 2～4 L/min,新生儿为 1～2 L/min,氧浓度为 45%～60%。

(3)头罩给氧:氧浓度可根据需要调节,通常为 3～6 L/min,氧浓度为 40%～50%。

(4)持续气道正压给氧(CPAP):新生儿及婴幼儿肺部疾病、肺炎、肺不张、胎粪吸入综合征,肺水肿等所致低氧血症是应用 CPAP 最主要的适应证。新生儿呼吸窘迫综合征是应用 CPAP 最合适的适应证。CPAP 早期应用,可及时稳定病情,避免气管插管带来不良影响,并减少呼吸机的应用,使感染、气胸等并发症减少。

(二)药物治疗

1.呼吸兴奋剂

呼吸兴奋剂的主要作用是兴奋呼吸中枢,增加通气量,对中枢性呼吸衰竭有一定效果。常用的呼吸兴奋剂有尼可刹米(可拉明)0.02～0.05 mg/kg,肌内注射或静脉注射,山梗菜碱(洛贝林)1～3 mg/次,静脉注射,必要时 30～60 分钟重复使用。二甲氟林也有较好兴奋呼吸中枢的效果。多沙普仑(盐酸吗啉吡酮)为较新的呼吸兴奋剂,用于镇静、催眠药中毒,0.5～1.5 mg/kg,静脉滴注,新生儿不宜使用。

2.纠正酸中毒药物的应用

呼吸性酸中毒的纠正,主要从改善通气功能入手。合并代谢性酸中毒,血液 pH<7.2 时,可适当应用碱性液,常用 5% 的碳酸氢钠溶液,用量为每次 2～5 mL/kg,稀释为 1.4% 的等渗溶液静脉滴注,必要时可重复 1 次。或应用公式:所需碱性液(mmol)=0.3×BE(mmol)×体重(kg),5% 的碳酸氢钠溶液 1.68 mL=1 mol,首剂用总量的 1/2,治疗过程中再根据血液酸碱平衡检查结果随时调整,以免治疗过度。

(三)控制感染

呼吸道感染既是引起呼吸衰竭的原发病或诱因,也是呼吸衰竭治疗过程中的常见并发症。应用呼吸机的患儿,呼吸道感染的病原以革兰氏阴性杆菌多见。针对病原菌选择有效抗生素是控制呼吸道感染的主要手段,同时采用各种方法增加机体免疫力。此外,应尽量减少患儿院内感染的机会,认真做好吸痰时的无菌操作和呼吸机管道消毒等。

(四)营养支持

营养支持对呼吸衰竭患儿的预后起重要作用。合理的营养支持有利于肺组织的修复,可增强机体免疫能力,减少呼吸肌疲劳。首先要争取经口进食,既保证充足的营养,同时又对保持消化道正常功能有重要作用。对因呼吸困难、腹胀、呕吐、消化功能减弱等原因,减少或不能经口进食患儿,需通过静脉补充部分或全部营养。

(五)建立人工呼吸

若呼吸衰竭经一般内科处理仍难以维持呼吸道通畅,应建立人工呼吸,以保证正常气体交换。

1.人工呼吸道的建立

根据病情和需要时间的长短,选择气管插管或气管切开。其共同作用:①解除上呼吸道梗阻;②引流下呼吸道分泌物;③咽麻痹或深昏迷时防止误吸;④应用呼吸机。

2.应用呼吸机

可改善通气、换气功能,减轻循环负担,保持呼吸道通畅,预防肺不张、窒息等严重并发症的发生。

第四节　心跳呼吸骤停

心跳呼吸骤停是指各种原因引起的心跳、呼吸突然停止,是临床最紧急的危险情况。心肺复苏(cardio-pulmonary resucitation,CPR)是对此所采用的最初急救措施。

在婴儿和儿童中,心跳、呼吸骤停是很少见的突发事件,小儿心跳呼吸停止往往是呼吸和循环功能进行性恶化而导致的终末结果。不管疾病初期状况或发展过程如何,疾病恶化的最终共同结果是发生心肺衰竭和出现心跳、呼吸停止。一旦心跳停止、脉搏消失,预后是很差的。如果超过 4～6 分钟才开始心肺复苏,即使心肺复苏成功,也难免遗留中枢神经系统不可逆的损害。因此对待心跳、呼吸停止,必须争分夺秒地进行抢救,尽早开始心肺复苏,以提高复苏成功率。

一、病因

(一)呼吸系统

急性上、下气道梗阻(如气管异物、胃食管反流、喉痉挛、喉水肿、白喉假膜堵塞等)、严重肺组织疾病(如重症肺炎、呼吸窘迫综合征等)及继发于惊厥或心脏停搏后。

(二)中枢神经系统

颅脑损伤、肿瘤、中枢神经系统感染引起的脑水肿、脑疝等。

(三)循环系统

严重心律失常、心肌炎、先天性心脏病(如 Ebstein 病)及心内膜弹力纤维增生症等。

(四)代谢及电解质紊乱

新生儿低血钙、低血糖、高钾或低钾血症、严重酸中毒等。

(五)手术和治疗操作

心导管检查、纤维支气管镜检查、气管插管或切开、心包穿刺、心脏手术和麻醉过程中均可发生心搏骤停。

(六)外伤及意外

1岁以后的小儿多见,如颅脑或胸部外伤、烧伤、电击、溺水、药物过敏及中毒等。

(七)婴儿猝死综合征(sudden infant death syndrome,SIDS)

SIDS是发达国家新生儿期后婴儿死亡的常见原因,占1月~1岁婴儿死亡的40%~50%。低氧血症是儿科心跳、呼吸骤停主要的直接原因(约占80%),尤以呼吸道梗阻和肺疾病最常见。

二、病理生理

(一)缺氧与酸中毒

心跳、呼吸停止,机体组织缺氧缺血,无氧酵解加强,产生过多乳酸,引起代谢性酸中毒;同时,二氧化碳排出障碍,发生呼吸性酸中毒,血pH明显下降。二者抑制心肌收缩和传导,加重心肌损伤和心脏停搏。

(二)组织细胞损伤

缺氧、酸中毒引起能量代谢障碍,三磷酸腺苷耗竭,钠泵、钙泵功能障碍,细胞内 Na^+、Ca^{2+} 超载,血 K^+ 升高,氧自由基大量生成,破坏细胞膜、微血管壁、线粒体、溶酶体等,导致组织水肿和细胞溶解死亡。

(三)心、脑器官功能损伤

心、脑对缺氧都极为敏感,心跳、呼吸骤停后,脑组织细胞缺氧缺血性损伤出现最早,亦最严重,心肌损伤次之。且酸中毒引起血管扩张,心跳恢复后导致血流过度灌注,发生心、脑等再灌注损伤。一般心跳、呼吸停止4~6分钟,大脑即出现不可逆性损伤。

三、诊断

凡是突然意识丧失、呼吸停止、瞳孔散大、伴大动脉(颈、股动脉)搏动和心音消失,即可诊断为心跳、呼吸骤停;此时心电图呈等电位线或室颤。心率极度缓慢,年长儿<30次/分、婴儿<60次/分、新生儿<100次/分时,引起的病理生理学改变与心脏

停搏无异；呼吸极度衰竭、过于表浅极慢、倒气样呼吸或虽有呼吸动作而胸部听不到呼吸音时，也不能进行有效气体交换，导致的病理生理学改变与呼吸停止相同；二者均有发生心跳、呼吸骤停的危险，属心跳呼吸骤停的先兆。

四、治疗

对于心跳、呼吸骤停，现场及时抢救至关重要，分秒必争开始人工呼吸与人工循环，以保证全身尤其是心、脑重要器官的血流灌注及氧供应，成为心肺复苏成功与否的关键。具体的抢救措施如下。

（一）保持呼吸道通畅（airway，A）

首先，清除患儿口咽部分泌物、呕吐物及异物（如泥沙），可用叩背法（1岁内婴儿）等，有条件时可给予气道吸引。操作者在患儿右侧用右手拇指外的其他四指放在下颏处向上、前抬起，同时左手置于患儿前额使头后仰，保持患儿头部呈后仰位，以使气道平直，并抬高下颌角使下颌骨上移，防止舌根后坠压迫咽后壁而阻塞气道。

（二）建立呼吸（breathing，B）

1.口对口人工通气法

婴儿用口对口鼻法，儿童口对口法。操作时，使患儿平卧，肩背稍垫高，头后仰，以保持气道平直。术者拇指、食指捏紧患儿鼻孔，深吸气后，对准患儿口腔将气体吹入，此时可见患儿胸廓抬起。停止吹气后，立即放开患儿鼻孔，因胸廓及肺的弹性回缩作用，可自然出现呼气动作，排出肺内气体。重复上述操作，儿童18～20次/分，婴儿30～40次/分。

2.复苏囊人工呼吸法

术者一手托举患儿下颌并固定面罩使与患儿面部呈密闭状，另一手节律性地挤压、放松气囊，挤压次数和力量视患儿年龄而异。其送气含氧量为30%～40%，带有贮氧装置的气囊可提供含氧量60%以上的气体。但气囊通气时面罩往往密闭不严而影响效果，使用时应严格选择面罩大小。复苏囊人工呼吸法的缺点有缺乏湿化装置，吸入氧浓度不恒定，捏皮囊的压力不易控制且需不断人工操作,故不宜长期使用。

3.气管内人工呼吸法

如需要持久通气时,或复苏囊人工呼吸法无法提供足够通气时,可施行气管插管或行气管切开术。<8岁的患儿用不带囊气管插管,>8岁患儿用带囊气管插管。气管插管的内径大小:新生儿体重<1 500 g,2.5 mm;1 500～2 500 g,3.0 mm;>2 500 g,3.5 mm;1岁,4.0～4.5 mm;幼儿和儿童可用公式估算:(年龄+16)/14(mm)。经口或鼻插管成功后,若患儿无自主呼吸或自主呼吸微弱,不足以维持通气时,需用橡皮囊、复苏器或人工呼吸机加压人工呼吸。

(三)建立循环(circulalion,C)

对于心脏骤停,或通过上述复苏过程仍有心动过缓或循环严重不足者,应进行胸外心脏按压。对婴儿、新生儿多采用环抱法,即用双手围绕患儿胸部,用双拇指或重叠的双拇指按压或双指按压法,使患儿胸廓下陷1.5～2.0 cm。

对幼儿可用单掌法:施救者将手掌重叠置于患儿胸骨中下1/3交界处,亦可置于乳头连线下方1 cm,垂直向患儿脊柱方向挤压,使胸骨下陷2～3 cm;或平卧位双指按压,使胸骨下陷2～3 cm。

年长儿与成人胸部按压方法相同。不论小儿年龄大小,心脏按压与人工通气之比值均为5∶1。

心脏按压有效的表现是:按压时可触及患儿颈动脉、股动脉搏动;扩大的瞳孔缩小,光反射恢复;口唇、甲床颜色好转;肌张力增强或有不自主运动;出现自主呼吸。

(四)药物治疗(drugs,D)

建立人工呼吸与人工循环的同时或1～2分钟后,立即给予复苏药物,促进自主呼吸和心搏的恢复,但不能取代人工呼吸和人工循环。给药途径以静脉为主,亦可气管内滴注;4岁以下小儿,静脉穿刺3次失败或时间超过90秒,宜行骨髓穿刺,开放骨内通道给药与输液。心内注射给药须停止心脏按压,影响复苏效果,且危险性大,现已不被采用。

1.肾上腺素

肾上腺素是心肺复苏时最常应用的药物。可兴奋 α 受体及 β 受体,具有正性肌力和正性频率作用,并可提高血压,半衰期 2 分钟。用法:首次静脉稀释成 1/万浓度,0.01 mg/kg(0.1 mL/kg,1∶10 000 溶液)。若首次无效,第 2 次静脉给药可加倍甚至可 10 倍于首次量,可按 0.02 mg/kg、0.04 mg/kg 递增甚至 0.1 mg/kg(0.1 mL/kg,1∶10 000)给予,3～5 分钟重复 1 次,一般 3～5 次。心跳恢复后可持续静脉滴注,速度为 0.05～1.0 μg/(kg·min)。

2.阿托品

阿托品用于心动过缓或Ⅲ度房室传导阻滞,用法:0.02 mg/kg,最大 0.1 mg/kg,5 分钟重复 1 次,最大剂量儿童 1 mg,青少年 2 mg,通常经静脉给药。

3.碳酸氢钠

现在的观点认为除非心跳、呼吸停止时间较长或血气证实有严重的代谢性酸中毒,不应常规使用碳酸氢钠,尤其在复苏的最初阶段应慎重使用,否则可能导致医源性高渗、高钠、低钾并加重细胞内酸中毒。用法:在给予基本生命支持及肾上腺素后,心跳仍不恢复,无血气情况下,一般先给 5% 碳酸氢钠 5 mL/kg,稀释成等渗液快速静脉滴注。尽管碳酸氢钠已不作为一线复苏药物,但患儿如果有足够通气量,第一次肾上腺素给药后效果不佳时可考虑使用。

4.钙剂

现已不作为Ⅰ期复苏药,但在低钙血症、高钾血症、高镁血症时仍可应用。注意可能导致细胞内钙超载,加重已缺氧细胞的损伤。用法:葡萄糖酸钙 100～200 mg/kg(10% 葡萄糖酸钙 1～2 mL/kg),最大剂量 2.0 g 次,静脉注射时,必须应用小针头,以等量的生理盐水或 10%～25% 葡萄糖溶液稀释 1～2 倍,然后缓慢注入(全剂需 10 分钟或更长),注射时须监测心率。氯化钙 20～50 mg(kg·次)(10% 氯化钙 0.2～0.5 mL/kg),最大剂量 1.0 g/次,注意静脉缓注。

5.利多卡因

用于室颤及室性心动过速。在抢救后始终听不到心音,除心跳确实未恢复外,还应注意可能有室颤,在继续心脏按压的同时做心电图以发现是否有室颤。用量:1 mL/kg,加5%葡萄糖溶液10 mL中静脉推注,5~10分钟后可重复使用,总药量不超过5 mg/kg。

6.甘露醇

甘露醇可减轻因脑缺血、缺氧导致的脑水肿,复苏后多常规使用。剂量:每次0.5~1.0 g/kg,第1天4~6小时给药1次,此后酌情给予。

五、其他

对复苏后出现的心、脑、肺、肾等重要生命器官的脏器功能不全或衰竭,抢救过程中所致的机械损害及药物治疗不当等所带来的影响,应采取相应的有效措施予以预防和处理。

第五节　充血性心力衰竭

充血性心力衰竭又称心力衰竭(以下简称心衰),主要是由于心肌病损或心脏负荷过重等引起心脏泵血(收缩和/或舒张)功能减退,心搏出量绝对或相对不足,组织灌注量减少、静脉回流受阻,引起全身组织缺氧和脏器淤血的临床综合征。心衰是小儿时期常见的急、重症,不及时诊治,可危及患儿生命。

一、病因

(一)心血管疾病

先天性心脏病、风湿性心脏病或心脏瓣膜病、心肌炎、心肌病、感染性细菌性心内膜炎、心内膜弹力纤维增生症、严重心律失常、高原性心脏病、心包炎等。

（二）肺部疾病

重症肺炎、呼吸窘迫综合征、哮喘、肺栓塞等。

（三）肾脏疾病

急性肾炎、肾血管畸形等。

（四）其他

重症贫血、大量快速输液输血、大量失血、甲状腺功能亢进、高钾血症、B 族维生素缺乏症等。心脏疾病是小儿心衰的主要原因，感染、活动过度或剧烈哭闹、大量快速输液或输血、贫血等是常见诱因。婴儿期心衰发生率最高，先天性心脏病是最常见原因，急性支气管肺炎是主要诱发因素。

二、发病机制

以上疾病或因素主要通过影响心肌收缩能力，心脏的容量负荷、压力负荷，心室收缩的协调性等引起心力衰竭。心搏出量减少时，首先反射性激活交感神经，致心率加快、心肌收缩力加强、外周血管收缩，使心搏出量增加，维持血压，部分代偿心功能；进而激活肾素-血管紧张素-醛固酮系统，加强心脏收缩和血管阻力，维持心、脑、肾血流灌注，但也刺激垂体抗利尿激素分泌，引起钠、水潴留，心脏负荷增加，致使心室扩大、心肌或肌蛋白增生、心室壁肥厚而代偿；同时也使心脏氧耗量增加，心肌氧和能量饥饿加重，细胞内 Ca^{2+}、Na^+ 潴留超载，氧自由基产生增多、清除减少，引起心肌损伤，最终心肌收缩力减弱，心室舒张顺应性异常，心脏各部分舒缩活动失调，心功能失代偿而心力衰竭。心力衰竭时，心搏出量绝对或相对不足，全身组织和器官灌注量减少而缺氧；心室收缩末残余血量增多，舒张期充盈压力增高，导致心房内压力增高，静脉回流障碍，致脏器淤血、水肿。心慌、出汗等症状的产生与交感神经张力增加有关，体内钠、水潴留加重水肿等。

三、临床表现

（一）婴幼儿期症状

新生儿常表现为嗜睡、淡漠、乏力、拒奶或呕吐等非特异症状。

婴幼儿期症状不典型,常见症状呼吸增快,每分钟超过60次,甚至达100次以上,喂养困难,疲劳并拒食,体重不增加,烦躁多汗,愿意抱起并依靠在大人肩上(这是婴儿端坐呼吸的表现),哭声弱,有时声音嘶哑,严重时面色苍白或青紫;肺部往往无湿性啰音或仅有喘息音。颈静脉怒张及水肿均不明显,只能通过观察体重增加情况来判断水肿程度。

(二)年长儿期症状

1.左心衰竭

(1)症状:①呼吸困难,包括活动后出现呼吸困难和端坐呼吸,夜间阵发性呼吸困难在儿童不多见;②咳嗽,咯血,可咳出泡沫血痰或鲜血;③青紫,皮肤苍白或发绀,唇发绀。

(2)体征:①心脏听诊心率增快,心尖区第一音减低和奔马律;②肺部可有哮鸣音或湿性啰音;③偶见交替脉。

2.右心衰竭

(1)症状:食欲缺乏、恶心、呕吐,肝区不适,黄疸,尿少,水肿等。

(2)体征:水肿,见于身体下垂部位,可有腹水及胸腔积液。肝大常伴有肝脏压痛,肝大可出现在水肿之前,为右心衰竭早期症状之一。颈静脉怒张,肝颈反流征阳性。

四、辅助检查

(一)X线胸片

心影呈普遍性扩大,心搏动减弱、肺纹理增多,肺淤血,或见到Kerley线,尤其B线,根据各心腔大小及肺血情况可协助病因诊断。小婴儿正常胸腺心脏影可误诊为心脏增大,应予注意。

(二)心电图检查

可示房室肥厚、复极波及心律的变化,有助于病因诊断及应用洋地黄药物的参考。

(三)超声心动图检查

对心脏、大血管的解剖结构、血流动力学改变、心功能及心包情况提供精确的资料,有助于病因诊断及对病理生理、心脏收缩及舒张功能的评价。

(四)血气分析及 pH 测定

肺水肿、左心衰竭时出现 PaO_2 下降、$PaCO_2$ 上升,发生呼吸性酸中毒。严重心衰,组织灌注不良,酸性代谢产物积蓄,可导致代谢性酸中毒。

(五)血生化及血糖测定

了解血清钠、钾、氯水平。新生儿低血糖可导致心衰。尚可检查心肌酶、肾功能及血常规等,了解心肌炎、心肌缺血、肾功能及贫血等情况,有助于判断病因及指导治疗。

(六)血流动力学监测

可有肺毛细血管嵌楔压(正常 0.7～1.6 kPa 或 5～12 mmHg)、中心静脉压(正常 1.0～1.2 kPa 或 10～12 cmH_2O)、左室舒张期末压(正常 0.5～1.6 kPa 或 4～12 mmHg)、左房压力(正常 0.7～1.3 kPa或 5～10 mmHg)、右室舒张期末压(正常 0.3～0.7 kPa 或 2～5 mmHg)增高,心脏指数下降,正常为 2.8～4 L/(min·m^2),动脉血压下降(桡动脉直接插管测压),提示心泵功能明显减低。

五、诊断

(一)心力衰竭诊断标准

(1)具备以下 4 项,可考虑心力衰竭:①呼吸急促(婴儿＞60 次/分,幼儿＞50 次/分,儿童＞40 次/分);②心动过速(婴儿＞160 次/分,幼儿＞140 次/分,儿童＞120 次/分);③心脏扩大;④烦躁、哺喂困难、体重增加、尿少、水肿、多汗、发绀、呛咳、阵发性呼吸困难(本项中需有两种以上)。

(2)具备以上 4 项加以下一项,或以上两项加以下两项,可确诊心力衰竭:肝大(婴幼儿肝肋下≥3 cm,儿童≥1 cm),进行性肝大或伴触痛者更有意义;肺水肿;奔马律。

(3)周围循环衰竭:严重的心力衰竭可出现周围循环衰竭、血压下降、肢端厥冷。

(二)心功能的分级标准

1.成人及儿童心功能分级及客观评价(美国纽约心脏病协会标准委员会 1994 年第 9 次修订)

Ⅰ级:仅有心脏病体征,无症状,活动不受限,心功能代偿。A 级:无心血管病的客观证据。

Ⅱ级:活动量较大时出现症状,活动轻度受限。B 级:有轻度心血管病的客观证据。

Ⅲ级:活动稍多即出现症状,活动明显受限。C 级:有中度心血管病的客观证据。

Ⅳ级:安静休息即有症状,完全丧失劳动。D 级:有重度心血管病的客观证据。

2.婴儿心功能分级

0 级:无心衰表现。

Ⅰ级:即轻度心衰。其指征为每次哺乳量<105 mL,或哺乳时间需 30 分钟以上,呼吸困难,心率>150 次/分,可有奔马律,肝脏肿大肋下 2 cm。

Ⅱ级:即中度心衰。其指征为每次哺乳量<90 mL,或哺乳时间需 40 分钟以上,呼吸>60 次/分,呼吸形式异常,心率>160 次/分,肝大肋下 2~3 cm,有奔马律。

Ⅲ级:即重度心衰。其指征为每次哺乳<75 mL,或哺乳时间需 40 分钟以上,呼吸>60 次/分,呼吸形式异常,心率>170 次/分,有奔马律,肝大肋下 3 cm 以上,并有外周灌注不良。

六、鉴别诊断

(一)婴幼儿心力衰竭

应与以下情况区别。

1.重症支气管肺炎及毛细支气管炎

患儿有呼吸困难、呼吸及脉搏增快等体征。由于肺气肿而膈肌下降,可使肝脏在肋下 2~3 cm 处触及。以上体征与心力衰竭相似,但其心脏不扩大,肝脏边缘并不圆钝。

2.青紫型先天性心脏病

因患儿缺氧,常出现呼吸增快、烦躁,青紫加重及心率加快,但并无心力衰竭的其他表现如肝大等。

(二)年长儿心力衰竭

应与以下疾病鉴别。

(1)急性心包炎、心包积液及慢性缩窄性心包炎。这些疾病发生心包填塞及静脉淤血时,其症状与心力衰竭类似,但心包疾病有以下特点可资鉴别:①奇脉明显;②腹水较突出,与其他部位水肿不成比例;③肺充血多不明显,故患儿虽有颈静脉怒张,腹水及肝脏明显增大等体征,但呼吸困难不显著,多能平卧;④X线检查、超声心动图检查及同位素心脏血池扫描也可协助诊断。

(2)肝、肾疾病引起明显腹水者应与右心衰竭鉴别。

七、治疗

治疗目的为改善心脏收缩能力及减轻心脏前、后负荷,可采取以下措施。

(一)一般治疗

(1)休息可减轻心脏负担,是极重要的治疗措施。

(2)应采取各种办法避免烦躁哭闹,解除紧张心情。可口服苯巴比妥或注射苯巴比妥钠等镇静药,必要时用吗啡每次 $0.1 \sim 0.2$ mg/kg,做皮下注射,最大量不超过 10 mg。

(3)保持半卧位可减轻呼吸困难。

(4)饮食应限制盐量,一般每天饮食中的钠量应减至 $0.5 \sim 1.0$ g。给予容易消化及富于营养的食物,宜少量多餐。急性及重度心衰者应限制液量摄入在每天 1 200 mL/m^2 以内,并尽量减少静脉输液量,以减轻心脏前负荷。

(5)氧气吸入可视呼吸困难的程度而做决定,一般氧气流量为 $1 \sim 4$ L/min。必要时可呼气末正压给氧。

(6)应保持大便通畅。

(7)并发细菌感染时可使用适当的抗生素。

(二)洋地黄类药物

1.常用剂量及用法

常用的洋地黄类药物有洋地黄毒苷、异羟基洋地黄毒苷(地高辛)、毛花苷C(西地兰)及毒毛花苷K。近年倾向于选择地高辛,因其半衰期短、胃肠道吸收好,既能静脉注射又能口服给药,剂量容易调节,较少发生中毒。使用方法有饱和量(洋地黄化)法和每天维持量法,为减少中毒发生,除危、急、重症外,多采用每天维持量法。

(1)饱和量法:对急、重症心衰,用地高辛或毛花苷C静脉注射,首次给洋地黄化总量的1/2,余量分两次,每隔4~6小时给药一次,多数可于8~12小时内达到洋地黄化(心率、呼吸减慢,肝缩小,尿量增加,水肿消退或体重减轻,心脏回缩,食欲、精神好转)。能口服者,也可采用地高辛口服,首次给洋地黄化量的1/3或1/2,余量分两次,每隔6~8小时给药一次。末次给药12小时后用维持量,分两次口服,每12小时一次,但短时间能控制的心衰不需要使用维持量。

(2)每天维持量法:对慢性心力衰竭,每天用地高辛维持量,分两次口服,每12小时一次,连续6~8天之后,即可达到稳定的血浆浓度,维持心功能。维持量应用时间视病情而定,需要长期用药者,应根据患儿体重的增长,及时调整剂量,并检测血中有效浓度,使地高辛血清浓度维持于1~3 ng/mL为宜。

2.洋地黄毒性反应

(1)胃肠道症状为恶心、呕吐。

(2)心律失常,以Ⅰ度房室传导阻滞、Ⅱ度Ⅰ型房室传导阻滞(文氏现象)室性及房性过期前收缩、非阵发性交界性心动过速、严重窦性心动过缓及窦房传导阻滞为多见,其他尚有阵发性室上性心动过速伴房室传导阻滞及Ⅲ度房室传导阻滞等。

(3)神经系统症状为嗜睡、昏迷及色视等,比较少见。用各种强心苷(如各种洋地黄毒苷及毒毛花苷)时,往往无胃肠道中毒反应,常出现心律失常。用洋地黄前后最好做心电图检查,以便及时发现毒性反应。

3.洋地黄中毒的处理

一旦出现中毒反应,应立即停用洋地黄及利尿剂,较轻者可口服氯化钾 1~1.5 mmol/(kg·d),即 75~100 mg/(kg·d)。严重心律失常者应在心电图观察下由静脉滴注氯化钾溶液(5%葡萄糖溶液 500 mL 内含氯化钾 20~40 mmol)每小时滴入 0.5 mmol/kg,总量不超过 2 mmol/kg。一旦心律失常消失或出现高钾心电图改变,应立即停止注入钾剂。患高钾血症及肾衰竭者忌用静脉滴注钾剂。由于洋地黄中毒引起Ⅲ度房室传导阻滞时或接近Ⅲ度房室传导阻滞时,则禁用氯化钾静脉滴注。苯妥英钠静脉注射对洋地黄中毒引起严重室性心律异常,效果较好,一般剂量为每次 2~3 mg/kg,溶于 5%葡萄糖液 10 mL 于 5~10 分钟内缓慢静脉注射,年长儿首次量一般用 100 mg,无效时 10~15 分钟后可重复,最多不超过 3 次。利多卡因对纠正室性心律效果也较好,每次静脉注射 1 mg/kg,必要时 10~15 分钟重复使用,总量不超过 5 mg/kg,有效可静脉滴注维持 20~30 μg/(kg·min)。对Ⅱ度及Ⅲ度房室传导阻滞可用阿托品每次 0.01~0.03 mg/kg,静脉注射必要时采用人工心脏起搏器。近来应用地高辛特异抗体治疗大剂量地高辛中毒引起的严重高血钾、中枢神经抑制及Ⅲ度传导阻滞,获得良好的效果。根据地高辛体存量折算抗体用量,大约 1 mg 地高辛需用 1 000 mg 地高辛抗体。

4.实用洋地黄的注意事项

洋地黄治疗剂量与中毒剂量接近,约为中毒量的 60%,且心衰越重,心功能越差,二者越接近,越易中毒。各种心肌炎患儿对洋地黄的耐受性差,未成熟儿、2 周以内的新生儿及肝肾功能障碍的患儿对洋地黄的代谢、排泄速度慢,低钾血症、高钙血症等电解质紊乱易诱发洋地黄中毒。故应用洋地黄时应注意:①用药前要了解患儿在 2~3 周内使用洋地黄的情况,以防用药过量中毒;②洋地黄用量应个体化,对洋地黄耐受性差和代谢、排泄速度慢的患儿,用量应减少,减去常规量的 1/2~1/3;③避免与钙剂同用,防止低钾血症;④密切观察洋地黄治疗的效果和中毒反应。

5.适应证和禁忌证

(1)适应证:①心功能Ⅲ、Ⅳ级收缩功能障碍为主的心力衰竭患儿;②窦性心律的心力衰竭患儿;③心房颤动伴心室率快的心力衰竭患儿。

(2)禁忌证:①旁道下传的预激综合征合并快速型室上性心动过速、心房扑动、心房颤动;②已出现洋地黄中毒表现者;③窦性心律的单纯二尖瓣狭窄;④Ⅱ度或高度房室传导阻滞;⑤病态窦房结综合征;⑥单纯性左室舒张功能障碍性心力衰竭。

(三)利尿剂

1.用药原则

(1)掌握指征,避免滥用。

(2)间歇疗法,提高疗效,服药4天,停药3天。

(3)注意水、电解质平衡。

2.常用制剂

(1)噻嗪类:如氯噻嗪 $20\sim40$ mg/(kg·d),口服;氢氯噻嗪 $2\sim5$ mg/(kg·d),口服。主要不良反应:易有耐药性、低钾血症、粒细胞减少、皮疹。

(2)碳酸酐酶抑制剂:乙酰唑胺 $4\sim6$ mg/(kg·d),口服。主要不良反应:疲倦、嗜睡、手足麻木。

(3)保钾利尿剂:螺内酯(醛固酮拮抗剂), $2\sim4$ mg/(kg·d),口服;氨苯蝶啶, $5\sim10$ mg/(kg·d),口服。主要不良反应:高钾血症。

(4)强效利尿剂:依他尼酸, $1\sim3$ mg/(kg·d),口服;每次 $1\sim2$ mg/kg,静脉滴注。主要不良反应:可突然引起低血压,易出现耐药性,停药后有反跳;低钠、低钾、低氯等水电解质紊乱。

(5)呋塞米: $1\sim3$ mg/(kg·d),口服;每次 $1\sim2$ mg/kg,静脉滴注。

(四)血管扩张剂

扩张小动脉和/或小静脉,减轻心脏前、后负荷,增加心搏出量,改善静脉回流,缓解心衰症状。对顽固性心衰有一定疗效,对左心室舒张压增高者更为适用。

1.血管紧张素转换酶抑制剂

常用巯甲丙脯酸(卡托普利),剂量为 0.4~0.5 mg/(kg·d),分 2~4 次口服,首剂 0.5 mg/kg 以后根据病情逐渐加量。苯脂丙脯酸(依那普利)剂量为 0.05~0.1 mg/(kg·d),一次口服。

2.硝普钠

对急性心衰伴周围血管阻力明显增加者效果显著。用 5%葡萄糖溶液稀释后避光静脉滴注,剂量为 0.2~5.0 μg/(kg·min),从少量开始并监测血压,然后根据病情逐渐增加,直至获得疗效或血压有所下降,减慢滴速。为避免血压明显下降,常并用多巴胺。

3.酚妥拉明(苄胺唑啉)

对急性左心衰竭、肺水肿疗效较好。剂量为每次 0.1~0.2 mg/kg,溶于 10%葡萄糖液中缓慢静脉推注,一般每 1~2 小时重复一次,重者可 15~20 分钟重复使用,最大量不超过 10 mg;或用 5%葡萄糖液稀释后以 2~6 μg/(kg·min)的速度静脉滴注。此药易致心率增快、血压突然下降。

(五)β 受体激动剂

适用于急性心力衰竭伴低血压者,或小剂量与硝普钠联用,避免血压过分下降。常用多巴胺或多巴酚丁胺静脉点滴,剂量为 2~10 μg/(kg·min),从小剂量开始,以后逐渐增加。

(六)病因治疗

控制感染、抗风湿、大剂量补充 B 族维生素等。

(七)辅助治疗

急性左心衰竭及顽固性心衰可用肾上腺皮质激素短期辅助治疗。静脉点滴极化液、ATP、细胞色素 C、辅酶 Q_{10} 等可改善心肌的能量饥饿状态;近年应用 1,6-二磷酸果糖(FDP)快速静脉输入,改善心肌供氧、间接改善心功能,效果较佳。人工合成的心房肽可扩张动、静脉,利钠利尿,减轻心脏前负荷,改善心功能。

第六节　脑水肿与颅内高压综合征

颅内高压综合征是指脑实质液体增加引起的脑容积和重量增多所致的一系列临床表现。在病理学上,脑细胞组织间隙中游离液体的积蓄称为脑水肿,而脑细胞内液体的增多则称为脑肿胀,但在实际临床工作中两者难以区分,或为同一病理过程的不同阶段,到后期往往同时存在,故常统称为脑水肿。明显而持续的脑水肿引起颅内高压,在某些儿科疾病,尤其是急性感染性疾病中比较多见。早期诊断和及时治疗颅内高压,是控制脑水肿、预防脑疝形成、降低病死率和致残率的重要措施之一。

一、病因

颅内高压综合征分为急性和慢性两类。本节主要叙述急性颅内高压,引起小儿急性颅内高压的病因主要是脑水肿,包括因素如下。

(一)急性感染

1.颅内感染

各种病原引起的脑炎、脑膜炎、脑膜脑炎、脑脓肿、耳源性颅内感染等,是引起小儿急性脑水肿最常见的原因,感染后 24 小时即可发生脑水肿。

2.颅外感染

如中毒性痢疾、重症肺炎、脓毒症、急性重型肝炎等。

(二)脑缺氧严重

缺氧数小时,即可发生脑水肿。如颅脑损伤、心搏骤停、窒息、休克、心力衰竭、呼吸衰竭、肺性脑病、癫痫持续状态、严重贫血、溺水、溺粪等。

(三)颅内出血

如颅内畸形血管或动脉瘤破裂、婴儿维生素 K 缺乏症、脑型白血病、血友病、血小板减少性紫癜、再生障碍性贫血等均可致颅内出血,偶见颅内血管炎引起的血管破溃出血。

(四)中毒

一氧化碳或氰化物中毒,铅、汞或其他重金属,食物,农药(如有机磷),兽用药(如硝氯酚),酒精,药物(如维生素 A、维生素 D)等中毒。

(五)水、电解质平衡紊乱

急性低钠血症、水中毒、各种原因所致酸中毒等。

(六)颅内占位病变

脑肿瘤及较大的颅内血肿,颅内寄生虫病(脑型囊虫病、脑型血吸虫病、脑型肺吸虫病、脑型疟疾、阿米巴原虫所致的脑脓肿)等。

(七)其他

如高血压脑病、瑞氏综合征及一些代谢性疾病等。

二、脑水肿的分类

脑水肿的分类方法很多,根据其发生机制可分为如下几种。

(一)血管源性脑水肿

主要因血-脑屏障受损所致。脑血管壁受损后内皮细胞破坏或紧密连接处开放,血-脑屏障通透性增加,与血浆成分相似的渗出液漏至细胞外间隙,从而形成脑水肿。白质区的细胞排列较灰质疏松、细胞间隙较大、阻力较小,故水肿更为明显。该类脑水肿常见于脑外伤、中枢神经系统感染、脑肿瘤、脑脓肿、脑出血或梗死。由于水肿脑组织与脑室间有静水压差,部分液体可通过室管膜进入脑室系统,并随脑脊液循环而被吸收,这是水肿液消散的主要途径。

(二)细胞性脑水肿

其特点为液体积聚在细胞内。常见于脑缺血、缺氧、各种颅内炎症、化学制剂中毒、瑞氏综合征等。脑组织不能利用脂肪和蛋白质,葡萄糖是脑组织唯一的能量来源。1 mmol 的葡萄糖有氧氧化生成 38 mmol ATP,以维持脑细胞的正常生理功能,当各种病理情况引起脑缺氧时,1 mmol 葡萄糖无氧酵解只能产生 2 mmol ATP,

使脑细胞能量供应不足,钠泵不能运转,钠离子不能从细胞内转移到细胞外,导致脑细胞内钠离子堆积,膜电位功能不能维持,神经冲动传导暂时停止。带负电荷的氯离子能自由通过细胞膜,与钠离子结合成氯化钠,细胞内氯化钠增多导致渗透压增高,水分大量进入脑细胞,以保持细胞内外渗透压的平衡,使脑细胞肿胀,体积增大,细胞外间隙缩小,甚至细胞破裂。无氧代谢使乳酸堆积.细胞内 pH下降,细胞膜通透性增强,胞质内蛋白质亲水性增强,更促进脑细胞内水肿的发生和发展。此型脑水肿在白质和灰质均有,水肿液中不含蛋白质,钠及氯离子含量颇高。常见于急性中毒、严重脓毒症、各种原因引起的脑缺血、缺氧(休克、窒息、心搏呼吸骤停)等。

(三)渗透性脑水肿

各种致病因素引起脑细胞外液渗透压降低,使细胞内含水量增加而发生的脑水肿。常见于急性水中毒、低钠血症、糖尿病酸中毒及抗利尿激素分泌增加时。此型脑水肿的水肿液就是水,水分主要聚集在白质及灰质神经胶质细胞内,以白质更明显。水肿区域内钠离子浓度略低,钾离子浓度明显降低。

(四)间质性脑水肿

见于各种病因引起的交通性或非交通性脑积水,又称脑积水性脑水肿。主要由于脑脊液分泌、吸收失调或循环障碍,使脑脊液过多地聚集在脑室内,扩大的脑室内压力增高,室管膜受压使细胞变扁平,甚至撕裂,脑脊液通过脑室壁进入脑室周围的白质中,引起间质性脑水肿,故其水肿液是脑脊液。严重脑积水时,脑脊液可散布至整个白质,使细胞与神经纤维分离,并有胶质增生,水肿组织内毛细血管正常。脑室周围毛细血管可吸收外渗的脑脊液,故颅内压有时正常,有时增高。脑室扩大持续时间过久,可使脑皮质受压变薄,甚至脑萎缩。

在临床工作中上述几种脑水肿常同时存在,难以截然分开,很难对脑水肿做出准确分类。如结核性脑膜炎患儿极易发生颅高压,其原因是综合性的。脑膜充血、水肿、炎性渗出物可直接增加颅腔内容物;若脉络膜丛受累,脑脊液分泌增多,累及蛛网膜颗粒时,脑脊液吸收减少,可致交通性脑积水;如为颅底粘连或脑室膜炎引起脑室内梗阻,使脑脊液循环阻塞,可引起非交通性或交通性脑积水;当合并闭塞性脑动脉内膜炎时,则可因脑缺血、缺氧导致血管源性脑水肿与细胞性脑水肿;而中枢神经系统感染引起的抗利尿激素分泌增多,又可致水潴留、低钠血症而引起渗透性脑水肿。

三、发病机制

有关脑水肿的发生机制目前存在多种学说。

(一)微循环和血-脑屏障学说

血-脑屏障作为机体的一个重要屏障系统,可阻止多种物质通过;同时脑血管内皮细胞对某些物质有特异的转运作用,该作用受多种因素调节;此外脑血管内皮细胞上还有多种酶系统,具有酶屏障作用。由于脑血管内皮细胞的阻挡,水不能自由通过毛细血管壁,水的转移受血流动力学和生化因素的影响;还取决于毛细血管内外静水压、血-脑屏障的完整性等。由于脑组织对缺血、缺氧等均很敏感,当体内外有害因素刺激超过大脑的调节能力时,就会出现脑微循环障碍、毛细血管通透性增加等一系列病理变化,引发脑水肿。

(二)氧自由基损害学说

在脑创伤、缺血缺氧和出血等病理条件下,体内存在的一系列天然抗氧化剂和防御氧毒性的酶系统被破坏,氧自由基大量产生,过多的自由基不能及时被清除而产生毒性作用。

(三)细胞内 Ca^{2+} 超载

Ca^{2+} 对神经细胞的损害起决定性作用。在正常生理状况下,细胞外 Ca^{2+} 浓度约为细胞内浓度的 1 万倍。在脑外伤、脑缺血等病理情况时,Ca^{2+} 大量内流,呈现"钙超载现象"。过多的 Ca^{2+} 激活膜磷脂酶 A_2 和磷脂酶 C,兴奋多价不饱和脂肪酸,钙泵活性减退,线粒体 ATP 能量产生不足,促发突触膜末梢兴奋性氨基酸递质大量释放,激活突触后膜 NMDA 受体操纵的 Ca^{2+} 通道,使 Ca^{2+} 浓度进一步持续升高,导致神经元水肿死亡。同时 Ca^{2+} 内流增加更多自由基生成,致使更多溶酶体溶解和酶的释放,加重磷酸盐和蛋白酶对膜的破坏,最终导致脑细胞完全损坏。Ca^{2+} 还可进入脑的小动脉壁内,引起小动脉痉挛而加重缺血与缺氧。

(四)其他学说

其他还有如兴奋性氨基酸大量释放学说、水通道蛋白学说、酶屏障系统受损学说等。

四、诊断

(一)急性颅内高压的临床表现

急性颅内高压的临床表现与引起颅内压增高的原发病部位、性质、病情进展速度及并发症等诸多因素相关。早期临床表现缺乏特异性,晚期常合并生命体征改变,发现过晚则死亡风险增加。主要表现包括如下。

1.头痛

颅内压增高时脑膜、血管及脑神经受到牵拉及炎性变化刺激神经而致头痛。开始为阵发性,逐渐发展为持续性,以前额及双颞侧为主,轻重不等,常于咳嗽、打喷嚏、用力大便、弯腰或起立时加重。婴幼儿常不能自述头痛,多表现为烦躁不安,尖声哭叫,甚至拍打头部。婴儿因前囟未闭和颅骨缝裂开,可部分缓解颅高压,故头痛多不如成人严重。

2.喷射性呕吐

颅内高压刺激第四脑室底部及延髓的呕吐中枢而引起喷射性呕吐,很少伴恶心,呕吐与饮食无关,清晨较重。

3.头部体征

婴幼儿前囟膨隆紧张,骨缝裂开,头围增大,头面部浅表静脉怒张,破壶音阳性等体征为亚急性或慢性代偿机制,与该年龄段小儿颅骨骨缝尚未完全闭合、颅骨骨质软及有一定弹性有关。此种代偿机制常使早期症状不典型。

4.意识障碍

颅内高压引起大脑皮质广泛损害及脑干上行网状结构损伤,使患儿发生程度不等的意识障碍、躁动或狂躁。如不能及时控制脑水肿,意识障碍会迅速加深而进入昏迷状态。

5.血压升高

颅内压增高时,延髓的血管运动中枢代偿性加压反应使血压增高,收缩压可上升 2.7 kPa(20 mmHg)以上,且脉压增宽,血压音调增强。

6.肌张力改变及惊厥

颅内高压压迫脑干、基底节、大脑皮质和小脑某些锥体外系,可使肌张力明显增高。多表现为阵发性或持续性上肢内旋、下肢呈伸性强直,有时出现伸性痉挛或角弓反张,为去大脑强直的表现。若中脑以上受压,则表现为一侧或两侧上肢痉挛,呈半屈曲状态,甚至两臂在胸前交叉,伴下肢伸性痉挛的去皮质强直。脑缺氧或炎症刺激大脑皮质时,可致抽搐甚至癫痫样发作。

7.呼吸障碍

脑干受压或轴性移位,可引起呼吸节律不齐、呼吸暂停、潮式呼吸、下颌运动等,多为脑疝的前驱症状。

8.循环障碍

颅内高压影响神经组织压力感受器,使周围血管收缩,表现为皮肤及面色苍白、发凉及指(趾)发绀。脑干移位时引发缺氧,可致缓脉。

9.体温调节障碍

因下丘脑体温调节中枢受压,加之肌张力增高时产热增加,以及交感神经受损,泌汗功能减弱使体表散热不良等因素刺激,患儿短期内体温可急剧升高,呈持续性、难以控制的高热或超高热。体温急剧升高时常同时伴有呼吸、循环和肌张力的改变。

10.眼部表现

出现眼部改变时多提示中脑受压。具体表现:①眼球突出,颅内压增高时通过眶上裂作用于眼眶内海绵窦,眼眶静脉回流受限,故可出现双眼突出。②复视,展神经在颅内的行程较长,容易受颅内高压的牵拉或挤压而出现复视,但婴儿不能表达。③视野变化,表现为盲点扩大和向心性视野缩小,但急性颅内高压症患儿多有意识障碍,故多不能检查视野。④眼底检查,急性脑水肿时视盘水肿少见,为慢性颅内压增高的表现,是眼底静脉回流受阻所致。有时视网膜反光度增强,眼底小静脉淤张,小动脉变细。严重的视盘水肿可致继发性视神经萎缩。

意识障碍、瞳孔扩大及血压增高伴有缓脉,称为库欣(Cushing)三联征,为颅内高压危象,常为脑疝的先兆。

(二)脑疝的临床表现

1.小脑幕切迹疝

为颅中凹的颞叶海马沟回疝入小脑幕裂隙内,并压迫中脑。可为单侧或双侧。位于中脑的动眼神经核受压引起瞳孔忽小忽大,两侧大小不等,对光反射减弱或消失。动眼神经还支配部分眼肌,受损后可见一侧或两侧眼睑下垂、斜视或凝视等。中脑的呼吸中枢受压,则出现双吸气、抽泣样或叹息样呼吸、下颌运动及呼吸暂停等中枢性呼吸节律紊乱。小脑幕裂隙处硬脑膜受牵扯,可引起显著的颈强直。一侧或两侧中脑及大脑脚锥体束受压时,出现单侧(脑疝对侧)或双侧的锥体束征和/或肢体瘫痪。

2.枕骨大孔疝

为后颅凹的小脑扁桃体疝入枕骨大孔所致。急性弥漫性脑水肿所引起的脑疝,多先有小脑幕切迹疝,而后出现枕骨大孔疝;有时脑水肿迅速加重,临床未能观察到前者的表现,而以枕骨大孔疝表现为主。患儿昏迷迅速加深,双侧瞳孔散大,对光反射消失,眼球固定,常因中枢性呼吸衰竭而呼吸骤停。幕上占位性病变所致枕骨大孔疝多发生在小脑幕切迹疝之后,但幕下占位性病变易直接造成枕骨大孔疝。

(三)诊断原则

(1)病史中存在导致脑水肿或颅内压增高的原因。

(2)颅内高压的相关症状与体征:小儿颅内高压时常缺乏主诉,婴儿在颅内压增高时可通过前囟膨隆、骨缝裂开进行代偿,临床症状常不典型。因此,必须全面分析病情、体征及辅助检查结果综合判断确诊。

(3)急性脑水肿的诊断原则:有学者提出小儿急性脑水肿临床诊

断的主要指标和次要指标各5项,具备1项主要指标及2项次要指标时即可诊断。主要指标包括:①呼吸不规则;②瞳孔不等大或扩大;③视盘水肿;④前囟隆起或紧张;⑤无其他原因的高血压(血压大于年龄×0.20+99.75 mmHg)。次要指标包括:①昏睡或昏迷;②惊厥和/或四肢肌张力明显增高;③呕吐;④头痛;⑤给予甘露醇1 g/kg静脉注射4小时后,血压明显下降,症状和体征随之好转。

(4)脑疝的诊断原则。①小脑幕切迹疝:在颅内高压的基础上,出现双侧瞳孔大小不等和/或呼吸节律不整的一系列中枢性呼吸衰竭的表现。②枕骨大孔疝:在颅内高压基础上,瞳孔先缩小后散大,眼球固定,中枢性呼吸衰竭发展迅速,短期内呼吸骤停,之前可有小脑幕切迹疝的表现。

(5)辅助检查。①测定颅内压:利用生物物理学方法,直接测量颅腔内压力,是诊断颅内高压较准确的方法。因这些方法多为有创性,感染、脑损伤往往难以避免,但脑出血罕见,临床应用时要权衡利弊。注意测定颅内压力时必须嘱小儿处于安静状态,放松颈、胸与腹部,使之均不受压,而后记录读数才比较可靠。包括腰椎穿刺测脑脊液压力、侧脑室穿刺引流测压、直接颅内压监测法等。②影像学检查:慢性颅内高压颅骨摄片上可见指压迹征,骨皮质变薄,骨缝裂开,脑萎缩等。急性颅内高压上述表现不明显。急性颅内高压CT扫描表现为脑组织丰满,脑沟回变浅,外侧裂缩小或消失,脑室受压缩小,中线结构移位等。慢性颅内高压时,CT可见外部性脑积水、脑萎缩。磁共振成像检查脑内含液量的变化较CT扫描敏感,并可观察到脑疝的形成。出现脑水肿时,T_1和T_2加权像值均延长,因此在T_1加权像上呈长T_1低信号或等信号,在T_2加权像上呈T_2高信号。③经颅多普勒超声(transcranial Doppler,TCD)检查:通过无创、动态监测颅底Willis环大血管(主要检测大脑中动脉)血流速度,了解脑血流动力学改变,可间接判断脑血流灌注情况。颅内高压时TCD的主要表现:频谱高尖,流速减低,以舒张期流速降低为主;阻力指数增高,近年研究发现,颅内高压的TCD频谱表现虽不够特异,但敏感性好,特别是TCD动态监测可协助临床判断颅内高压的程度、治疗效果和预后。

五、治疗

因小儿颅内高压最常见的原因是脑水肿,故主要针对脑水肿进行治疗。有学者认为控制颅内压低于 2.0 kPa(15 mmHg)可改善患儿的预后,低龄儿平均动脉压偏低,颅内压应控制在更低水平。理想脑灌注压范围仍有争议,一般认为婴幼儿应在 5.3～6.7 kPa(40～50 mmHg),儿童 6.7～8.0 kPa(50～60 mmHg),青少年则在8.0 kPa(60 mmHg)以上。

(一)病因治疗

去除病因是制止病变发展的根本措施。如抗感染,清除颅内占位性病变,纠正休克与缺氧,改善通气状况等。

(二)一般治疗与护理

保持患儿安静,卧床休息,抬高头位 30°在不影响脑灌注压的情况下降低颅内压及颈动脉压。避免躁动、咳嗽及痰堵,以防颅内压突然增高。尽量使患儿保持正常的血压与体温。对昏迷患儿应注意眼、耳、口、鼻及皮肤的护理,防止发生暴露性角膜炎、吸入性肺炎及压疮等。有惊厥发作者必须迅速止惊,常用地西泮、咪达唑仑及苯巴比妥等药物。已有呼吸障碍者需及时行气管插管机械通气。

(三)药物治疗

1.高渗脱水剂

静脉注射一定量高渗物质,使血浆渗透压骤然增加,形成血-脑、血-脑脊液渗透压梯度,使脑与脑脊液中的水分进入血液中,进而由肾排出,达到脱水和降颅压的目的。常用渗透性脱水剂包括如下。

(1)甘露醇:作为降颅压药物已有 50 余年的临床应用历史,目前仍是多数颅内高压患儿的首选药物。甘露醇的分子量为 182 Da,临床所用 20%制剂渗透压为 1 098 mmol/L,是正常血浆渗透压的3.66 倍,能产生渗透性脱水作用,将脑组织中的水分吸收到血管中,其降低颅内压的起效时间需要 15～30 分钟,作用维持 1～6 小时,血-脑屏障受损时此作用减弱。此外还有减少脑脊液生成、促进脑脊液吸收等作用。注射过快可有一过性头痛、眩晕、畏寒及视物模糊和一过性血尿,久用或剂量过大可导致水、电解质紊乱、甘露醇肾病。该药无明确禁忌证,但心功能障碍者慎用,因用药后血容量突然增加,可能导致心力衰竭;肾功能不全者亦不宜使用。一般剂量为每次 $0.5\sim1.0$ g/kg,每 $4\sim6$ 小时 1 次。脑疝时可加大剂量至 2 g/kg。长期使用甘露醇利尿后易出现脱水、低钠、低钾、低镁及低钙,乃至低血压,需注意纠正。尽管甘露醇被广泛用于重型创伤性脑损伤伴颅内高压儿童的治疗,但 2012 年《儿童重型创伤性脑损伤急性期诊治指南》并未对此药进行推荐。

(2)高渗盐水:有研究表明高渗盐水能有效降低儿童创伤性脑损伤患儿的颅内压,减少对其他降低颅内压措施的需求,尤其被推荐用于重型创伤性脑损伤急性期治疗。剂量为 $6.5\sim10.0$ mL/kg,持续输入的有效剂量为 $0.1\sim1.0$ mL/(kg·h),应使用能维持颅内压<2.7 kPa(20 mmHg)的最低剂量,低龄儿童应考虑<2.0 kPa (15 mmHg)。采用高渗盐水治疗应监测患儿血浆渗透压。理论上,高渗盐水有导致脑桥外和脑桥中央髓鞘溶解、蛛网膜下腔出血及反弹性颅内高压可能,但在高渗盐水试验人群中未观察到此现象。高渗盐水有诱发肾衰竭的可能,用药过程中应监测肾功能。

(3)10%甘油果糖:为复方制剂,每 100 mL 含甘油 10 g,果糖5 g,氯化钠0.9 g。有高渗性脱水和营养脑细胞作用。本品静脉注射后2~3 小时在体内分布达到平衡,故降低颅内压作用起效较缓,持续时间也较长,临床常与甘露醇交替使用。剂量为每次 $5\sim10$ mL/kg,静脉注射,每天 $1\sim2$ 次。大部分甘油果糖代谢为二氧化碳和水从体内排出。一般无不良反应,偶有瘙痒、皮疹、头痛、恶心、口渴和溶血现象。对有遗传性果糖不耐受患儿(如果糖1,6-二磷酸酶缺乏症)、高钠血症、无尿和严重脱水者或对本品任一成分过敏者禁用。

(4)清蛋白:分子量大,一般不易漏出血管外,因而能较持久地提高血管内胶体渗透压及吸收组织间液,有增加循环血容量和维持血管内胶体渗透压的作用。可用于低蛋白血症伴脑水肿时。常用20%清蛋白,每次 0.4 g/kg,每天 $1\sim2$ 次。其脱水与降低颅内压作用缓慢而持久。有研究认为,清蛋白与呋塞米联合使用,既可吸收水分进入血管,使脑组织脱水,又可利尿,比单独使用呋塞米或甘露醇治疗颅内高压的效果更好。

注意应用高渗脱水剂时,每次静脉注射时间为15～30分钟,否则不能形成血内高渗状态,达不到脱水的目的。心功能障碍患儿使用脱水剂应慎重,必须用时,一般先给予利尿药,待尿量增加、血容量适当减少后再用,且给药速度应适当放缓。

2.利尿药

常用呋塞米,通过利尿使全身脱水,达到间接使脑组织脱水的目的;同时有减轻心脏负荷,抑制脑脊液生成的作用。呋塞米静脉注射每次0.5～1.0 mg/kg(用20 mL的液体稀释),15～25分钟后开始利尿,2小时作用最强,持续6～8小时。

国内曾有研究认为联用甘露醇与呋塞米可增加降低颅内压的疗效,配伍应用的顺序是先用甘露醇后用呋塞米。但对心功能不全者,则以先用呋塞米后用甘露醇为宜。

3.肾上腺皮质激素(简称激素)

激素对肿瘤伴随脑水肿有效,地塞米松用量为0.4～1.0 mg/(kg·d),分4次用药,青少年每6小时给予4 mg。但对代谢性、外伤后或炎症性脑水肿的作用存在较大争议。国外教科书已不将其作为颅内高压的常用治疗用药。2012年创伤性颅内高压诊治指南亦不推荐在重型创伤性脑损伤急性期患儿中应用激素治疗。研究表明,地塞米松治疗并不能有效影响重型创伤性脑损伤患儿的颅内压、脑组织灌注压、气管插管时间和预后,反而增加了患细菌性肺炎的风险。成人重型创伤性脑损伤诊疗指南反对使用激素来改善预后或减轻颅内压,甚至警告使用激素与病死率增加相关。

(四)其他降低颅内压的措施

1.过度通气

即用呼吸机进行控制性人工通气,使PaO_2及$PaCO_2$分别维持于20.0 kPa(150 mmHg)左右及3.3～4.0 kPa(25～30 mmHg)。$PaCO_2$下降及PaO_2升高可使脑小动脉平滑肌收缩,使脑血容量减少,从而降低颅内压。过去曾强调过度通气降低颅内压,而忽略了过度通气也可使脑血管痉挛、脑血流减少,加重脑缺血缺氧。目前认为过度通气对神经系统预后的弊大于利,故不主张常规使用。如果在难治性颅内高压中采用过度换气治疗,应同时采用高级神经功能监测来评估脑组织缺血情况。

2.控制性脑脊液引流

是通过前囟穿刺或颅骨钻孔后穿刺,将穿刺针留置于侧脑室,借助颅内压监测控制脑脊液引流速度的方法。无条件监测颅内压时,可通过调整引流瓶位置控制脑脊液流出速度。引流瓶放置位置,应使插入引流瓶的针头高于颅内穿刺部位 80~120 mm,若颅内压超过此数,液体即可自行流出,平均引流速度一般为每分钟 2~3 滴,使颅内压维持在 2.0 kPa(15 mmHg)左右。此方法显效迅速而明显,不但能直接放出脑脊液,还可增加水肿的脑组织与脑脊液间的压力差,使水肿液向压力低的脑室方向流动,进一步减少肿胀的脑容积,且可减少其他降低颅内压治疗方式的使用,可以治疗严重的颅内高压患儿,对部分脑疝患儿甚至有起死回生的作用。但颅内占位性病变患儿不宜采用此法,因有发生脑疝的危险。一些严重急性脑水肿患儿,因脑室严重受压后变形、狭小,穿刺经常不易成功。

3.去骨瓣减压术

该方法由于减压速度快、减压充分、清理血肿及时等,能立即有效地降低颅内压,改善脑组织血流,对重型颅脑损伤和急性脑出血患儿有一定疗效。当颅内高压患儿病情恶化时,适时实施去骨瓣减压术有望降低病死率。但有关手术时机及存活患儿的远期预后等目前尚无定论。

4.低温疗法

目前认为,难治性颅内高压患儿应用亚低温治疗有利于改善预后,亚低温疗法主要用于重型颅脑损伤、脑出血、脑缺血、复苏后脑病、严重的蛛网膜下腔出血及颅内感染等,高热伴严重惊厥的患儿尤为适用。在成人,亚低温疗法通常设置在 33 ℃,但对于儿童来说,维持理想颅内压的低温条件则变异较大,目前尚无统一标准,一般可选用 32～33 ℃。低温疗法应尽早使用,研究证明脑损伤患儿入院 24 小时内体温升高(≥38.5 ℃)对预后不利。重型创伤性脑损伤患儿应于伤后 8 小时内开展 48 小时的亚低温治疗,以降低颅内高压。采用低温治疗后,复温速度应<1 ℃每 4 小时,甚至更慢,由于复温过程中外周血管扩张,故需严密监测血压,若出现血压降低需积极治疗。降温毯由于其降温及复温的可控性强、对人体无创、操作简便等特点,已被广泛用于儿科亚低温治疗。

5.液体疗法

过去认为急性脑水肿患儿应严格限液。近年研究认为,若限液过于严格,导致脑水肿与颅内高压患儿的血压与脑灌注压下降则病死率与致残率明显增高。目前主张在应用甘露醇等脱水利尿药时,可不必过分限制液体入量。患儿有休克、重度脱水、利尿后尿多者均应快速补液与缓慢脱水;而患儿有脑疝、呼吸衰竭、心力衰竭、尿少时,则一般快速脱水、缓慢补液补盐,取得了较好的效果。近10年国外有关教科书也有相似观点。

六、常见问题和误区防范

(一)甘露醇

自 20 世纪早期,临床就已开始静脉使用高渗物质来降低颅内高压。到 20 世纪 70 年代,甘露醇逐渐取代其他物质在颅高压治疗中广泛使用,目前仍是多数颅高压患儿的首选药物。2007 年《成人创伤性脑损伤诊治指南》推荐,甘露醇 0.25～1 g/kg 能有效降低颅内压(Ⅱ级)。尽管甘露醇在重型创伤性脑损伤伴颅高压的患儿中广泛使用,但是缺乏符合 2012 年指南纳入标准的高质量研究,故2012 年《儿童重型创伤性脑损伤急性期诊治指南》并未对甘露醇做相关推荐,而是推荐应用高渗盐水降颅压治疗。有研究调查了2001 年1月到 2008 年12 月期间高渗盐水及甘露醇在儿童创伤性脑损伤中的使用情况,并分析了 2003 年指南对两种药物使用的影响,结果发现 33%的患儿使用了高渗盐水,40%的患儿使用了甘露醇,2003 年指南发表后高渗盐水的使用增加,而甘露醇的使用有所减少。

目前尚缺少高质量、前瞻性有关甘露醇和高渗盐水治疗颅高压疗效的对比研究，多数儿科医师也缺乏高渗盐水治疗颅内高压的临床应用经验。但值得注意的是，JAMA 杂志上发表的一项研究表明，在年龄≥15 岁的重型创伤性脑损伤患儿（均不伴有低血容量性休克）中，院前分别使用高渗盐水、高渗盐水/右旋糖酐及 0.9% 的生理盐水治疗，各组患儿在 6 个月后的神经转归或存活率没有显著差别。因此，高渗盐水对不同年龄阶段脑创伤患儿的治疗作用还需要全面、深入的评估。儿科医师在治疗脑损伤后颅内高压时，需权衡患儿的临床情况及自己的经验等选择用药。高渗盐水在儿童重型创伤性脑损伤的治疗中出显示出良好的治疗效果，但临床使用经验相对较少；甘露醇虽缺乏符合 2012 年《儿童重型创伤性脑损伤急性期诊治指南》纳入标准的研究证据来证明其有效性，但临床上长期使用且安全有效，在创伤所致颅高压患儿中并非禁止使用。

（二）颅内高压患儿的液体治疗具体应如何掌握

目前公认急性脑水肿、颅高压患儿应适当限液。以往强调严格限液，即每天入量应限定于 $800\sim1\,200\ \text{mL/m}^2$ 或 $30\sim6\ \text{mL/kg}$。近年研究认为该限液标准过于严格，因液量过低有可能导致循环血量减少、血压降低，若颅内高压患儿的血压与脑灌注压下降则脑供血不足，加重脑缺氧，使病死率与致残率增高。目前主张在应用甘露醇等脱水利尿药时，可不必过分限制液体入量。患儿有休克、重度脱水、利尿后尿多者均应快速补液与缓慢脱水；而患儿有脑疝、呼吸衰竭、心力衰竭、尿少时，则一般快速脱水、缓慢补液补盐，取得了较好的效果。总之，可根据患儿每天尿量、尿比重、血清钾、钠、氯、渗透压及患儿年龄、血压、心肾功能及时调整输液量及输液种类。北京儿童医院一般采用维持液，国外主张用半张液。酸中毒可使血管通透性增强，脑水肿加重，可适当给予碳酸氢钠。纠酸过程中及排尿增加后，需注意血钾浓度，一般 pH 每升高 0.1，血清钾降低 $0.6\ \text{mmol/L}$。明显的低钠血症时，可用 3% 的高渗盐水。此外，输注速度也非常重要，输液量在 24 小时内匀速滴入疗效更佳。

七、低温疗法发展

早在 20 世纪 30 年代，人们即已认识到低温可降低患儿代谢率，对脑功能具有保护作用，并把降低体温作为减轻中枢神经系统功能损害的手段之一。研究表明，体温每下降 1 ℃，可使基础代谢率降低 7%，脑血流量减少 6.7%，颅内压下降 5.5%，脑容积减少 1%，从而减少脑耗氧，减轻脑水肿，降低颅内压。在成人，亚低温疗法通常设置在 33 ℃，但对于儿童来说，维持理想颅内压的低温条件变异较大，目前尚无统一标准，一般可选用 32～34 ℃。

治疗性低体温对心肺复苏后神经系统的保护作用在成人和新生儿的研究中已被证实。有两项研究显示，儿童心肺复苏后脑病患儿接受治疗性低体温也有一定益处，但尚缺乏前瞻性双盲对照研究证实其效果和安全性。因此，2010 年版《国际心肺复苏指南》推荐：尽管尚无前瞻性双盲对照研究证实治疗性低体温在儿童的作用，基于在成人获得的证据，治疗性低体温（32～34 ℃）对院外有目击者的室颤所致心搏骤停复苏后仍处于昏迷状态的青少年、心肺复苏后处于昏迷状态的婴儿和儿童可能有益。实现治疗性低体温及复温的理想方法和持续时间尚不能确定。

2012 年《儿童重型创伤性脑损伤急性期诊治指南》推荐，在重型创伤性脑损伤患儿中应该避免使用时间仅为 24 小时的早期亚低温（32～33 ℃）治疗。重型创伤性脑损伤患儿应在创伤后 8 小时内开展 48 小时的亚低温（32～33 ℃）治疗以降低颅内高压。采用低温治疗后，复温速度不要太快，应避免＞0.5 ℃/h。一项Ⅲ期多中心随机临床研究中将 225 名创伤性脑损伤患儿（格拉斯哥评分 3～8 分）随机分为低温组和常温组，低温组在伤后 8 小时内采用亚低温疗法（32～33 ℃）24 小时，随后以 0.5～1.0 ℃/h 的速度快速复温，结果发现在低体温阶段患儿颅内压降低，但在复温阶段颅内压却明显升高，两组之间比较 6 个月后功能性预后并无差异，但低体温治疗增加了患儿的死亡率风险。另外一项Ⅱ期多中心随机临床研究中对创伤性脑损伤患儿（格拉斯哥评分 3～8 分）采用亚低体温疗法

(32～33 ℃)48 小时,随后以每 3～4 小时升高 0.5～1.0 ℃的速度复温,亚低温治疗组(32～33 ℃)与常温组相比死亡率、3 个月及 6 个月格拉斯哥评分没有统计学意义,但在低体温治疗的最初 24 小时,亚低温治疗组患儿的颅内压明显降低。

低体温导致的多种并发症不容忽视,如免疫力降低、心排血量下降、心律失常、凝血功能障碍、血糖升高、血小板减少、胰腺炎、低磷、低镁等都有报道。亚低温治疗可明显降低上述并发症的发生。降温毯由于其降温及复温的可控性强、对人体无创、操作简便等特点,已被广泛用于儿科亚低温的治疗。

参考文献

[1] 宁君.儿科疾病诊断与治疗策略[M].北京:科学技术文献出版社,2020.

[2] 吴超.现代临床儿科疾病诊疗学[M].开封:河南大学出版社,2021.

[3] 郝菊美.现代儿科疾病诊疗[M].沈阳:沈阳出版社,2020.

[4] 孙广斐.现代儿科疾病救治方案[M].沈阳:沈阳出版社,2020.

[5] 郭润国.现代儿科疾病治疗进展[M].哈尔滨:黑龙江科学技术出版社,2020.

[6] 赵小然,代冰,陈继昌.儿科常见疾病临床处置[M].北京:中国纺织出版社,2021.

[7] 龚向英,杨钒,姜偌作.现代儿科疾病诊断与治疗[M].广州:世界图书出版广东有限公司,2020.

[8] 许铖.现代临床儿科疾病诊疗学[M].天津:天津科学技术出版社,2020.

[9] 董玉珍.常见儿科疾病治疗精粹[M].哈尔滨:黑龙江科学技术出版社,2020.

[10] 王伟丽.儿科与新生儿疾病诊疗实践[M].北京:科学技术文献出版社,2021.

[11] 冯仕品.儿科常见病诊断与治疗[M].济南:山东大学出版

社,2021.

[12] 王鹏.现代儿科常见病与多发病[M].哈尔滨:黑龙江科学技术
出版社,2020.

[13] 赵静.儿科临床技术与临床诊治实践[M].北京:科学技术文献
出版社,2021.

[14] 苏晖晖.儿科常见病诊治与危重症监护[M].天津:天津科学技
术出版社,2020..

[15] 夏正坤,黄松明.儿科医师诊疗手册[M].北京:科学技术文献出
版社,2021.

[16] 吕伟刚.现代儿科疾病临床诊治与进展[M].开封:河南大学出
版社,2021.

[17] 王惠萍.临床儿科疾病治疗学[M].北京:中国纺织出版
社,2020.

[18] 王晓昆.儿科疾病治疗与急危重症监护[M].哈尔滨:黑龙江科
学技术出版社,2020.

[19] 宋爽.小儿腹泻治疗中给予补锌方法的临床效果[J].继续医学
教育,2020,34(7):154-155.

[20] 董世杰,陈志平,李欣.CT和磁共振成像在小儿脑性瘫痪诊断
中的价值对比分析[J].实用医学影像杂志,2021,22(5):
488-491.

[21] 周虹.胸部CT早期鉴别诊断小儿支原体肺炎合并链球菌肺炎
的临床价值[J].中国现代医生,2021,59(8):103-106.

[22] 张焯荣,邓志坚,黄亿欢,等.脑室-腹腔分流术治疗小儿脑积水
917例疗效评估及术后并发症分析[J].现代医院,2021,21(8):
1276-1279.

[23] 左良娟.颅脑B超和CT在筛查新生儿颅内出血中的诊断价值
[J].现代医学与健康研究电子杂志,2021,5(18):102-104.